PET/CT 及 PET/MR
疑难病例解析

主编　李　彪　左长京　左传涛　张　敏

科学出版社

北　京

内 容 简 介

本书以肿瘤性病变为主，兼顾非肿瘤性病变疑难病例的诊断与鉴别诊断，覆盖全身多器官和组织。病例解析包括病史简介、影像描述、最终诊断、病例讨论及病例点评五部分，以常规^{18}F-FDG显像剂为主，还涉及^{68}Ga-DOTATATE、^{11}C-CFT、^{18}F-APN-1607等新型PET分子探针在疾病诊断与鉴别诊断中的应用。本书突出临床实用性，每个病例均配有视频文件，生动展现病例解析过程（从提问、读片到解谜、分析、点评五大环节），可帮助读者更深入学习疑难病例解析思路。

本书具有较高的实用性、指导性，适合核医学专业诊断医师及相关临床医师、技师等从业人员学习参考。

图书在版编目（CIP）数据

PET/CT及PET/MR疑难病例解析/李彪等主编.—北京：科学出版社，2024.3

ISBN 978-7-03-078106-2

Ⅰ.①P… Ⅱ.①李… Ⅲ.①疑难病–影像诊断–病案–分析 Ⅳ.①R442.9
②R445

中国国家版本馆CIP数据核字（2024）第044481号

责任编辑：马晓伟 王先省 / 责任校对：张小霞
责任印制：肖 兴 / 封面设计：吴朝洪

科学出版社 出版
北京东黄城根北街16号
邮政编码：100717
http://www.sciencep.com
北京中科印刷有限公司印刷
科学出版社发行 各地新华书店经销
＊

2024年3月第 一 版 开本：787×1092 1/16
2024年3月第一次印刷 印张：22
字数：507 000
定价：178.00元
（如有印装质量问题，我社负责调换）

《PET/CT及PET/MR疑难病例解析》编写人员

主　编

李　彪　上海交通大学医学院附属瑞金医院
左长京　海军军医大学第一附属医院
左传涛　复旦大学附属华山医院
张　敏　上海交通大学医学院附属瑞金医院

副主编

尹雅芙　上海交通大学医学院附属新华医院
修　雁　复旦大学附属中山医院
邢　岩　上海交通大学医学院附属第一人民医院

编　委（按姓氏笔画排序）

米宝明　苏州大学附属第四医院（苏州市独墅湖医院）
孙贞魁　上海交通大学医学院附属第六人民医院
寿　毅　同济大学附属东方医院/上海美中嘉和医学影像诊断中心
张　建　上海大学附属全景医学影像诊断中心
张晓莹　同济大学附属第十人民医院
张慧玮　复旦大学附属华山医院
陈虞梅　上海交通大学医学院附属仁济医院
胡四龙　复旦大学附属肿瘤医院
董爱生　海军军医大学第一附属医院
潘　博　中国科学技术大学附属第一医院（安徽省立医院）

编　者（按姓氏笔画排序）

马光	王阳	王少雁	王梦洁	毛武剑	平照福	卢改霞	叶智轶
史一濛	朱艳芳	刘英	刘菲	刘子豪	刘思敏	刘秋芳	安淑娴
祁纳	许炎煌	孙娜	孙玉云	孙健雯	纪学理	李佳津	李盼丽
杨剑	肖杰	吴平	吴珊	吴书其	吴筱东	谷振勇	辛玫
汪太松	沈丽娟	宋红俊	宋影春	张峰	张璐	陈仔君	苗青
苗莹	苟金玉	林华媚	呼岩	周金鑫	郑慧	赵桂宪	俞小凤
姜东朗	贾国荣	徐莲	徐蒨	徐忠匀	席闯	黄硕	黄新韵
黄喆慜	梅晓然	章悦	琚卉君	琚紫昭	葛璟洁	蒋永继	蒋津津
韩磊	韩天壮	程超	鲁佳荧	谭海波	肇博	潘昱	霍艳雷

序　言

精准医学应用现代多组学及分子生物学技术、分子影像与生物信息技术、大数据与复杂计算等，结合患者的生活环境和临床数据，实现精准的疾病分类和诊断，从而制定个性化疾病预防和治疗方案。

PET/CT与PET/MR仪器是核医学分子影像技术中最尖端的双模态影像设备，实现了功能代谢与解剖结构的精准定位和融合，其在肿瘤及神经、心血管疾病的早期诊断、临床分期、疗效监测与指导治疗决策中发挥着重要作用，促进了分子影像学的发展，并成为精准医学的利器。PET/CT及PET/MR仪器分别自2002年及2012年首次投入国内临床使用后，据不完全统计，截至2023年9月国内已装机PET/CT仪器约1000台及PET/MR仪器约80台。我国"十四五"规划（2021～2025年）将总共新增860台PET/CT仪器及141台PET/MR仪器。然而，随着这两种仪器在国内装机数量的迅速增长，如何充分发挥双模态影像的协同成像优势，并帮助解决临床疑难疾病诊治，对相关医师、技师等从业人员的知识储备、技术要求提出了更多、更高的挑战。

上海市医学会第九届核医学分会PET与分子影像学组联合13家医院，通过读片会的形式并结合各家医院的学科特色，对汇集的80例疑难病例进行了深入浅出分析、临床诊断思路梳理和诊断要点点评。在此基础上，学组共同编撰了《PET/CT及PET/MR疑难病例解读》一书，旨在帮助核医学医师提高利用PET/CT及PET/MR对疑难病例进行诊断与鉴别诊断的能力。该书在突出临床实用性的基础上，增加了以下特色：一是通过配套视频文件生动展现病例解析过程从提问、读片到解谜、分析、点评五大环节；二是为了适应新型PET分子探针在临床应用逐渐普及的新形势，该书增加了非^{18}F-FDG新型PET分子探针在疾病诊断与鉴别诊断中的应用。综上所述，希望该书的出版能给核医学诊断医师及相关临床医师以启示和帮助，同时也为PET/CT及PET/MR在国内的良性发展贡献力量。

黄　钢

中华医学会核医学分会第九届主任委员

上海市医学会核医学分会第五届、第六届主任委员

2023年10月24日

前　　言

PET/CT曾被美国《时代周刊》评为最富有创意和商业化的三大发明之一，推动了PET在肿瘤、神经和心血管疾病中的临床应用。随着临床需求的不断提高，具有高软组织分辨率和多参数成像的PET/MR进一步在神经退行性病变、头颈部肿瘤、上腹部肿瘤、神经内分泌肿瘤及前列腺癌等中展现出独特的优势。目前，对这两种双模态影像的认识已经从初级浅显进入较深层次的理解。然而，随着临床应用的深入，单一PET分子探针本身的局限性及双模态影像解读的复杂性也带来了漏诊、误诊。

因此，为了促进核医学医师PET/CT与PET/MR的读片能力，上海市医学会第九届核医学分会PET与分子影像学组从2020年11月开始总共主办了100期"PET共享病例线上读片活动"，汇集了13家单位不同特点的疑难病例。本书从中选取了80例精彩病例，包含54例肿瘤性病变和26例非肿瘤性病变的诊断与鉴别诊断，覆盖了全身多器官与组织。病例以常规 ^{18}F-FDG显像剂为主，还涉及 ^{68}Ga-DOTATATE、 ^{11}C-CFT、 ^{18}F-APN-1607等新型PET分子探针的应用。为了还原读片活动中提问、读片、解谜、分析、点评五大环节，每个病例图文介绍中除了包括病史简介、影像描述、最终诊断、病例讨论及病例点评五部分外，还通过配套视频文件（扫描封底二维码即可获取）生动展现了读片活动现场各级医师的读片思维碰撞。我们衷心希望本书能够成为核医学及相关临床医师的常备参考书，为PET/CT及PET/MR在疑难病例诊断中的应用提供思路和技巧。

编　者

2023年10月26日

目　　录

生长抑素受体阳性非神经内分泌肿瘤乳腺癌

病史简介

患者，女性，68岁，食欲缺乏伴体重下降2月余，查癌胚抗原（CEA）、糖类抗原（CA）12-5、CA19-9和CA72-4等多种肿瘤标志物显著升高。进一步行肠镜检查显示横结肠近肝曲盘状隆起，表面凹陷，伴自发性渗血，活检提示癌，伴神经内分泌分化。为评估全身情况行^{68}Ga-DOTATATE PET/CT检查。

影像描述

^{68}Ga-DOTATATE PET/CT检查显示肠道未见明显DOTATATE摄取（图1-1A），右侧乳腺见局灶性DOTATATE摄取，全身骨骼见轻度不均匀性DOTATATE摄取增高，该显像结果与预期相差甚远，为明确病情进一步行^{18}F-FDG PET/CT检查（图1-1B）。其他影像表现见图1-2、图1-3。

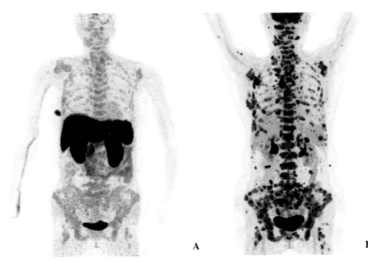

图 1-1　^{68}Ga-DOTATATE 和 ^{18}F-FDG PET/CT 影像表现

A. ^{68}Ga-DOTATATE 最大密度投影（MIP）图，右侧乳腺见局灶性 DOTATATE 高摄取灶，全身骨骼见轻度不均匀性 DOTATATE 摄取增高；B. ^{18}F-FDG PET/CT MIP图，全身见多发异常高代谢灶

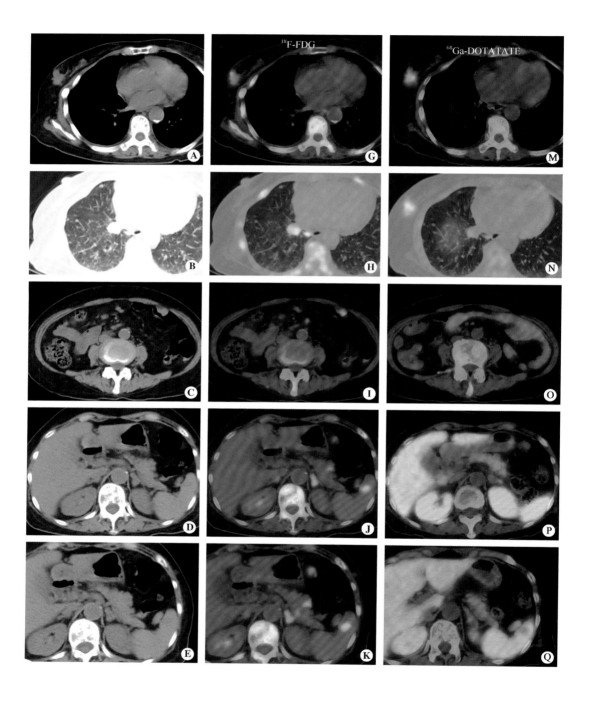

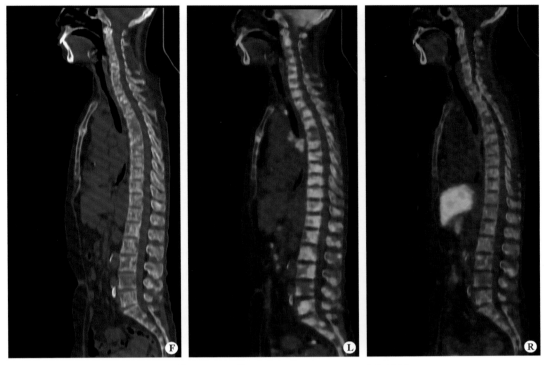

图 1-2　^{18}F-FDG 和 ^{68}Ga-DOTATATE PET/CT 断层影像

A～F. CT 影像；G～L. ^{18}F-FDG PET/CT 融合影像；M～R. ^{68}Ga-DOTATATE PET/CT 融合影像。右侧乳腺外上象限不规则形结节，FDG 摄取显著增高，DOTATATE 摄取也增高；右肺下叶内基底段近肺门结节，双肺多发小结节，FDG 摄取显著增高，DOTATATE 摄取阴性；双侧肾上腺结节样增粗，FDG 摄取显著增高，DOTATATE 摄取低于正常肾上腺组织；脾脏内稍低密度结节，FDG 摄取显著增高，DOTATATE 摄取低于正常脾脏；全身骨骼可见弥漫性斑片样不均匀高密度影，FDG 摄取增高，DOTATATE 摄取轻度增高

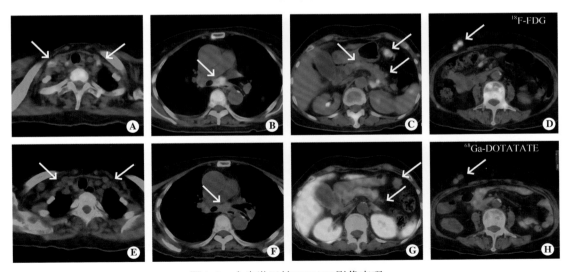

图 1-3　全身淋巴结 PET/CT 影像表现

A～D. ^{18}F-FDG PET/CT 融合影像；E～H. ^{68}Ga-DOTATATE PET/CT 融合影像。颈部、纵隔、双肺门、胰腺周围、腹膜后、腹腔内多发肿大淋巴结（箭头），皮下及肌肉内多发结节，FDG 摄取显著增高，DOTATATE 摄取轻度增高或摄取阴性

最终诊断

行乳腺结节穿刺活检病理提示浸润性导管癌，结合免疫表型，提示为乳腺来源。行超声支气管镜引导下淋巴结活检，4R组和7组淋巴结活检病理提示腺癌，结合免疫组化结果，符合肺腺癌转移。横结肠隆起灶活检病理会诊提示黏膜下层及黏膜层局灶见腺癌浸润，免疫组化结果提示肺来源。行腰椎肿瘤切除重建内固定术，病理提示转移性小细胞神经内分泌癌。根据病理和影像学检查，最终诊断为肺腺癌伴神经内分泌癌全身多发转移及右侧乳腺癌双原发癌。

病例讨论

^{68}Ga-DOTATATE 为生长抑素受体（somatostatin receptor，SSTR）特异性显像剂，对SSTR2的亲和力最高，通常用于神经内分泌肿瘤（neuroendocrine tumor，NET）诊断和分期的特异性显像。除神经内分泌肿瘤之外，还有多种肿瘤表达SSTR（Bozkurt et al.，2017），如脑膜瘤、乳腺癌、黑色素瘤、淋巴瘤、前列腺癌等，乳腺癌是最常见的SSTR显像阳性非NET（Yamaga et al.，2017）。解读SSTR显像，要注意非NET导致的阳性结果。^{18}F-FDG PET/CT 检查目前仍是不明原发灶肿瘤的首选检查，有助于原发灶定位，提示活检部位。双探针显像可以显示肿瘤病灶之间的异质性。

该病例中，患者肠镜病理提示癌，伴神经内分泌分化，然而^{68}Ga-DOTATATE PET/CT 并未发现结肠病灶，而在乳腺发现病灶，乳腺并非NET好发部位，在非NET好发部位发现SSTR阳性病灶，需要注意非NET的可能，进一步行^{18}F-FDG PET/CT 检查非常有必要。另外，SSTR显像的阳性率与NET的分化程度有关，分化越好，肿瘤SSTR表达越高，显像阳性率越高，而分化差的NET，SSTR显像有可能为阴性，^{18}F-FDG PET 检查更有价值。

病例点评

该例患者影像学表现有两个特点，一是在FDG PET显像中，乳腺、肺、肠道、肾上腺、淋巴结、皮下结节、骨骼病灶均表现为高代谢，而在SSTR显像中，除乳腺病灶外，其余病灶均表现为低显像剂摄取，从SSTR显像的表现可以对肿瘤来源做出区分，高SSTR表达的乳腺病灶是一个来源，乳腺病灶如果转移到全身，转移灶应该和乳腺原发灶有相似的影像学表现，因此低SSTR表达的全身其他病灶考虑为另一个来源。二是患者肠道病灶病理提示神经内分泌分化，但影像学检查提示SSTR表达不高，DOTATATE PET主要体现SSTR2的表达，其他SSTR亚型对DOTATATE摄取不高。NET不仅表达SSTR2，也可以表达其他类型的SSTR，对活检病灶进一步行免疫组化检查，分析SSTR的亚型，可以解释目前该例患者SSTR低表达的影像学表现。另外骨母细胞也可表达SSTR2，该例患者表现出的骨骼DOTATATE弥漫轻度摄取，可能是肿瘤细胞摄取，也可能是弥漫的混合性骨转移继发于成骨导致骨母细胞摄取。

（病例提供：黄新韵　张　敏　李　彪　上海交通大学医学院附属瑞金医院）

（病例点评：董爱生　海军军医大学第一附属医院）

参 考 文 献

BOZKURT MF，VIRGOLINI I，BALOGOVA S，et al，2017. Guideline for PET/CT imaging of neuroendocrine neoplasms with ^{68}Ga-DOTA-conjugated somatostatin receptor targeting peptides and ^{18}F-DOPA. Eur J Nucl Med Mol Imaging，44（9）：1588-1601.

YAMAGA LYI，WAGNER J，FUNARI MBG，2017. ^{68}Ga-DOTATATE PET/CT in nonneuroendocrine Tumors：A Pictorial Essay. Clin Nucl Med，42（6）：e313-e316.

常染色体显性遗传性阿尔茨海默病

病史简介

患者，女性，37岁，初中文化，因"右下肢乏力3年、僵硬1年"就诊。患者3年前出现右下肢跛行，无力感，未重视。1年前出现右下肢僵硬感伴麻木，行动受限，逐渐加重。上述症状于睡眠后缓解。无震颤。否认相关家族史。否认快速眼动期睡眠行为障碍（RBD）、嗅觉减退、二便障碍、视听幻觉、吞咽困难、饮水呛咳及记忆障碍。

神经系统体格检查：右侧上、下肢肌张力增高；痉挛步态。

认知测试：简易智力状态检查量表（MMSE）评分27分。神经心理学测试：记忆功能，R-O复杂图形延迟回忆评分16分（参考范围＞10分）；听觉词语学习测验延迟回忆7个（参考范围＞4个）；语言功能，波士顿命名测验评分18分（参考范围＞20分）；视空间功能，R-O复杂图形模仿评分28分（参考范围＞30分）；画钟测验评分6分（参考范围＞17分）；注意与执行功能，Stroop色词测验正确数47个（参考范围＞38个）；连线测验B用时240s（参考范围＜200s）。

患者就诊后临床初步考虑为 *Parkin14* 相关的青年型帕金森病。建议行多巴胺能（^{11}C-CFT）、葡萄糖代谢（^{18}F-FDG）、tau蛋白（^{18}F-APN-1607）PET/CT辅助诊断。

影像描述

^{11}C-CFT PET/CT检查（图2-1A）：双侧壳核尾部多巴胺转运蛋白（DAT）显著减少，左侧显著。^{18}F-FDG PET/CT检查（图2-1B）：大脑皮质及小脑FDG代谢弥漫性降低，基底节代谢相对增高。^{18}F-APN-1607 PET/CT检查（图2-1C）：大脑皮质tau示踪剂弥漫性摄取增高，小脑皮质和壳核摄取轻度增高，中脑未见显著摄取。^{18}F-FDG PET/CT及^{18}F-APN-1607 PET/CT表现更符合认知障碍。

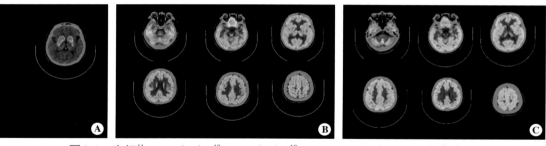

图2-1　头部^{11}C-CFT（A）、^{18}F-FDG（B）、^{18}F-APN-1607（C）PET/CT影像表现

为了明确诊断，进一步行淀粉样蛋白（[18]F-AV45，图2-2）PET/CT检查，显示大脑皮质、小脑皮质弥漫性摄取信号。

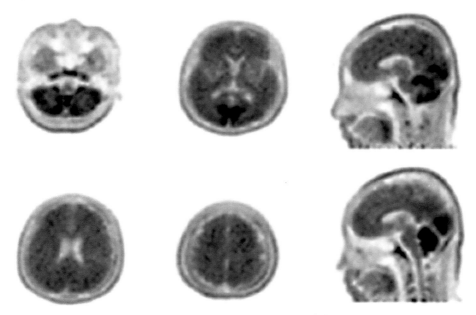

图2-2　头部[18]F-AV45 PET/CT影像表现

最终诊断

患者神经退行性疾病相关基因检测显示帕金森病（PD）相关基因*Parkin*未见异常突变，阿尔茨海默病（AD）相关基因*PSEN1*突变（c.1157T＞G）。最终，该病例诊断为常染色体显性遗传性AD。

病例讨论

常染色体显性遗传性AD约占AD的1%，常叠加运动症状，如帕金森综合征、肌张力障碍、小脑共济失调、痉挛性下肢轻瘫。目前研究者已在淀粉样前体蛋白（APP）、早老素1（PSEN1）及早老素2（PSEN2）基因中发现230多个不同的常染色体显性遗传性AD基因突变。本例患者运动功能损害突出，认知功能轻度受损，可能与患者年纪轻、认知储备部分掩盖了认知症状有关。PET/CT检查提示脑内异常淀粉样蛋白、tau蛋白沉积，符合AD病理。多巴胺能损害可能与基底节区tau蛋白沉积有关。

病例点评

该病例向我们显示，AD这一经典的认知障碍疾病与PD这一经典的运动障碍疾病之间并没有绝对的分水岭，尤其在年轻病例中，基因突变可能导致临床表现复杂多样。而恰恰在这种情况下，多显像剂PET/CT检查能为临床明确诊断提供强有力的支持。突触前多巴胺PET/CT检查正常可作为排除PD的绝对依据，目前已列入2015年国际帕金森病与运动障碍学会PD诊断指南。而2018年美国国家衰老研究院−阿尔茨海默病协会（NIA-AA）生物学定义AD的研究框架中，强调了生物标志物在AD诊断中的重要性，通过采用生物学方法（包括PET/CT分子影像）检出Aβ和tau蛋白的异常来定义AD诊断。本病例中多巴胺转运蛋白PET/CT检查正常，从而排除PD诊断，而Aβ PET/CT检查阳性，tau蛋白PET/CT检查阳性，葡萄糖代谢PET/CT检查呈现典型的AD脑内葡萄糖代谢模式，最后综合考虑诊断为AD。

（病例提供：琚紫昭　吴　平　复旦大学附属华山医院）

（病例点评：左传涛　复旦大学附属华山医院）

参 考 文 献

BATEMAN RJ，XIONG C，BENZINGER TL，et al，2012. Clinical and biomarker changes in dominantly inherited Alzheimer's disease. N Engl J Med，367（9）：795-804.

RYAN NS，NICHOLAS JM，WESTON PSJ，et al，2016. Clinical phenotype and genetic associations in autosomal dominant familial Alzheimer's disease：a case series. Lancet Neurol，15（13）：1326-1335.

TANG M，RYMAN DC，MCDADE E，et al，2016. Dominantly Inherited Alzheimer Network（DIAN）. Neurological manifestations of autosomal dominant familial Alzheimer's disease：a comparison of the published literature with the Dominantly Inherited Alzheimer Network observational study（DIAN-OBS）. Lancet Neurol，15（13）：1317-1325.

多发性副神经节瘤

病史简介

患者，男性，49岁，5天前体检发现盆腔占位。实验室检查：血甲胎蛋白（AFP）、CEA、CA19-9、CA12-5、CA15-3、细胞角质蛋白19片段抗原21-1（CYFRA21-1）、前列腺特异性抗原（PSA）均未见异常。盆腔增强CT：膀胱左后方富血供占位。既往高血压、糖尿病病史10余年。现拟行^{18}F-FDG PET/CT协助诊断。

影像描述

^{18}F-FDG PET/CT检查（图3-1）显示纵隔主动脉弓旁淋巴结糖代谢异常增高，大小约为1.5cm×1.2cm，最大标准摄取值（SUV$_{max}$）为8.0；腹膜后见糖代谢异常增高的淋巴结，

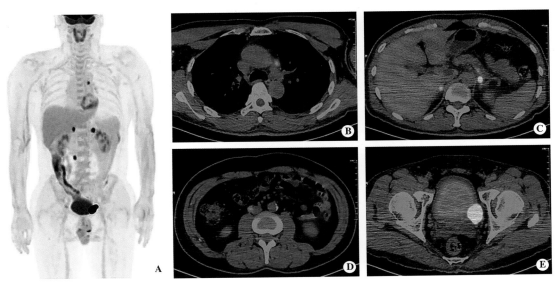

图3-1　^{18}F-FDG PET/CT影像表现

A. MIP图；B. 轴位PET/CT图像显示纵隔主动脉弓旁淋巴结糖代谢异常增高，SUV$_{max}$为8.0；C. 双侧肾上腺饱满且伴结节状糖代谢异常增高，左侧和右侧肾上腺SUV$_{max}$分别为16.9和14.7；D. 腹膜后见糖代谢异常增高的淋巴结，较大一枚SUV$_{max}$为16.3；E. 膀胱左后方见糖代谢异常增高的低密度肿块，SUV$_{max}$为43.1

较大一枚大小约为 1.2cm×0.8cm，SUV_{max} 为 16.3；双侧肾上腺饱满且伴结节状糖代谢异常增高，左侧和右侧肾上腺 SUV_{max} 分别为 16.9 和 14.7；膀胱左后方见糖代谢异常增高的低密度肿块，大小约为 3.6cm×2.8cm，SUV_{max} 为 43.1。

基于病灶分布特点，临床高度怀疑多发性副神经节瘤，补充实验室检查。儿茶酚胺类激素：甲氧基去甲肾上腺素 1289.0pg/ml↑，甲氧基肾上腺素、3-甲氧酪胺未见异常。为进一步协助诊断，行 ^{68}Ga-DOTATATE PET/CT 检查。[68]Ga-DOTATATE PET/CT 检查（图 3-2）显示膀胱左后方肿块伴不均匀显像剂摄取异常增高，SUV_{max} 为 17.5；纵隔主动脉弓旁及腹膜后淋巴结伴显像剂摄取异常增高，SUV_{max} 分别为 248.4 和 19.7；左、右侧肾上腺结节状显像剂摄取异常增高，SUV_{max} 分别为 44.4 和 29.3。

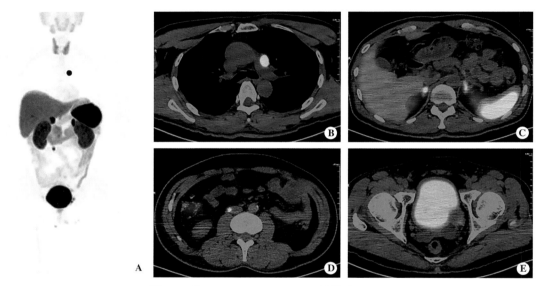

图 3-2　[68]Ga-DOTATATE PET/CT 影像表现

A. MIP 图；B. 轴位 PET/CT 图像显示纵隔主动脉弓旁淋巴结显像剂摄取增高，SUV_{max} 为 248.4；C. 双侧肾上腺饱满且伴结节状显像剂摄取异常增高，左侧和右侧肾上腺 SUV_{max} 分别为 44.4 和 29.3；D. 腹膜后见显像剂摄取异常增高的淋巴结，较大一枚 SUV_{max} 为 19.7；E. 膀胱左后方见显像剂摄取不均匀异常增高的低密度肿块，SUV_{max} 为 17.5

最终诊断

膀胱左后方占位穿刺病理：CgA、Syn、CD56（+），S-100（+/–），Ki-67（3%+），SSTR2（少数+，5%），SSTR5（–），考虑副神经节瘤。

病例讨论

嗜铬细胞瘤和副神经节瘤（pheochromocytoma and paraganglioma，PPGL）是分别起源于肾上腺髓质或肾上腺外交感神经链的肿瘤，主要合成和分泌大量儿茶酚胺（CA），如去甲肾上腺素（NE）、肾上腺素（E）及多巴胺（DA），引起患者血压升高等一系列临床综合征，并造成心、脑、肾等器官的严重并发症。肿瘤位于肾上腺称为嗜铬细胞瘤

（pheochromocytoma，PCC），占80%～85%；位于肾上腺外则称为副神经节瘤（paraganglioma，PGL），可起源于胸部、腹部和盆腔的脊椎旁交感神经链，也可来源于沿颈部和颅底分布的舌咽神经、迷走神经的副交感神经节，占15%～20%。由于肿瘤持续性或阵发性分泌释放不同比例的肾上腺素和去甲肾上腺素，患者可表现为阵发性、持续性高血压或在持续性高血压的基础上阵发性加重。除高血压外，患者还有其他的特征性临床表现，如头痛、心悸、多汗，为PPGL高血压发作时最常见的三联征，对诊断具有重要意义（中华医学会内分泌学分会肾上腺学组，2016）。

^{18}F-FDG PET/CT和^{68}Ga-DOTATATE PET/CT在PPGL的分期和再分期中有较高的敏感度（Chang et al.，2016，Sawicki et al.，2017），研究显示，^{18}F-FDG PET/CT用于转移性PPGL的敏感度和特异度分别为83%和74%（Han et al.，2019）。美国内分泌学会、欧洲内分泌学会和美国临床化学协会共同制定的嗜铬细胞瘤和副神经节瘤临床实践指南推荐^{18}F-FDG PET/CT用于诊断转移性PPGL（Lenders et al.，2014）。相比^{18}F-FDG PET/CT，^{68}Ga-DOTATATE PET/CT在PPGL中通常有较高的病灶探测率。然而对于转移性PPGL，肿瘤的基因突变和分化类型是影响显像剂摄取的重要因素，PPGL高水平表达SSTR，^{68}Ga-DOTATATE主要靶向SSTR2，因此在一些 *SDH* 相关基因突变的PPGL和失分化PPGL中敏感度较低，当SSTR失表达时，^{18}F-FDG通常会有较高的摄取，此时常提示病灶具有高侵袭性（Janssen et al.，2015；Janssen et al.，2016；Kong et al.，2019）。本病例中膀胱左后方病灶SSTR表达较少（SSTR2 5%+），与^{68}Ga-DOTATATE显像结果一致。

本病例需要与以下几种疾病鉴别：①膀胱癌，存在无痛性肉眼血尿，腔内或壁外生长，转移路径以局部侵犯、淋巴结转移及血行转移为主；②淋巴瘤，PET/CT表现为糖代谢异常增高的淋巴结，淋巴结可融合或不融合；③嗜铬细胞瘤，一般以单侧肾上腺为主，也可表现为双侧，转移路径以血行转移为主。^{18}F-FDG代谢显像结合SSTR多模态显像，可评价全身病灶的分布、病灶SSTR2受体的表达及异质性，并可用于评价病灶的失分化程度，为临床诊疗提供重要的依据。

病例点评

该病例是表现比较典型的多发性副神经节瘤病例，同时具有^{18}F-FDG和^{68}Ga-DOTATATE双核素PET/CT显像，^{18}F-FDG PET/CT显像病灶分布具有一定特征性，发生于两侧肾上腺及肾上腺外交感神经链区，结合临床表现，应高度怀疑PPGL，^{68}Ga-DOTATATE PET/CT检查印证了病灶的神经内分泌肿瘤来源，^{18}F-FDG虽不能完全区分肿瘤的良恶性，但对肿瘤所累及的部位及数目具有非常重要的临床价值，对术前精准评估意义重大。此外，利用联合显像，分化较好神经内分泌肿瘤可表现为^{18}F-FDG低摄取而^{68}Ga-DOTATATE高摄取，失分化神经内分泌肿瘤表现^{18}F-FDG高摄取而^{68}Ga-DOTATATE低摄取，联合显像对评估PPGL分化程度也具有相当高的临床价值。

（病例提供：呼　岩　修　雁　复旦大学附属中山医院）
（病例点评：寿　毅　同济大学附属东方医院）

参 考 文 献

中华医学会内分泌学分会肾上腺学组，2016. 嗜铬细胞瘤和副神经节瘤诊断治疗的专家共识. 中华内分泌
代谢杂志，32：181-187.

CHANG CA，PATTISON DA，TOTHILL RW，et al，2016. ^{68}Ga-DOTATATE and ^{18}F-FDG PET/CT in
Paraganglioma and Pheochromocytoma：utility，patterns and heterogeneity. Cancer Imaging，16（1）：22.

HAN S，SUH CH，WOO S，et al，2019. Performance of ^{68}Ga-DOTA–conjugated somatostatin receptor–targeting
peptide PET in detection of pheochromocytoma and paraganglioma：a systematic review and meta-analysis. J
Nucl Med，60：369-376.

JANSSEN I，BLANCHET EM，ADAMS K，et al，2015. Superiority of ^{68}Ga-DOTATATE PET/CT to other
functional imaging modalities in the localization of SDHB-associated metastatic pheochromocytoma and
paraganglioma. Clin Cancer Res，21（17），3888-3895.

JANSSEN I，CHEN CC，MILLO CM，et al，2016. PET/CT comparing ^{68}Ga-DOTATATE and other
radiopharmaceuticals and in comparison with CT/MRI for the localization of sporadic metastatic pheochromocytoma
and paraganglioma. Eur J Nucl Med Mol I，43（10）：1784-1791.

KONG G，SCHENBERG T，YATES CJ，et al，2019. The role of ^{68}Ga-DOTA-octreotate PET/CT in follow-up of
SDH-associated pheochromocytoma and paraganglioma. J Clin Endocrinol Metab，104（11）：5091-5099.

LENDERS JW，DUH QY，EISENHOFER G，et al，2014. Pheochromocytoma and paraganglioma：an
endocrine society clinical practice guideline. J Clin Endocrinol Metab，99（6）：1915-1942.

SAWICKI LM，DEUSCHL C，BEIDERWELLEN K，et al，2017. Evaluation of ^{68}Ga-DOTATOC PET/MRI
for whole-body staging of neuroendocrine tumours in comparison with ^{68}Ga-DOTATOC PET/CT. Eur Radiol，
27（10）：4091-4099.

横纹肌肉瘤伴多发骨、骨髓转移

病史简介

患者，男性，75岁，1天前体检行胸部CT检查发现纵隔占位。患者无不适主诉。实验室检查结果中C反应蛋白（CRP）升高（107mg/L）；铁蛋白升高（51 400μg/L）；血常规三系细胞均减少；炎性因子升高；凝血功能紊乱；低血钠、低血氯。术前评估行全身骨扫描提示多发显像剂分布增浓或稀疏改变，考虑骨转移可能。为进一步明确诊断及分期行 ^{18}F-FDG PET/CT检查。

影像描述

全身骨显像见全身骨骼（颅骨、脊柱、两侧肋骨、肩胛骨、锁骨、骨盆骨及两侧股骨近段）多发大小不一、形态各异的显像剂分布异常增浓及稀疏影像（图4-1）。

PET/CT检查可见全身骨骼、骨髓弥漫性多发异常高代谢改变（图4-2A）；前纵隔巨大软组织肿块影，密度不均，形态不规则，大小约146mm×57mm×119mm，SUV$_{max}$为18.5，挤压周围组织器官；少量胸腔积液及心包积液；肺门及腋窝淋巴结未见肿大（图4-2B）。

最终诊断

纵隔肿物穿刺活检：恶性肿瘤，可见高级别肉瘤成分，结合形态和免疫酶标，符合横纹肌肉瘤诊断。免疫组织化学染色（IHC）：MyoD1及MyoG部分阳性。最终诊断为纵隔横纹肌肉瘤，骨髓/骨多发转移。

病例讨论

横纹肌肉瘤（rhabdomyosarcoma，RMS）是起源于横纹肌细胞或向横纹肌细胞分化的间叶细胞的一种恶性肿瘤。其可以发生于任何年龄，以儿童和青少年常见，少见于成人，特别是40岁以上者，是儿童最常见的软组织肿瘤。RMS可发生于身体各个部位，常见于

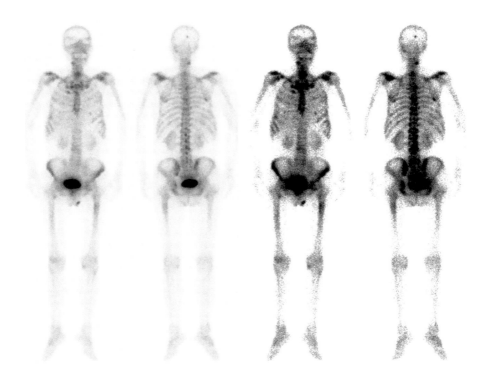

图4-1　全身骨显像影像

全身骨显像见全身骨骼多发显像剂分布增浓及稀疏影像

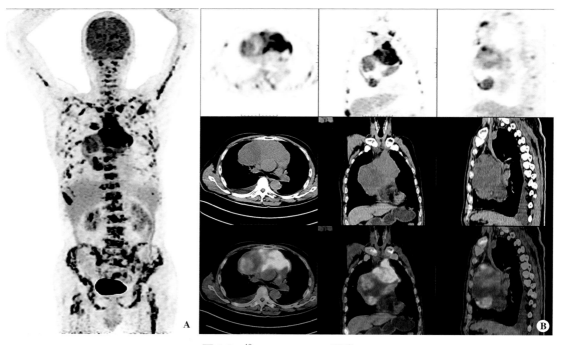

图4-2　^{18}F-FDG PET/CT影像

A. MIP图；B. PET、CT及融合图像见前纵隔巨大软组织肿块影，大小约146mm×57mm×119mm，SUV$_{max}$为18.5

头颈部、四肢、泌尿生殖器官、腹膜后等。其组织学分类有3种，即胚胎型、腺泡型、未分化型（Pruller et al.，2021）。成年人以未分化型多见，恶性程度较高。临床表现因原发部位及转移部位不同而不同，最常见为逐渐增大的无痛性肿块，其可发生于身体任何部位，最常见的原发部位为头颈部（Leiner et al.，2020）。

通常采用CT联合MRI的方法进行RMS诊断，CT可表现为等或低密度肿块，密度较均匀，肿块内若出血，则可见斑片状高密度区，增强扫描可见肿块呈中等至显著强化，强化不均匀。MRI表现为T_1WI等或稍低信号，信号较均匀；T_2WI呈等或高信号，信号不均匀，弥散加权成像（DWI）呈不均匀高信号。增强扫描呈不均匀强化，可见散在大小不等的低信号未强化区。RMS的影像学表现与其他软组织肿瘤类似，缺乏特异性，增强MRI呈渐进式强化对诊断有一定提示作用。PET/CT主要应用于RMS Ⅱ、Ⅲ期，判断肿瘤的全身转移情况，有助于临床医师确定治疗方案、判断患者的预后（Vaarwerk et al.，2021）。

本病例发病年龄、发病部位均在RMS中罕见，易误诊为其他纵隔原发肿瘤，如胸腺癌、淋巴瘤等。最终根据病理组织活检、免疫组化染色（IHC）中横纹肌标志物阳性确诊，MRI中T_2WI高信号及延迟增强时渐进性增强的影像学特点有助于与其他纵隔多发肿瘤鉴别。

病例点评

该病例为罕见的老年纵隔原发横纹肌肉瘤，PET/CT图像显示纵隔糖代谢异常增高的不均质肿块伴全身广泛骨骼病变，易误诊为胸腺癌伴全身广泛骨转移或血液淋巴系统恶性肿瘤广泛累及，确诊依赖于病理学检查。

该病例PET/CT图像表现为全身骨骼/骨髓广泛、不均匀性糖代谢异常增高灶，部分为成骨性骨质破坏，部分为溶骨性骨质破坏，部分骨质密度未见明显异常；而骨扫描图像上显像剂异常摄取病灶明显少于PET/CT所示，凸显PET/CT在诊断恶性肿瘤骨转移及骨髓浸润方面更加敏感，在肿瘤分期方面更加全面、准确。

由于该病例存在广泛的骨骼/骨髓转移，必要时可行骨髓活检排除合并血液淋巴系统恶性肿瘤的可能。

（病例提供：梅晓然　尹雅芙　上海交通大学医学院附属新华医院）

（病例点评：修　雁　复旦大学附属中山医院）

参 考 文 献

LEINER J，LE LOARER F，2020. The current landscape of rhabdomyosarcomas：an update. Virchows Arch，476（1）：97-108.

PRULLER J，HOFER I，GANASSI M，et al，2021. A human Myogenin promoter modified to be highly active in alveolar rhabdomyosarcoma drives an effective suicide gene therapy. Cancer Gene Ther，28（5）：427-441.

VAARWERK B，BREUNIS WB，HAVEMAN LM，et al，2021. Fluorine-18-fluorodeoxyglucose（FDG）positron emission tomography（PET）computed tomography（CT）for the detection of bone，lung，and lymph node metastases in rhabdomyosarcoma. Cochrane Database Syst Rev，11（11）：Cd012325.

脊柱原发淋巴瘤

病史简介

患者，女性，66岁，2019年12月底出现腰部、股骨剧痛，走路困难，夜间无法入眠并保持端坐体位，并有便秘症状。采取中医治疗、以不典型带状疱疹遗留神经痛对症治疗均未缓解。2020年1月10日出现腹部疼痛、恶心，急诊考虑肠梗阻，予以乳果糖通便及其他对症支持治疗，无缓解。2020年1月12日出现双足麻木。2020年1月17日下午双下肢突发无力，不能行走。小三阳病史30年。

体格检查：右足针刺觉、温度觉、振动觉、位置觉减退。双手细颤，以右手为著。四肢肌张力正常，肌力Ⅴ级。双侧膝跳反射（＋），右侧踝反射（±），左侧踝反射（＋），双侧巴宾斯基征（－）。

辅助检查：血常规显示白细胞计数$10.39×10^9/L$。尿常规显示血尿、尿酮体阳性。结核感染T细胞斑点试验（T-SPOT）（＋）。2020年1月20日胸椎增强MRI：胸椎转移瘤可能性大（图5-1）。

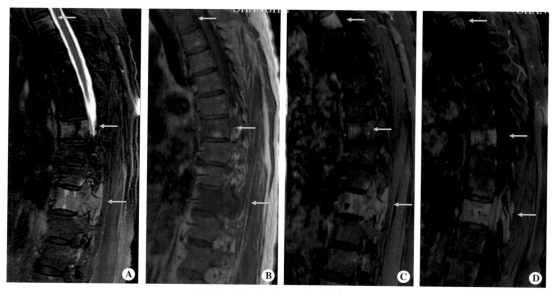

图5-1 胸椎病变MRI影像表现

A. T_2WI；B. T_1WI；C、D. 增强序列。T_2、T_7、T_{10}椎体及附件信号异常（箭头），呈T_2WI混杂高信号，T_1WI混杂低信号，增强扫描不均匀强化，T_{10}为著，伴周围软组织肿块，并侵入椎管，相应层面椎管狭窄

影像描述

^{18}F-FDG PET/CT检查见T$_{10}$椎体及附件轻度骨质破坏（图5-2），椎体骨皮质基本完整，椎旁软组织肿块形成（图5-3），部分突入椎管内，葡萄糖代谢增高，SUV$_{max}$为11.6。

最终诊断

最终诊断为脊柱原发淋巴瘤。临床抗结核治疗1周后无效，排除结核。2020年2月13日行胸椎病灶切除术，病理提示弥漫大B细胞淋巴瘤，非生发中心型（non-GCB型）。

病例讨论

骨原发淋巴瘤指病变仅限于骨骼系统或周围软组织，无全身症状的淋巴瘤，多为非霍奇金淋巴瘤（NHL），占所有NHL的1%，男性多见，发病高峰年龄为40～60岁，多累及富含红骨髓的长管状骨和扁骨，以股骨最多，其次是骨盆（Liu et al., 2020）。一般临床表现仅为局部疼痛、软组织肿胀和活动受限。影像学表现可分为浸润型、溶骨型、硬化型、混合型及囊样膨胀，主要表现为骨质破坏、骨质硬化、骨膜反应及软组织肿块（Milks et al., 2016; Mulligan et al., 1999）。

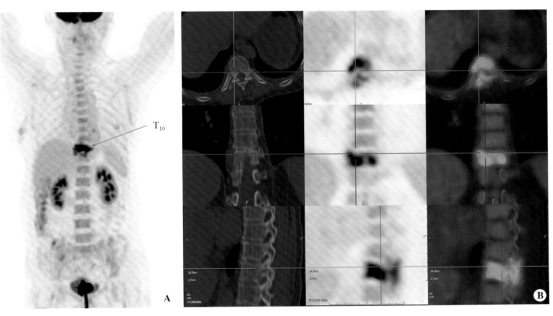

图5-2　全身PET/CT影像表现（1）

A. MIP图；B. 轴位、冠状位及矢状位显示T$_{10}$椎体及附件轻度骨质破坏，椎体骨皮质基本完整，葡萄糖代谢增高，SUV$_{max}$为11.6

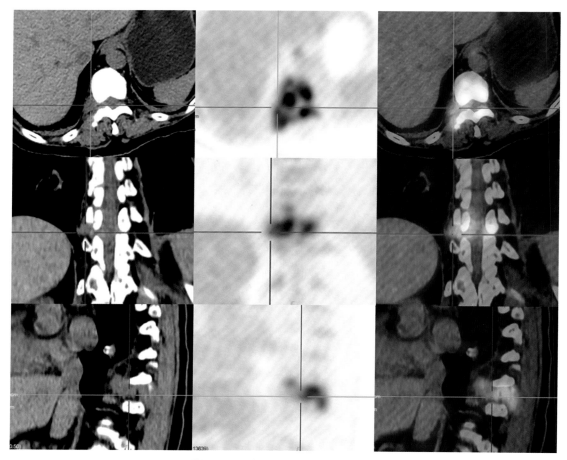

图5-3　全身PET/CT影像表现（2）

轴位、冠状位及矢状位显示T_{10}椎旁软组织肿块形成，葡萄糖代谢增高

　　脊柱原发淋巴瘤则更为罕见，胸椎多见。临床表现为腰背痛持续数月，病情短期迅速恶化，可有明显脊髓压迫症状。影像学表现为骨质破坏，多侵犯椎体，浸润性生长，可累及单个椎体后侵犯相邻椎体，也可累及附件，但不侵犯椎间盘。其可呈虫噬样骨质破坏，但骨松质破坏不明显，可呈明显溶骨性骨质破坏，也可呈成骨性改变，表现为骨密度不均匀增高，大片状硬化较少见，少数呈典型的"象牙椎"改变。骨膜反应少见且轻。病变易侵入椎旁形成较大软组织肿块，纵径大于横径，呈长梭形，骨质破坏不明显而软组织肿块大为特征性表现。肿块侵入椎管内时沿硬膜外环生长，纵向发展呈袖套状浸润。肿瘤一般密度较均匀，无出血、坏死、钙化（张会理等，2022）。MRI多表现为骨质异常信号，T_1WI低信号，T_2WI稍高信号，软组织肿块呈T_1WI等或稍低信号，T_2WI呈等或稍高信号，信号均匀，增强扫描呈轻至中度均匀强化（Arslan et al.，2018）。本病例表现并不典型。

　　^{18}F-FDG PET/CT在骨原发淋巴瘤的原发灶及浸润范围显示方面具有优势，且以往研究显示，其在淋巴瘤病灶的增殖活性、预后及疗效评价方面均有重要意义（Xia et al.，2020；Muzahir et al.，2012）。有研究（刘婧慧等，2016）显示骨原发淋巴瘤^{18}F-FDG PET/CT表现为骨质破坏或无明显骨质破坏的病灶均为FDG摄取明显增高，且高于继发性骨淋巴瘤，

骨旁软组织也表现为FDG摄取增高，其在无明显骨质破坏的病灶显示的高代谢证实了其诊断敏感度及早期诊断价值。

本病例中，患者T-SPOT阳性，单独脊柱病变伴椎旁软组织肿块影易被误诊为脊柱结核。然而，脊柱结核多见于年轻人，腰椎发生率最高，常继发于肺结核，多存在结核中毒症状，椎旁寒性脓肿在有继发感染时会出现高热及毒血症症状加重。骨质破坏多为椎体承重区的溶骨性骨质破坏，累及椎间盘呈局限性低密度灶，边缘不清，椎间隙变窄或消失，为影像学的鉴别要点。PET/CT检查可见病灶代谢增高，并检出其他系统（如肺、消化道等）病变（周晓红等，2022）。本病例患者临床表现与结核不太符合，骨质破坏不明显，伴软组织肿块，FDG摄取增高，但分布均匀，且结核治疗无效，应考虑淋巴瘤可能。

病例点评

该病例从两个维度来分析，第一个维度是病灶FDG代谢范围明显大于CT显示的病灶范围，此特点提示两种诊断方向，一是恶性程度非常高的肿瘤，二是活动性感染性病变。感染性病变主要是结核和化脓性骨髓炎，这两种感染性病变共同特点为骨质破坏很明显，但各有特点，结核早期以骨质破坏为著，几乎无骨膜反应和骨质增生，在病程的中后期可以有；化脓性骨髓炎则表现为骨质破坏、骨膜反应、骨质增生同时存在，该病例不具有这两种病变的特点，所以要考虑恶性程度较高的肿瘤，如淋巴瘤。

第二维度是从脊柱病变来分析，该病例病变位于T_{10}椎体，特征是软组织肿块侵犯椎管，并包绕脊髓，有这一特征的病变不多，常见的有淋巴瘤及转移瘤，如考虑为转移瘤，有几点不符合，首先骨质破坏不明显，其次肿瘤相关指标不高，最后没有发现原发灶，所以基本排除转移瘤。

综合以上两个维度考虑为淋巴瘤。另外我们观察到T_7椎体代谢有轻度增高，MIP图显示全身骨髓代谢轻度增高，提示血液系统病变可能。该病例MRI图像显示T_2、T_7椎体的异常信号和强化还是很明显的，但是从PET/CT上表现并不明显，这也提示了这两种影像学检查是有差异的，我们应更好地利用这两种影像学检查的优点来诊断和评估疾病。

（病例提供：沈丽娟　邢　岩　上海交通大学医学院附属第一人民医院）

（病例点评：张　建　上海大学附属全景医学影像诊断中心）

参 考 文 献

刘婧慧，李丽琴，王争明，等，2016. 淋巴瘤单发骨病变的^{18}F-FDG PET/CT影像学分析. 现代肿瘤医学，24（9）：1452-1457.

张会理，刘玉珂，尚敏，等，2022. 脊椎原发性大B细胞淋巴瘤的CT与磁共振影像特点分析. 颈腰痛杂志，43（2）：250-252.

周晓红，艾紫璇，马兵，等，2022. ^{18}F-FDG PET/CT在中老年脊柱结核诊断中的应用价值. 中国医疗设备，37（5）：19-22.

ARSLAN H，YAVUZ A，AYCAN A，2018. Primary spinal lymphoma masquerading as meningioma：preoperative and postoperative magnetic resonance imaging findings. World Neurosurg，118：86-87.

LIU CX，XU TQ，XU L，et al，2020. Primary lymphoma of bone：a population-based study of 2558 patients. Ther Adv Hematol，11：154250314.

MILKS KS，MCLEAN TW，ANTHONY EY，2016. Imaging of primary pediatric lymphoma of bone. Pediatr Radiol，46（8）：1150-1157.

MULLIGAN ME，MCRAE G A，MURPHEY MD，1999. Imaging features of primary lymphoma of bone. AJR Am J Roentgenol，173（6）：1691-1697.

MUZAHIR S，MIAN M，MUNIR I，et al，2012. Clinical utility of ^{18}F FDG-PET/CT in the detection of bone marrow disease in Hodgkin's lymphoma. Br J Radiol，85：e490-e496.

XIA X，WANG Y，YUAN J，et al，2020. Baseline SUVmax of ^{18}F-FDG PET-CT indicates prognosis of extranodal natural killer/T-cell lymphoma. Medicine（Baltimore），99（37）：e22143.

十二指肠神经内分泌肿瘤伴肝内多发转移

病史简介

患者，男性，39岁，10天前体检发现肝内多发占位。实验室检查：AFP、CEA、CA19-9、CA50、CA12-5、CA72-4、神经元特异性烯醇化酶（NSE）、CYFRA21-1、鳞状上皮细胞癌抗原（SCC）、PSA均未见异常；血常规无异常。否认高血压、糖尿病、腹泻等病史。

影像描述

^{18}F-FDG PET/CT检查显示肝实质内多发结节样低密度影，病灶FDG摄取不同程度轻度增高（SUV$_{max}$为3.1～5.9），部分病灶FDG摄取不明显；肝外器官未见FDG代谢明显异常增高（图6-1）。上腹部增强CT：肝内多发大小不等低密度影，呈明显不均匀强化，边界不清；部分病灶见环形强化，内可见低密度区（图6-2）。上腹部增强MRI：肝内多发明显不均匀强化结节；十二指肠水平段富血供结节，大小约1.5cm×1.1cm（图6-3）。肝内多发结节伴DOTATATE摄取明显增高；^{68}Ga-DOTATATE PET/CT图像显示十二指肠两处结节伴DOTATATE摄取明显增高（图6-4）。

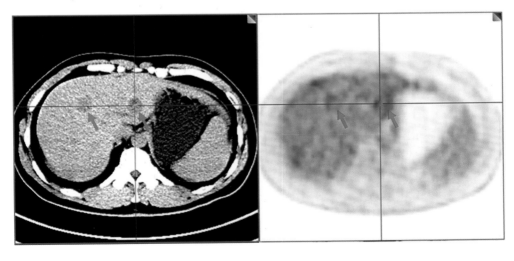

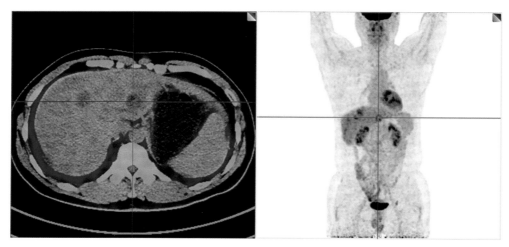

图6-1　肝脏 ^{18}F-FDG PET/CT图像

^{18}F-FDG PET/CT检查显示肝脏多发低密度结节（箭），FDG代谢轻度增高

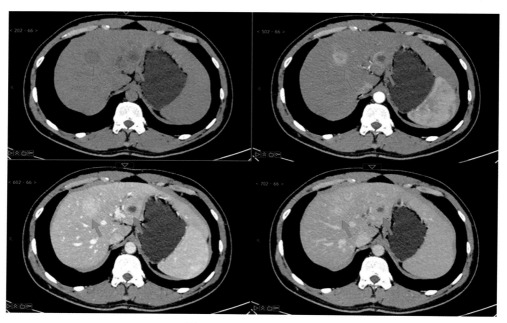

图6-2　肝脏增强CT图像

增强CT显示肝脏多发结节伴不均匀强化（箭），部分呈环形强化

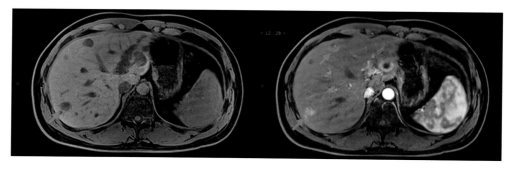

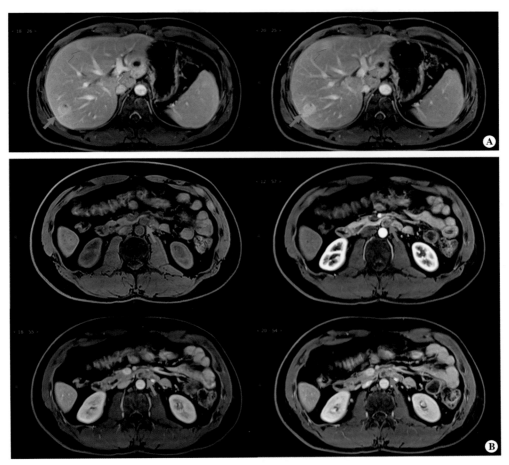

图6-3　患者增强MRI图像

A. 肝脏多发结节伴明显不均匀强化；B. 十二指肠结节伴边缘强化

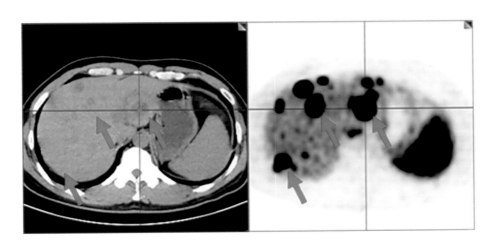

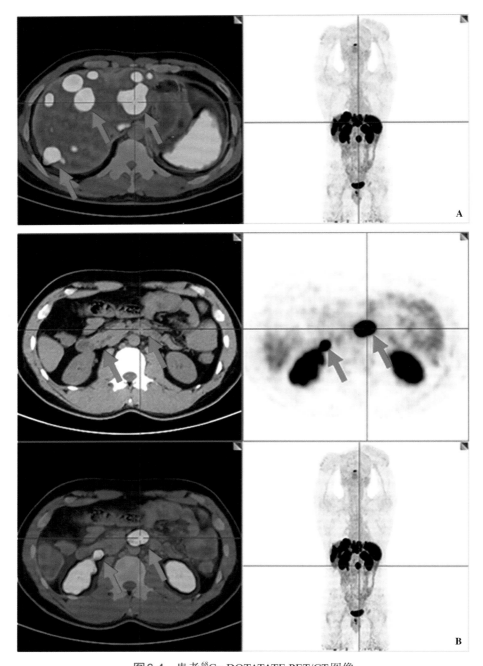

图6-4　患者^{68}Ga-DOTATATE PET/CT图像

A. 肝脏多发结节伴 DOTATATE 摄取明显增高（箭）；B. 十二指肠两枚结节伴 DOTATATE 摄取明显增高（箭）

最终诊断

最终诊断为十二指肠神经内分泌肿瘤伴肝内多发转移。经皮肝穿刺活检病理：神经内分泌肿瘤，G2级，倾向转移性。肿瘤细胞免疫组化：CK（＋），CgA（－），CD56（＋），

SY（＋），S-100（－），Ki-67（3%＋），SSTR2（＋），HNF-1β（－/＋），P63（－），CEA（－）。

病例讨论

神经内分泌肿瘤（neuroendocrine neoplasm，NEN）是一组起源于神经内分泌细胞的肿瘤性病变，具有较高的异质性，表现出不同的形态特征、免疫表型、分子背景、临床表现和结果（La Rosa et al.，2021）。NEN几乎可以起源于人体的每一个器官，在不同部位的分类并不统一。常见的原发器官包括胰腺、胃肠道、垂体、肾上腺等（Zandee et al.，2018）。NEN的治疗取决于许多因素，如肿瘤的类型、部位、侵袭性和激素产生能力及是否有转移等。治疗方案包括监测、手术切除肿瘤和（或）周围组织，以及各种非手术治疗，以缩小肿瘤、阻止其生长或控制症状（Das et al.，2021）。

本病例特点为肝脏多发富血供结节，病灶FDG代谢轻度增高，部分病灶无FDG代谢增高，且未发现肝外明显异常FDG代谢。NEN通常表现为FDG摄取不明显，尤其是G1、G2级NEN。胃肠道NEN还会受到肠道FDG生理性摄取影响，使病灶检出更为困难。因此仅根据^{18}F-FDG PET/CT检查判断肝脏病灶性质及诊断原发灶是十分困难的。

本病例诊断的难点不仅在于肝占位性质的判断，更在于原发灶的诊断。根据中国临床肿瘤学会（CSCO）NEN诊疗指南，原发部位不同的NEN治疗方案不同（中国临床肿瘤学会神经内分泌肿瘤专家委员会，2016）。例如，对于胰腺NEN，推荐化疗方案为链佐星联合氟尿嘧啶（5-FU）和（或）表柔比星治疗；而对于肠道来源的NEN，只有在标准治疗均失败后才考虑化疗，推荐的化疗方案为替莫唑胺联合卡培他滨治疗（中国临床肿瘤学会神经内分泌肿瘤专家委员会，2016）。因此能否明确肝转移瘤的来源尤为重要，然而仅通过肝穿刺病理是无法做到这一点的。而且在肠道病灶未累及黏膜的情况下，胃肠镜也很难发现位于十二指肠的原发病灶。尽管增强CT或MRI能够看到十二指肠的强化灶，但仅凭此做出原发灶的诊断也是有风险的。这种情况下，^{68}Ga-DOTATATE PET/CT的价值便得到了很好的体现，它能够灵敏、准确地确定NEN原发灶的所在，为临床治疗方案的制定提供了重要参考依据。

^{68}Ga-DOTATATE能够特异性识别SSTR，该受体在NEN中通常高表达（尤其是G1、G2级），因此该显像剂在NEN的诊断和疗效评价方面有着显著优势（Hope et al.，2018）。根据美国国立综合癌症网络（NCCN）指南，^{68}Ga-DOTATATE PET/CT检查已推荐用于NEN的综合评价（Sanli et al.，2018）。目前报道的^{68}Ga-DOTATATE PET/CT诊断NEN的敏感度可达93%，特异度达91%（Geijer et al.，2013）。

临床实践中，遇到类似患者，需要考虑NEN的可能。应结合多种影像学检查（增强CT/MRI），分析其强化特征，仔细排查胃肠道区域病灶。有条件单位可以加做^{68}Ga-DOTATATE PET/CT检查，提高诊断准确率。

病例点评

该病例表现为肝脏多发富血供病变，呈渐进性强化，伴FDG代谢增高。该类疾病诊断思路为需要首先鉴别肿瘤性病变和非肿瘤性病变。非肿瘤性病变包括感染性病变或先天发育异常。该病例病灶周围未见异常灌注，不支持结核等感染性病变；病灶内部未见脂肪等特殊成分，也不支持卡罗利病或多发错构瘤等疾病。良性肿瘤性病变需要考虑多发性血管瘤或多发血管平滑肌脂肪瘤等，但强化方式和代谢特点并不支持。恶性肿瘤需要考虑转移瘤和上皮样血管内皮瘤（epithelioid hemangioendothelioma，EHE）。其中EHE表现为肝包膜下分布、"棒棒糖"征等，与该病例不符合。因此最终考虑转移瘤，并且结合DOTATATE异常浓聚这一特征性表现，可以诊断为神经内分泌肿瘤伴肝内多发转移。

（病例提供：李佳津　陈虞梅　上海交通大学医学院附属仁济医院）

（病例点评：孙贞魁　上海交通大学医学院附属第六人民医院）

参 考 文 献

中国临床肿瘤学会神经内分泌肿瘤专家委员会，2016. 中国胃肠胰神经内分泌肿瘤专家共识（2016年版）. 临床肿瘤学杂志，21（10）：927-946.

DAS S，AL-TOUBAH T，STROSBERG J，2021. Chemotherapy in neuroendocrine tumors. Cancers（Basel），13（19）：4872.

GEIJER H，BREIMER LH，2013. Somatostatin receptor PET/CT in neuroendocrine tumours：update on systematic review and meta-analysis. Eur J Nucl Med Mol Imaging，40（11）：1770-1780.

HOPE TA，BERGSLAND EK，BOZKUR TMF，et al，2018. Appropriate use criteria for somatostatin receptor PET imaging in neuroendocrine tumors. J Nucl Med，59（1）：66-74.

LA ROSA S，UCCELLA S，2021. Classification of neuroendocrine neoplasms：lights and shadows. Rev Endocr Metab Disord，22（3）：527-538.

SANLI Y，GARG I，KANDATHIL A，et al，2018. Neuroendocrine tumor diagnosis and management：[68]Ga-DOTATATE PET/CT. AJR Am J Roentgenol，211（2）：267-277.

ZANDEE WT，DE HERDER WW，2018. The evolution of neuroendocrine tumor treatment reflected by ENETS guidelines. Neuroendocrinology，106（4）：357-365.

非酮症高血糖脑病

病史简介

患者，老年男性，因"视物模糊1周"入院，安静状态下无明显诱因双眼视物模糊，表现为视野中呈现多种色彩，右视时明显，晨起严重，夜间稍好转。查体双眼右侧视野缺损，余正常。既往无糖尿病病史，近1个月出现多饮、多尿，体重稍下降。CA19-9 62.50U/ml（参考范围0～40U/ml），CA50 53.93U/ml（参考范围0～20U/ml）。糖化血红蛋白（HbA1c）12.4%，空腹血糖20.71mmol/L。尿糖定性试验4+；无酸中毒或酮尿。

影像描述

MRI可见左侧枕叶皮质于T_2WI-液体抑制反转恢复（FLAIR）序列信号增高、皮质下白质信号下降，于T_1WI、T_2WI、DWI未见明显异常信号，增强可见皮质脑回状强化。PET/MRI可见大脑本底FDG代谢下降，SUV_{max}为2.91，左侧枕叶病灶FDG代谢增高，SUV_{max}为5.04。经过降血糖治疗后血糖下降至正常水平，复查颅脑MRI可见原病灶处未见明显异常信号（图7-1～图7-3）。

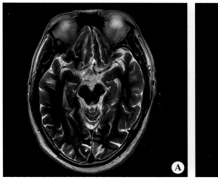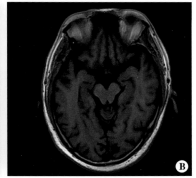

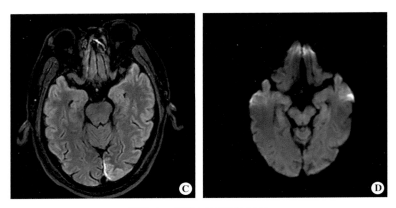

图7-1 颅脑MRI影像表现

A. T_2WI未见明显异常信号；B. T_1WI未见明显异常信号；C. FLAIR序列见左侧枕叶条状信号增高影；D. DWI未见弥散受限

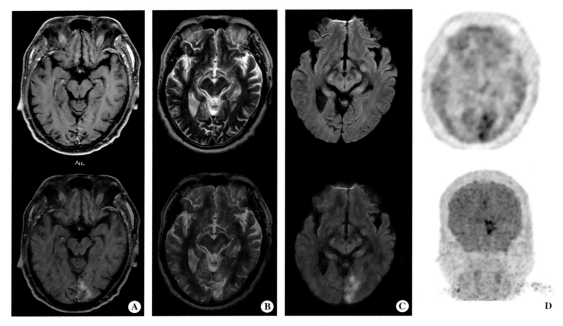

图7-2 颅脑PET/MR影像表现

PET图像可见左侧枕叶病灶FDG代谢增高，SUV_{max}为5.04，大脑本底SUV_{max}为2.91

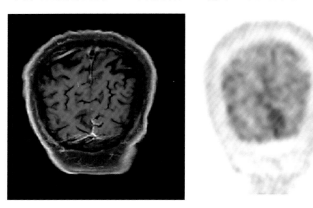

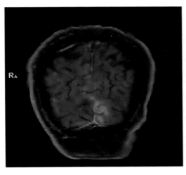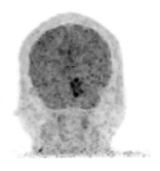

图7-3 颅脑PET/MR影像表现
增强可见皮质脑回状沿距状沟强化

最终诊断

最终诊断为非酮症高血糖（nonketotic hyperglycemia，NKH）脑病。

病例讨论

非酮症高血糖通常发生于年龄超过50岁而没有适当控制血糖的患者，它可以是无症状糖尿病的第一临床表现。非酮症高血糖的特征是高血糖、高渗和细胞内脱水，没有酮症酸中毒。这是由于部分胰岛素缺乏，在这种情况下，胰岛素水平足以抑制替代代谢途径，如糖异生或酮体生成，但不能维持细胞内葡萄糖运输。随之而来的高血糖、尿糖和渗透性利尿导致细胞内脱水和神经元功能障碍。局灶性神经功能缺损症状包括失语症、体感症状或视野缺损。

既往有文献报道非酮症酸中毒的糖尿病患者枕叶血脑屏障通透性增高，当累及视觉皮质时，通常表现为同向偏盲、视野缺损、幻觉，且脑电图偶尔提示局部神经元异常放电。具体的生化机制尚不清楚，一种假说与γ-氨基丁酸（GABA）消耗有关，高血糖状态下，三羧酸循环和葡萄糖的利用受到抑制，增强了其他途径的能量代谢，包括通过琥珀酸半醛途径（GABA分流）将GABA转化为琥珀酸，该途径可提供高达40%的大脑能量需求。由此导致的神经元GABA减少使癫痫发作的阈值降低。这与糖尿病酮症酸中毒相反，在糖尿病酮症中，酮体向大脑提供了大部分的能量，并具有抗癫痫作用。

病例点评

该病例为老年男性，既往无糖尿病病史，首次发现空腹血糖、HbA1c升高。在高血糖状态下，患者大脑中三羧酸循环和葡萄糖的利用受到抑制，而通过糖异生途径（琥珀酸半醛途径）提供大脑40%能量需求，因此大脑本底FDG代谢弥漫性下降，而左侧枕叶FDG代谢增高可能是由于视觉皮质脑血流灌注增加及局部皮质神经功能增高；此外在T_2WI-FLAIR序列上出现皮质下白质信号降低反映白质高渗性改变、白质脱水，而皮质信号增加反映了皮质脑血流灌注增加、血管通透性增加的特征性表现，因此可除外病毒性脑炎、脑膜炎、软脑膜转移、出血性梗死和缺血缺氧性脑病等疾病。

　　有糖尿病病史或即时高血糖的患者，出现同向偏盲且具有典型的MRI表现时多提示发作性病变，而不是脑缺血性疾病造成，及时识别潜在的代谢状态是避免不适当治疗和防止疾病进展的关键。虽然患者需要急性抗癫痫药物治疗，但纠正潜在的代谢紊乱也是有效治疗的重要手段。

（病例提供：祁　纳　寿　毅　同济大学附属东方医院）
（病例点评：邢　岩　上海交通大学医学院附属第一人民医院）

SAPHO综合征

病史简介

患者，女性，60岁，前胸部疼痛伴后背不适3～4个月，自诉有灼热感。既往病史：2007年左下肺肿瘤术后（具体不详）。辅助检查：外院全身骨扫描（图8-1）显示C_7、T_1、胸骨柄、L_5骨转移可能性大。现拟寻找原发灶行 ^{18}F-FDG PET/CT检查。

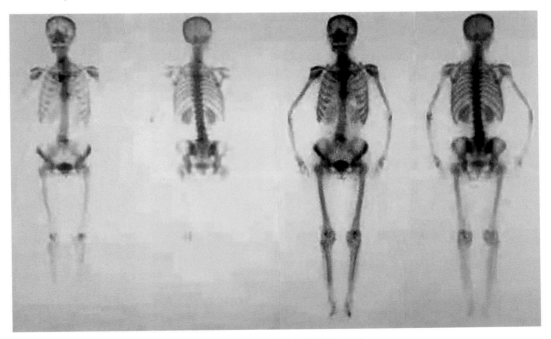

图8-1 外院全身骨扫描影像表现

影像描述

C_7～T_1椎体偏右份、右侧第1胸肋关节、左侧第3胸肋关节局部可见骨密度增高及骨质破坏影，伴周围软组织肿胀，骨质边缘可见硬化，FDG代谢增高，SUV_{max}为8.1；另见双足皮肤脱屑改变（图8-2、图8-3）。

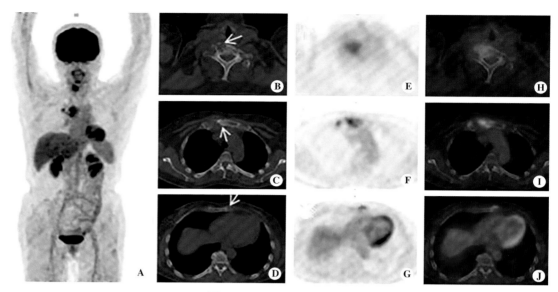

图8-2　PET/CT影像表现

A. MIP图；B～D. CT图像；E～G. PET图像；H～J. 融合图像

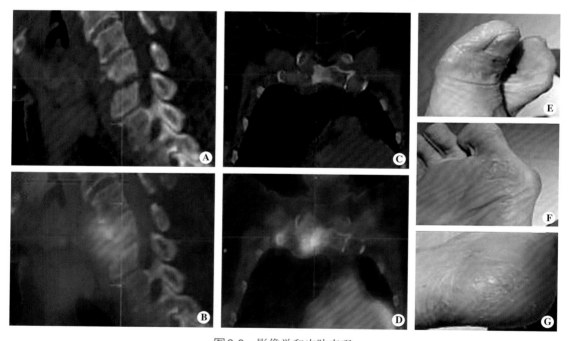

图8-3　影像学和皮肤表现

A、B. C$_7$和T$_1$椎体偏右份矢状位；C、D. 右侧第1胸肋关节冠状位；E～G. 双足皮肤改变，可见脱屑

最终诊断

胸骨穿刺活检：骨良性纤维病变。患者有皮肤改变，双足可见脱屑。临床最终诊断为SAPHO综合征。给予非甾体抗炎药治疗后症状明显好转。

病例讨论

SAPHO综合征是一种以皮肤和骨关节受累为特征的慢性无菌性炎症，由 Chamot 等（Chamot et al.，1987）于1987年首先提出，即滑膜炎（synovitis）、痤疮（acne）、脓疱病（pustulosis）、骨肥厚（hyperostosis）和骨炎（osteitis）多种病变的总称。这种非特异性炎症在急性期表现为以中性粒细胞浸润为主的水肿伴反应性骨形成；中期表现为以淋巴细胞浸润为主的慢性炎症；后期主要表现为显著骨小梁增生硬化伴明显骨髓纤维化和轻微炎症（郝新忠等，2015）。

全身骨显像显示"飞燕"征或"牛头"征（示踪剂在双侧胸肋锁骨区浓聚）提示胸肋锁骨骨代谢活跃，是本病典型影像学特征性改变（Liu et al.，2020）。影像学表现（Dong et al.，2016）主要为溶骨性骨炎、骨质增生、骨硬化。早期以骨侵蚀为主，骨侵蚀发生于骨性关节面或椎间盘连接面，CT表现为关节面下骨质和椎间盘连接处虫蚀状或小孔洞状骨质侵蚀，破坏灶边缘毛糙。后期以骨质增生硬化为主，CT表现为骨皮质增厚、均匀或不均匀髓腔硬化和狭窄，但两种病变常同时存在。滑膜和肌肉附着点炎症在CT上表现为关节周围软组织肿胀、增厚，随时间推移，韧带或肌腱附着点处钙盐沉积，形成骨桥和韧带骨化，最终导致关节间隙或椎间隙变窄和关节骨性融合。

有研究（Inoue et al.，2007）观察骨性关节面侵蚀破坏的程度与其周围骨质增生硬化通常呈"不匹配"性改变——骨侵蚀相对较小，而其周围骨硬化范围相对较大，部分骨硬化甚至累及整个椎体，可能与炎症反复和长期慢性过程有关。^{18}F-FDG 代谢增高，可能提示明显的活动性炎症，未见 ^{18}F-FDG 代谢增高的病变区可能提示非活性或慢性炎症。

当有典型的影像学表现和伴随皮肤病变时，SAPHO综合征诊断并不困难（Ni，et al.，2016），但需要与转移瘤、强直性脊柱炎、细菌性慢性硬化性骨髓炎、银屑病关节炎等鉴别，PET/CT 作为一项全身扫描的检查，不仅可有效排除恶性肿瘤，还能区别活动与非活动性病灶，有助于治疗后评价和监测。

病例点评

该病例因骨扫描提示多发骨转移而行PET/CT检查明确诊断。骨扫描使用的显像剂 ^{99m}Tc-MDP 为非骨转移肿瘤特异性显像剂，临床常见的骨关节炎、外伤骨折等也可浓聚，该患者骨扫描显像剂浓聚部位均为退变、骨关节炎等良性病变常见部位，故对外院诊断多发转移应持怀疑态度。该患者PET/CT图像中FDG代谢增高区域为椎体边缘及胸肋关节处，尽管患者有肺部肿瘤病史，但考虑到FDG并非肿瘤特异性显像剂，不能简单诊断为肿瘤骨转移。因此需要进一步完善患者肿瘤病史，如既往术后肺肿瘤病理类型、随访过程中有无复发情况，以及生化指标，如血常规、CRP、风湿免疫类指标。结合影像学表现特点及该患者皮肤病变，该例患者可考虑诊断为SAPHO综合征。

（病例提供：朱艳芳　张　建　上海大学附属全景医学影像诊断中心）

（病例点评：陈虞梅　上海交通大学医学院附属仁济医院）

参 考 文 献

郝新忠，武志芳，武萍，等，2015. SAPHO综合征 ^{18}F-FDG PET/CT显像和临床分析. 国际放射医学核医学杂志，6：447-451，457.

CHAMOT AM，BENHAMOU CL，KAHN MF，et al，1987. Acne-pustulosis-hyperostosis-osteitis syndrome. Results of a national survey. 85 cases. Rev Rhum Mal Osteoartic，54（3）：187-196.

DONG A，BAI Y，CUI Y，et al，2016. FDG PET/CT in early and late stages of SAPHO syndrome：two case reports with MRI and bone scintigraphy correlation. Clin Nucl Med，41（4）：e211-e215.

INOUE K，YAMAGUCHI T，OZAWA H，et al，2007. Diagnosing active inflammation in the SAPHO syndrome using [18]FDG-PET/CT in suspected metastatic vertebral bone tumors. Ann Nucl Med，21（8）：477-480.

LIU SZ，ZHOU X，SONG A，et al，2020.The SAPHO syndrome and the bullhead sign. QJM，113（2）：129，130.

NI J，TANG P，2016. An unusual bone metastasis mimicking SAPHO（synovitis，acne，pustulosis，hyperostosis，and osteitis）syndrome on bone scintigraphy. Clin Nucl Med，41（2）：173-175.

Rosai-Dorfman病

病史简介

患者，男性，69岁，主诉反复心前区闷痛3月余。体格检查：双肺呼吸音粗，心音有力。既往长期粉尘接触史。实验室检查：血沉54mm/h↑、鳞状上皮细胞癌抗原58.1μg/L↑、白球比1.1↓、血清IgG 16.50g/L↑、血清IgE 295U/ml↑。

影像描述

^{18}F-FDG PET/CT 显示心包左侧软组织肿块，边缘小钙化灶，大小约4.5cm×3.5cm×1.5cm，早期相SUV$_{max}$为3.1（图9-1），延迟相SUV$_{max}$为4.4（图9-2），余全身未见异常葡萄糖代谢增高灶。胸部薄层CT：双肺内、胸膜下多发微小结节、钙化；右肺中叶血管支气管束增粗；心包左侧软组织密度肿块，CT值为29HU，外缘小钙化灶，与心脏分界尚清；

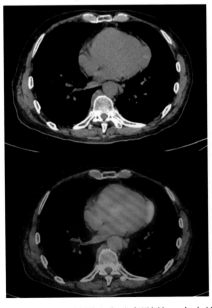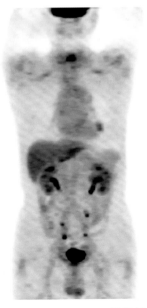

图9-1　^{18}F-FDG PET/CT 显示心包左侧肿块，大小约4.5cm×3.5cm×1.5cm，早期相SUV$_{max}$为3.1

部分段支气管轻度钙化；右侧肺门淋巴结钙化；右肺下叶前基底段钙化（图9-3）。3个月后复查胸部增强CT显示肺内结节无明显变化，右肺中叶新发肺不张；心包左侧软组织肿块增强后明显强化，CT值为62HU（图9-4）。

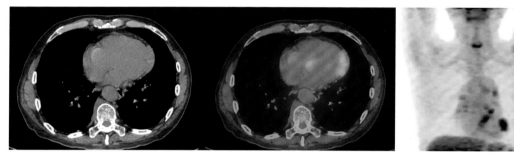

图9-2　心包左侧肿块，延迟相SUV$_{max}$为4.4

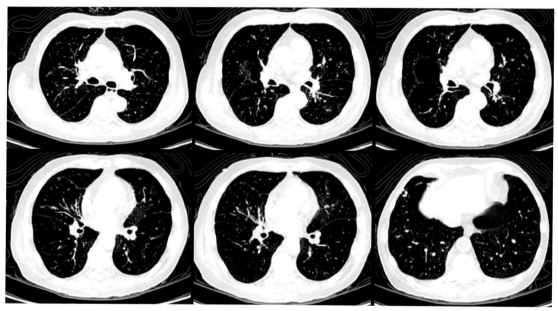

图9-3　双肺内、胸膜下多发微小结节、钙化；右肺中叶血管支气管束增粗

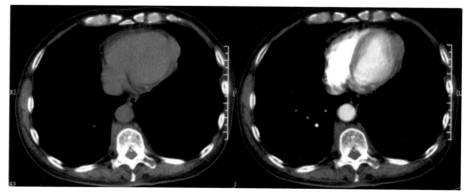

图9-4　心包左侧肿块，明显强化，平扫CT值为30HU，增强后CT值为62HU

最终诊断

患者进行心包肿物切除及开胸活检术，病理显示左侧心包Rosai-Dorfman病（又称窦组织细胞增生伴巨大淋巴结病）、肺尘埃沉着病。

病例讨论

Rosai-Dorfman病（RDD）是一种少见的疾病，主要发生于淋巴结内。其最早于1965年被描述，1969年被进一步阐述，1987年组织细胞学会工作组将其归为非朗格汉斯细胞组织细胞病变。RDD是一种良性增生性病变，具有一定自限性，20%的患者可以自行恢复。第5版世界卫生组织（WHO）骨肿瘤分类将发生于骨的RDD归入造血系统肿瘤。RDD病因不明，为特发性，与某些病毒（人类免疫缺陷病毒、人类疱疹病毒6型、人类微小病毒B19、EB病毒等）感染或过度免疫反应有关。有文献发现存在Ras-Raf-MEK-ERK通路突变，*KRAS*错义突变、*MAP2K1*突变支持RDD作为一种肿瘤，并为靶向治疗提供了依据。病理表现：淋巴窦广泛扩张，组织细胞吞噬淋巴细胞"伸入现象"，但不特异（图9-5）。免疫组化S-100（＋）、CD68（＋）、CD1a（－）具有诊断意义；也可有大量IgG4阳性浆细胞，在临床及组织学上均可能类似IgG4相关病变。临床症状复杂多样，其多见于儿童、青年。典型临床症状为双侧颈部无痛性肿大淋巴结，40%的患者累及结外器官，30%的患者可伴发热。影像学表现无特异性。心脏RDD发生率很低（＜0.1%），文献报道3种心脏RDD的发病部位：①心房、心室腔内；②心肌；③肺动脉内。心脏RDD应与心包间皮瘤、心包结核、心脏淋巴瘤、心脏血管肉瘤、心脏副神经节瘤、心包炎性假瘤等鉴别。RDD局灶性病变可手术切除，但有一定残留或复发概率；也可药物治疗及局部放疗。

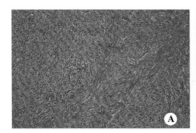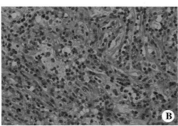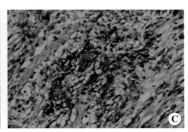

图9-5　低倍镜下纤维性病变，纤维化增加（A）；高倍镜下"伸入现象"（B）；免疫组化S-100（＋）、CD68（＋）（C）

病例点评

该病例肺结节与心包病变的表现都比较倾向考虑良性病变。其肺内结节在3个月内基本没有变化，也不伴有胸腔积液。同时，根据双肺结节的分布特点（病变沿淋巴道播散），考虑较符合慢性炎性病变表现（如肺尘埃沉着病等），实验室检查也更支持炎症的诊断。而3个月后新出现的肺不张则可推断为支气管内膜炎症进展导致阻塞。因此，肺内结节恶性病变（如肺内转移瘤、间皮瘤、淋巴瘤）依据不足。根据心包左侧肿块影像无特异性且葡萄糖代谢仅轻度增高，结合强化特点、含钙化灶、相对局限、不合并心包积液等表现，考虑偏良性病变。最终确定心包病变为RDD，其作为一种罕见病，需要结合患者实验室检查、影像学特点及病理检查进行综合诊断。

（病例提供：孙贞魁　孙健雯　上海交通大学医学院附属第六人民医院）

（病例点评：张　敏　上海交通大学医学院附属瑞金医院）

参 考 文 献

甘梅富，周涛，余心如，等，2005.淋巴结外Rosai-Dorfman病.中华病理学杂志，4（3）：137-139.

欧雄章，2021.数字X线成像系统胸片联合高频CT诊断职业性肺尘埃沉着病的临床价值.中国当代医药，28（13）：8-11.

唐根生，2017.煤工肺尘埃沉着病、硅沉着病胸部X线平片与CT的诊断比较.中国医药指南，15（29）：38，39.

LAUBHAM MP，DARKI A，2018. Rosai-Dorfman disease and left ventricular noncompaction cardiomyopathy：a heart failure conundrum. J Nucl Cardiol，25（6）1971-1975.

腹膜炎性肌成纤维细胞瘤

病史简介

患者，男性，33岁，无明显诱因下出现阵发性腹痛20余天，伴轻微胸闷，无发热、咳嗽。休息后腹痛可适当缓解。患病期间时有便秘，半个月内体重增加7.5kg。实验室检查：CA12-5为392.40U/ml（参考范围＜35U/ml），其余肿瘤标志物均在正常范围内。血常规：白细胞计数 $19.30×10^9$/L（参考范围 $3.5×10^9$～$9.5×10^9$/L），中性粒细胞计数 $15.31×10^9$/L（参考范围 $1.8×10^9$～$6.3×10^9$/L），血小板 $711×10^9$/L（参考范围 $125×10^9$～$350×10^9$/L），C反应蛋白147mg/L（参考范围＜8.20mg/L）。

影像描述

PET/CT检查见肝周、大网膜、肠系膜区（图10-1）及直肠膀胱陷凹（图10-2）等腹膜分布区域多发软组织密度结节、肿块，边界较清晰，密度均匀，部分有融合，无明显坏死；结节、肿块FDG摄取均异常增高，SUV_{max}为2.9～19.7，范围比较广；大量腹水，轻度FDG摄取增高。

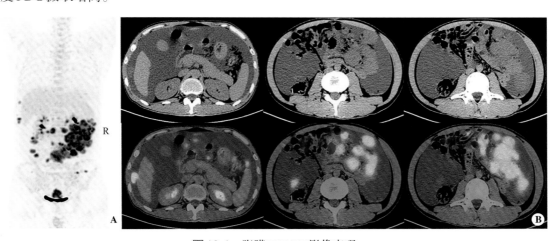

图10-1　腹膜PET/CT影像表现

A. MIP图。B. 横断面图像显示肝周、大网膜、肠系膜区多发软组织密度结节、肿块，FDG摄取异常增高；大量腹水，轻度FDG摄取增高

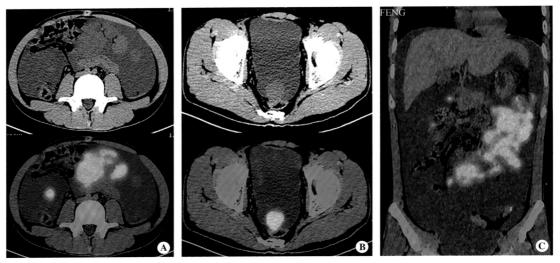

图 10-2 腹膜 PET/CT 影像表现

横断面（A、B）及冠状位（C）图像显示肠系膜区（A、C）、直肠膀胱陷凹（B）多发软组织密度结节、肿块，FDG 摄取异常增高；大量腹水，轻度 FDG 摄取增高

最终诊断

　　腹腔肿块穿刺活检（图 10-3）：黏液背景见散在梭形、短梭形、类圆形细胞，部分细胞核仁明显，其间见血管和炎性细胞（图 10-3A）。结合形态学及酶标，首先考虑为炎性肌成纤维细胞瘤。免疫组化结果：肿瘤细胞 CK（−）、SMA（−）、Desmin（−）、S-100（−）、Vim（＋）（图 10-3B）、CD34（血管＋）（图 10-3C）、EMA（少量）（图 10-3D）、hbme-1（−）、Syn（−）、CgA（−）、PSA（−）、CD117（−）、vs38c（−）、CD99（＋）（图 10-3E）、CK7（−）、CK19（−）、MPO（−）、calretin（−）、CAM5.2（−）、CD21（−）、CD23（−）、MyoD1（−）、Myogenin（−）、CD68（＋）（图 10-3F）、pgm1（＋）（图 10-3G）、Ki-67（＋15%）（图 10-3H）。

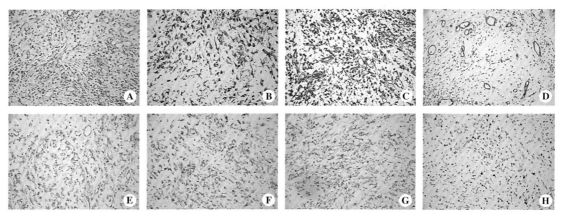

图 10-3 腹腔肿块穿刺 HE 染色及免疫组化结果

病例讨论

炎性肌成纤维细胞瘤（inflammatory myofibroblastic tumor，IMT）是一种罕见的、独特的间叶源性肿瘤，表现为低度恶性或交界性肿瘤的特点（Surabhi et al.，2016），其病理特征为梭形肌成纤维细胞伴不同程度的浆细胞和（或）淋巴细胞浸润（Coffin et al.，1995；Park et al.，2008）。

IMT可发生于任何年龄，儿童和青少年发病率较高。其几乎可以发生于身体的任何部位，如肺部、头颈、躯干、内脏器官、四肢软组织等，具有不同的影像学特征（Coffin et al.，1995），但仍以肺部多见，而肺外IMT多发生于大网膜（Dong et al.，2014）。典型的腹膜IMT在CT上表现为边界清晰的球形或分叶形肿块（周莺等，2016），体积可以较大，但较少具有侵袭性，密度均匀或不均匀，少有钙化，增强后可见早期周边强化（血管组织），中央部分均匀或不均匀强化，不强化的区域通常代表肿瘤的中心坏死，因纤维成分的存在肿瘤可有延迟强化。以往1例报道（Fu et al.，2018）的IMT累及大网膜表现为网膜和肠系膜弥漫性增厚、粗糙、肿胀，伴有FDG摄取增高。本例IMT累及的腹膜表现为多发的软组织结节和肿块，FDG摄取增高，且SUV_{max}跨越范围广，为2.9～19.7；同时，伴有大量腹水，且腹水有轻度的FDG摄取增高。Dong曾报道了6例IMT，共10个病灶，FDG摄取程度范围亦较大，SUV_{max}为3.3～20.8，Ki-67为5%～30%，研究发现核异型性和增殖指数较高的肿瘤对FDG摄取非常高，而增殖指数低或Ki-67染色阴性的肿瘤对FDG摄取相对较低，因此笔者认为肿瘤摄取FDG的程度可能与肿瘤细胞结构、生物学行为，炎性细胞的组成和比例，以及炎性细胞的活化程度有关（Dong et al.，2014）。本例IMT的Ki-67约为15%，FDG摄取程度也非常高，这与Dong等的报道一致。

腹膜IMT需要与某些恶性疾病如恶性淋巴瘤、腹膜间皮瘤、腹膜转移瘤及横纹肌肉瘤，以及某些良性肿瘤如Castleman病、淋巴管畸形及结核性腹膜炎等相鉴别。在形态和功能代谢方面，IMT与恶性淋巴瘤有许多交集，很难鉴别，因此最终的诊断取决于病理学检查。腹膜间皮瘤的典型影像学表现为腹膜弥漫性增厚，厚度较大，受累范围广，常表现为强烈的FDG摄取。腹膜转移瘤患者，在大多数情况下，有肿瘤病史或原发肿瘤的表现，且转移灶多呈中、小结节，FDG摄取呈低或中等程度。横纹肌肉瘤则多见于儿童，肿瘤体积大，边界不清，密度不均匀，浸润明显，FDG摄取高，伴有少量或中度腹水。良性肿瘤中Castleman病受累的淋巴结通常边界清晰，密度均一性较高，无明显坏死、融合，FDG摄取较低或呈中等程度。淋巴管畸形则沿淋巴管分布，多发生于腹膜后，边界清晰，密度较低，无或有轻度FDG摄取。结核性腹膜炎累及的腹膜多呈大范围结节状或线样增厚，FDG摄取程度不一，可能伴有大量腹水，但腹水通常没有明显FDG摄取增高。有时，腹水FDG摄取可作为鉴别诊断的要素之一，腹水FDG摄取增高可提示恶性肿瘤或恶性行为。

综上所述，基于病灶对FDG的高摄取，PET/CT可显示IMT受累范围，有助于活检和治疗方案的选择。

病例点评

炎性肌成纤维细胞瘤是一种少见的间叶源性肿瘤，病变仅累及腹膜者更为少见，与腹膜原发恶性肿瘤或转移性肿瘤鉴别困难。该病PET/CT检查缺乏特异性，图像呈多样性。多样性体现在病灶糖代谢的差异较大，SUV跨度较大。^{18}F-FDG摄取与肿瘤细胞数量、增殖程度、异型程度、炎性细胞浸润程度等有关。肿瘤细胞多、增殖程度活跃、炎性细胞浸润多者，SUV比较高；肿瘤细胞数量少、纤维成分多、增殖活性低者，SUV可能相对偏低。该病多样性还体现在病灶分布范围较广方面，有疏松结缔组织的部位均可以发生，包括四肢软组织、肺、消化道、肝、腹膜等。因此在进行PET/CT图像分析时，需要根据患者的病史资料，包括临床表现、肿瘤病史及实验室检查等，并结合CT图像特点进行综合分析。最终诊断依靠病理学检查。PET/CT在该疾病中的价值在于全面显示病变的累及范围，指导定位活检，监测复发或转移，评估疗效。

（病例提供：刘思敏　张晓莹　同济大学附属第十人民医院）

（病例点评：修　雁　复旦大学附属中山医院）

参 考 文 献

周莺，董素贞，殷敏智，等，2016. 儿童常见腹膜、网膜和肠系膜实体肿瘤的CT诊断. 中国医学计算机成像杂志，22（6）：560-563.

COFFIN CM，WATTERSON J，PRIEST JR，et al，1995. Extrapulmonary inflammatory myofibroblastic tumor（inflammatory pseudotumor）. A clinicopathologic and immunohistochemical study of 84 cases. Am J Surg Pathol，19（8）：859-872.

DONG A，WANG Y，DONG H，et al，2014. Inflammatory myofibroblastic tumor：FDG PET/CT findings with pathologic correlation. Clin Nucl Med，39（2）：113-121.

FU H，GUO X，CHEN Z，et al，2018. Uncommon imaging findings of inflammatory myofibroblastic tumor：report of a rare case with both omentum and mesentery involvement in the abdominal cavity. Clin Nucl Med，43（11）：e407-e409.

PARK SB，CHO KS，KIM JK，et al，2008. Inflammatory pseudotumor（myoblastic tumor）of the genitourinary tract. AJR Am J Roentgenol，191（4）：1255-1262.

SURABHI VR，CHUA S，PATEL RP，et al，2016. Inflammatory myofibroblastic tumors：current update. Radiol Clin North Am，54（3）：553-563.

同时性双原发肿瘤

病史简介

患者，男性，75岁，自觉双侧颈部淋巴结肿大1月余，无声音嘶哑、吞咽困难、发热、咳嗽、体重减轻等症状。体格检查：双侧颈部可触及3.0cm淋巴结，质地中等，活动度一般，无压痛。实验室检查：血常规中淋巴细胞百分比和绝对数增高，余三大常规指标未见异常；肿瘤标志物：CA12-5 201.0U/ml（参考范围0～35.0U/ml）、NSE 22.6ng/ml（参考范围0～16.3ng/ml），CEA、CA19-9、CA72-4、CA242、CYFRA21-1、PSA、fPSA均未见异常。

影像描述

^{18}F-FDG PET/CT检查（图11-1～图11-3）：右肺上叶后段不规则软组织肿块（3.7cm×2.6cm）伴小空洞，分叶、毛刺，胸膜牵拉，FDG摄取异常增高（SUV_{max}为8.3）；双侧颈部、锁骨上、腋窝、右侧内乳区、纵隔、双侧肺门、腹主动脉旁、双侧髂血管旁多发淋巴结，部分肿大，大者位于右侧颌下，直径约为2.1cm，FDG摄取轻度增高（SUV_{max}为3.1）。

胸部增强CT检查（图11-4）：肺上叶不规则肿块伴空洞影，大小约4.3cm×2.8cm，增强后不均匀强化；双侧锁骨区、双侧下颈部、双侧腋下、右肺门及纵隔多发肿大淋巴结，增强后可见轻度强化。

最终诊断

1. 右肺上浸润性腺癌（乳头亚型，微乳头亚型）：TTF-1（＋），Napsin-A（＋），Ki-67（20%＋）；第11组（1/3）淋巴结转移，余淋巴结（0/20）未见转移。

2. 左颈淋巴结切除活检：淋巴结小B细胞性肿瘤，结合免疫组化和t（11；14）/CCND1基因相关易位检测结果，诊断为（左颈）淋巴结套细胞淋巴瘤。

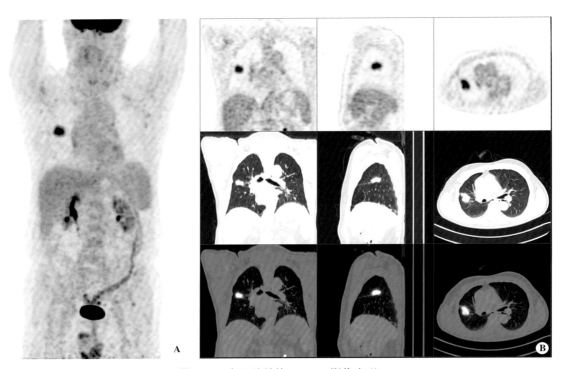

图11-1 右上肺肿块PET/CT影像表现

A.MIP图；B.轴位、矢状位及冠状位肺窗可见右上肺肿块影，可见分叶、毛刺及胸膜牵拉，FDG摄取异常增高，SUV$_{max}$为8.3

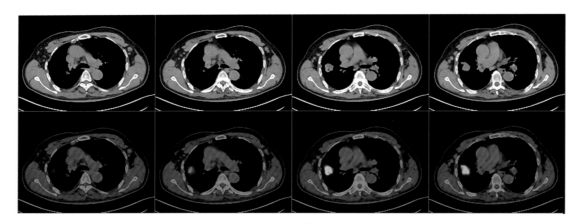

图11-2 右上肺肿块及双侧腋窝淋巴结PET/CT影像表现

上排：CT轴位图像；下排：相应层面PET/CT融合图像。双侧腋窝多发小淋巴结，部分形态饱满，FDG摄取轻度增高，SUV$_{max}$为2.1；软组织窗显示右上肺实性肿块，FDG摄取异常增高，SUV$_{max}$为8.3

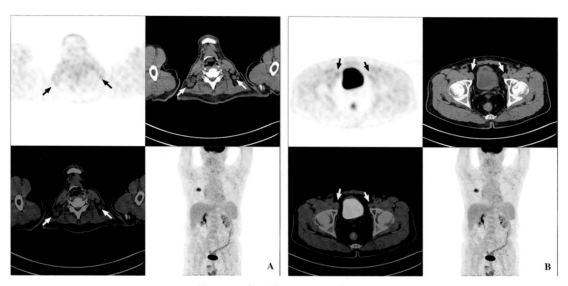

图11-3　淋巴结PET/CT影像表现

A. 双侧颈部多发淋巴结，部分肿大，FDG摄取略增高，SUV$_{max}$为2.1；B. 双侧髂血管旁稍大淋巴结，FDG代谢轻度增高，SUV$_{max}$为1.8

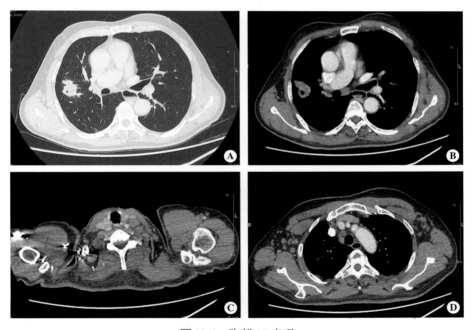

图11-4　胸部CT表现

A.肺窗：右上肺肿块；B.纵隔窗：右上肺肿块；C.双侧锁骨上多发淋巴结，部分肿大；D.纵隔及双侧腋下多发淋巴结

病例讨论

　　多原发癌是指同一患者体内单个或多个器官组织同时或先后发生2种或2种以上的原发性恶性肿瘤。Moertel等（1961）将恶性肿瘤划分为同时性恶性肿瘤和异时性恶性肿瘤，

前者指2种以上的恶性肿瘤在6个月内接连发生，而后者指2种恶性肿瘤的发生间隔时间超过6个月，本例属同时性多原发恶性肿瘤。国外多原发癌的发病率为5%～6%（Utada et al.，2014），国内发病率为0.84%～1.31%（潘源等，2002；Zhai et al.，2018）。多原发癌常好发于消化系统、呼吸系统、女性生殖系统和泌尿系统（Luciani et al.，2009）。有研究显示（Rosso et al.，2009），异时性多原发癌的中位总生存期明显长于同时性多原发癌患者，且异时性多原发癌患者2种癌相隔时间越短，预后越差。

本例患者同时发现肺癌及淋巴瘤，淋巴瘤患者可能发生多种第二原发癌，一项针对60 901例非霍奇金淋巴瘤（non-Hodgkin lymphoma，NHL）的回顾性分析发现，681例（1.1%）NHL患者发生第二原发癌，而肺癌是最常见的一种，其中以肺腺癌为主（Sanchez-Garcia et al.，2014）。Okines等（2005）观察了3764例淋巴瘤患者，发现Ⅲ、Ⅳ期淋巴瘤患者发生第二原发癌的风险为Ⅰ、Ⅱ期患者的1.7倍，其中淋巴瘤放化疗使肺癌的发生风险增加。

近年来随着PET/CT应用的普及，多原发癌的检出率有不断升高的趋势。^{18}F-FDG PET/CT全身扫描作为新型分子影像学检查，通过功能代谢影像与解剖形态的同机融合，一次性扫描，能够获得全身病变的影像学信息。另外，PET/CT可通过不同肿瘤的不同代谢特点和利用特异性分子影像探针显著提高多原发肿瘤的检出率和诊断率（Ilcheva et al.，2022；Lv et al.，2022；郭锐等，2018）。本例患者右肺肿块常规CT和FDG PET/CT检查具有比较典型的肺癌征象，但全身多发淋巴结不符合肺癌常规淋巴结转移引流路径，尤其是与本例肺癌FDG高代谢特征不匹配，因此全身多发淋巴结病变应考虑与肺癌关系不大。在临床PET读片工作中，原发肿瘤与远处病灶影像学特征明显不匹配时，应考虑两者为非同源性病变的可能性。

病例点评

该例患者为老年男性，以自觉颈部淋巴结肿大就诊。血常规中白细胞总数正常，但淋巴细胞百分比增高，肿瘤标志物NSE和CA12-5增高。影像学表现为右上肺偏心空洞肿块，明显分叶和毛刺，呈中等不均匀程度强化，周围没有明显渗出性改变，FDG高代谢。尽管炎性肉芽肿、各种感染性病变FDG PET/CT会呈假阳性，但该病例图像恶性征象比较明显，结合肿瘤标志物增高，属于比较典型的原发肺癌病灶。同时，PET/CT还发现全身多个区域淋巴结，以双侧颈部居多，部分淋巴结稍增大，淋巴门正常结构消失，少部分病灶FDG摄取轻度增高，SUV_{max}为3.1。从淋巴结分布来看，双侧基本对称，并不是以右侧肺门和纵隔为主，代谢程度与肺内病灶差别较大，简单用肺癌转移解释并不符合常见的影像学表现，所以更倾向于其他病变。从淋巴结分布和数目较多的特点及FDG摄取程度的表现来看，该病例比较符合低代谢淋巴瘤，如慢性淋巴细胞白血病和小B细胞淋巴瘤、滤泡性淋巴瘤、边缘区淋巴瘤，其他T细胞淋巴瘤如非特指型外周T细胞淋巴瘤也可能出现淋巴结肿大不明显，FDG摄取不高。患者最终诊断为套细胞淋巴瘤。套细胞淋巴瘤属于小B细胞淋巴瘤大类，但一般表现为高侵袭性，就诊时多为晚期，除了累及全身多区域淋巴结外，还可以侵犯脾、胃肠道等。在胃肠道时可以表现为淋巴瘤样息肉病，PET/CT通常表现为FDG高摄取。该例患者再次体现了淋巴瘤病理的复杂性和临床表现的异质性。临床上多原发肿瘤并不少见，PET/CT对同时性多原发癌诊断有一定优势，可从代谢角度反映不同病变的差异性，也有助于评估不同肿瘤的病情和预后，可以帮助临床更好地制定诊疗计划。作为影像诊断医生，应该熟悉不同肿瘤的生物学特征行为，结合其典型的影像学表现，尽量出具更有参考价值的报告。

（病例提供：蒋津津　胡四龙　复旦大学附属肿瘤医院）
（病例点评：陈虞梅　上海交通大学医学院附属仁济医院）

参 考 文 献

郭锐，李囡，王菲，等，2018. ^{18}F-FDG PET/CT在同时性多原发癌中的应用. 肿瘤，38（4）：371-378.

潘源，王家仓，梁寒，2002. 消化系统原发恶性肿瘤116例临床分析. 中华肿瘤杂志，24：191-193.

ILCHEVA M，NIKOLOVA P，HADZHIYSKA V，et al，2022. Impact of FDG PET/CT on detection of synchronous and metachronous malignancies and clinical management in patients with multiple primary cancers. Neoplasma，69（4）：948-956.

LUCIANI A，ASCIONE G，MARUSSI D，et al，2009. Clinical analysis of multiple primary malignancies in the elderly. Med Oncol，26（1）：27-31.

LV W，YANG M，ZHONG H，et al，2022. Application of dynamic ^{18}F-FDG PET/CT for distinguishing intrapulmonary metastases from synchronous multiple primary lung cancer. Mol Imaging，2022：8081299.

MOERTEL CG，DOCKERTY MB，BAGGENSTOSS AH，1961. Multiple primary malignant neoplasms Ⅱ tumors of different tissues or organs. Cancer，14（2）：231-237.

OKINES A，THOMSON CS，RADSTONE CR，et al，2005. Second primary malignancies after treatment for malignant lymphoma. Br J Cancer，93（4）：418-424.

ROSSO S，DE ANGELIS R，Ciccolallo L，et al，2009. Multiple tumours in survival estimates. Eur J Cancer，45（6）：1080-1094.

SÁNCHEZ-GARCÍA J，DEL CAÑIZO C，LORENZO I，et al，2014. Multivariate time-dependent comparison of the impact of lenalidomide in lower-risk myelodysplastic syndromes with chromosome 5q deletion. Br J Haematl，166（2）：189-201.

UTADA M，OHNO Y，HORI M，et al，2014. Incidence of multiple primary cancers and interval between first and second primary cancers. Cancer Sci，105（7）：890-896.

ZHAI C，CAI Y，LOU F，et al，2018. Multiple primary malignant tumors-a clinical analysis of 15，321 patients with malignancies at a single center in China. J Cancer，3（16）：2795-2801.

肺动脉肉瘤并肺内转移

病史简介

患者，女性，41岁，间断咳嗽、胸闷1月余，当地医院胸部平扫及增强CT提示肺动脉肉瘤伴右肺转移可能。实验室检查肿瘤标志物：神经元特异性烯醇化酶（NSE）略增高，23.09ng/ml（参考范围0～17.00ng/ml），细胞角蛋白片段、鳞状上皮细胞癌抗原、癌胚抗原、胃泌素释放肽前体（ProGRP）均未见异常。弥漫性血管内凝血（DIC）全套：纤维蛋白原4.21g/L（参考范围1.70～4.0g/L）及D-二聚体1.28μg/ml（参考范围0.01～0.55μg/ml），略增高，余未见异常。

影像描述

^{18}F-FDG PET/CT检查见肺动脉干、右肺动脉及其分支和右肺门条形、结节状代谢增高，SUV$_{max}$为12.5，（图12-1，图12-2）；右肺见多发结节状代谢增高灶，SUV$_{max}$为12.7。

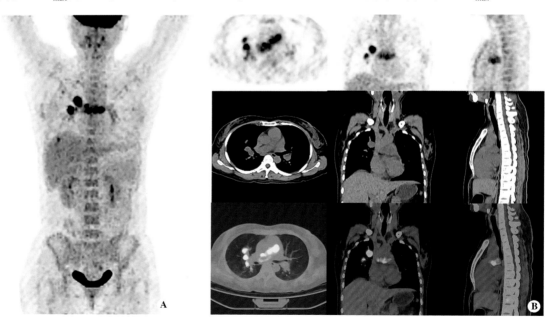

图12-1　右肺动脉PET/CT影像表现

A. MIP图；B. 右肺动脉腔内低密度影伴条形异常放射性摄取增高，SUV$_{max}$为12.5

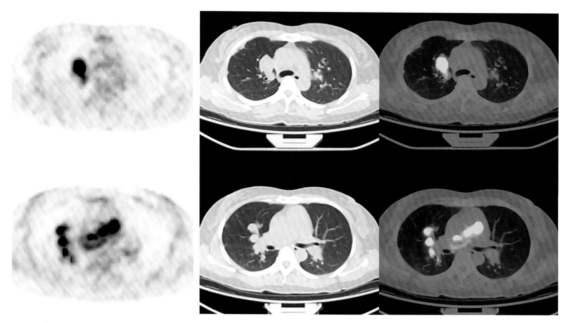

图 12-2 右肺转移灶PET/CT影像表现

右肺上叶及中叶多发类圆形结节灶伴FDG摄取增高，SUV$_{max}$为12.7

最终诊断

介入引导下肺部穿刺病理提示梭形细胞恶性肿瘤，倾向肉瘤；免疫组化（IHC）: Vim（+），CK（−），CK7（−），TTF-1（弱+），CD34（局灶+），CD56（弱+），Syn（−），CgA（−），SMA（灶性弱+），BCL-2（+），STAT-6（−），P53（局灶+），Ki-67（+，约80%），考虑肉瘤样癌。

病例讨论

肺动脉肉瘤（pulmonary artery sarcoma，PAS）是一种临床极其罕见的、主要在肺动脉主干腔内生长的肺血管系统恶性肿瘤，通常起源于肺动脉内膜及内膜下层，也可以起源于心脏内膜及右心室流出道（Bhagwat et al.，2012; Shah et al.，2011; 聂玮等，2017）。肺动脉肉瘤恶性程度高，预后差，由Mandelstamm于1923年发现并首次报道（Mandelstamm，1923）。截至目前，国内外文献报道的肺动脉肉瘤病例不超过300例（Chen et al.，2016），其中大部分为病案报道，少部分为回顾性分析。本病的确切发病率不详，有报道发病率为0.001%～0.003%（Li et al.，2015）。绝大多数肺动脉肉瘤在^{18}F-FDG PET/CT图像上表现为异常高代谢灶（SUV$_{max}$≥3.5），这是区别于肺血栓栓塞症（pulmonary thromboembolism，PTE）的一个重要特征，极少数肺动脉肉瘤在^{18}F-FDG PET/CT图像上可以表现为FDG低摄取而出现假阴性，不易与肺血栓栓塞症相鉴别（Jiang et al.，2017; Suto et al.，2022），在影像判读时应加以注意。本例肺动脉肉瘤伴右肺转移表现为右肺动脉主干及分支、右肺野内多发结节状代谢增高，影像学特点与多数文献的报道具有一致性。其增强CT表现为累及肺动脉部位的充盈缺损、肿块轻至中度强化及累及管壁的"蚀壁征"。主要需与肺血栓栓塞症鉴别诊断，此病多以急性临床症状就诊，实验室检查多为高凝状态，B超提示双下肢深静脉血栓，抗凝治疗有效，病变在PET/CT无高摄取，以上是两者的主要鉴别要点。

病例点评

肺动脉肉瘤最常见的鉴别诊断为肺血栓栓塞症，CT、超声心动图、胸部X线片、心电图及通气灌注扫描对肺动脉肉瘤的诊断均无特异性，而肺动脉CT造影检查中的"蚀壁征"是肺动脉肉瘤的特征性表现。肺动脉肉瘤在^{18}F-FDG PET/CT上多为高代谢表现，而肺血栓栓塞症在^{18}F-FDG PET/CT上表现为低代谢表现，其是两者的鉴别要点。因此，^{18}F-FDG PET/CT不仅可以作为肺动脉肉瘤的重要诊断手段，同时也能为肺动脉肉瘤分期提供重要参考，但同时也应注意部分病例存在假阴性和假阳性的可能，结合增强CT或MRI综合分析可以提高诊断的准确性。

[病例提供：潘　博　中国科学技术大学附属第一医院（安徽省立医院）]

（病例点评：张　建　上海大学附属全景医学影像诊断中心）

参 考 文 献

聂玮，诸兰艳，2017.肺动脉肉瘤的诊治进展.国际呼吸杂志，37（11）：863-867.

BHAGWAT K，HALLAM J，ANTIPPA P，et al，2012. Diagnostic enigma: primary pulmonary artery sarcoma. Interactive Cardiovascular and Thoracic Surgery，14（3）：342-344.

CHEN D，ZHU G，WANG D，et al，2016. Clinicopathological and immunohistochemical features of pulmonary artery sarcoma: a report of three cases and review of the literature. Oncol Lett，11（4）：2820-2826.

JIANG S，LI J，ZENG Q，et al，2017. Pulmonary artery intimal sarcoma misdiagnosed as pulmonary embolism: A case report. Oncol Lett，13（4）：2713-2716.

LI B，ZHANG Y，CAI L，et al，2015. Primary pulmonary artery sarcoma differentiated from pulmonary thromboembolism by ventilation-perfusion scan. Long survival of the patient. Hell J Nucl Med，18（2）：166-168.

MANDELSTAMM DM，1923. Über primäre neubildungen des herzens. Virchows Arch Path Anat，245（1）：43-54.

SHAH DK，JOYCE LD，GROGAN M，et al，2011. Recurrent pulmonary intimal sarcoma involving the right ventricular outflow tract. Ann Thorac Surg，91（3）：E41-E42.

SUTO H，SUTO M，INUI Y，OKAMURA A，et al，2022. Difficulty in distinguishing pulmonary arterial intimal sarcoma from pulmonary thromboembolism using FDG PET/CT. In Vivo，36（3）：1519-1522.

肺结核合并多器官肺外结核

病史简介

患者，女性，35岁，声音嘶哑、咳嗽伴咽痛4月余，查喉镜显示会厌喉面、右侧声带、右侧室带、右侧杓状会厌襞、杓间区右侧粗糙新生物，左侧喉前庭、左侧杓状会厌襞散在黏膜增生，欠光滑。血常规、肝肾功能和肿瘤标志物无异常。为评估全身情况行全身^{18}F-FDG PET/MR检查和胸部^{18}F-FDG PET/CT检查。

影像描述

左侧舌根、会厌、右侧杓状会厌襞、右侧声带黏膜略增厚，代谢明显增高，SUV$_{max}$为15.7。左侧颈部Ⅱ、Ⅲ、Ⅳ区及右侧颈部Ⅲ、Ⅳ区多发淋巴结肿大伴代谢明显增高，较大者大小为1.4cm×1.5cm，SUV$_{max}$为19.7（图13-1）。

双肺多发斑片及结节影，以双肺上叶及双肺下叶背段显著，代谢明显增高，SUV$_{max}$为10.0；左肺下叶背段可见空洞（图13-2）。

腹腔内见多发结节样高代谢灶，SUV$_{max}$为9.91（图13-3）。

最终诊断

行会厌肿物活检，病理提示鳞状上皮被覆的黏膜组织慢性炎症，多处呈肉芽肿性炎，未见异型成分。T-SPOT（A抗原）235，T-SPOT（B抗原）197。临床诊断为肺结核合并喉结核、淋巴结结核和腹膜结核。

病例讨论

继发性肺结核发病隐匿，一般症状持续数周或数月后才得到诊断。许多患者的症状不明显或无特异性，近1/3的患者在因不相关主诉入院后被诊断为肺结核。大多数继发性结核患者存在胸部X线片检查结果异常，即使没有呼吸系统症状，胸部X线片也可出现异常（Barnes et al.，1988）。结核杆菌随痰液经呼吸道排出，沿途可侵犯支气管、气管及咽喉部而合并气管支气管结核及喉结核。喉镜下可见充血区、结节、溃疡和外生性肿块。约86%的喉结核患者有肺结核的影像学证据，但喉结核在无肺部疾病的情况下也可发生。肺外结核可累及各器官和组织，在疾病的早期或不典型病例中，患者的全身症状不明显，局部症状较轻，或被其他症状掩盖，易导致漏诊、误诊或延误治疗（Kulkarni et al.，2001）。

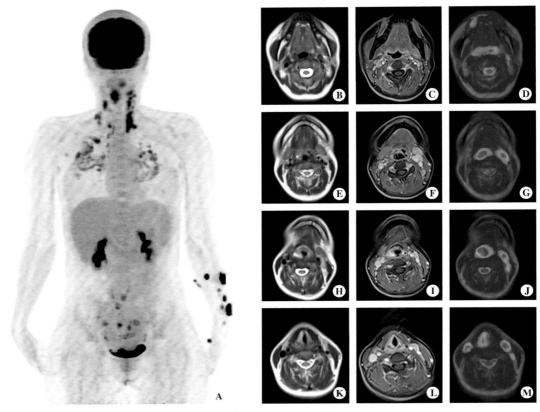

图13-1　^{18}F-FDG PET/CT影像表现

A. 全身^{18}F-FDG PET MIP图；B～M. 第1列为颈部横断位T_2WI，第2列为颈部横断位T_1WI增强，第3列为颈部横断位PET/T_2WI融合图像，左侧舌根（B～D）、会厌（E～G）、右侧杓状会厌襞（H～J）、右侧声带（K～M）黏膜略增厚，代谢明显增高，SUV_{max}为15.7。双侧颈部多发淋巴结肿大伴代谢明显增高，SUV_{max}为19.7

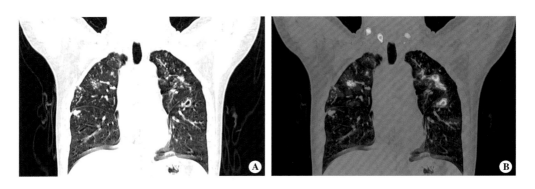

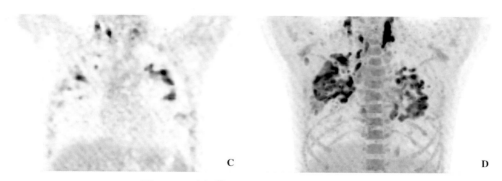

图 13-2 胸部 ^{18}F-FDG PET/CT 影像表现

A. 冠状位 CT；B. 冠状位 PET/CT 融合影像；C. 冠状位 PET；D. 胸部 PET MIP。双肺多发斑片及结节影，以双肺上叶及双肺下叶背段显著，代谢明显增高，SUV_{max} 为 10.0；左肺下叶背段可见空洞

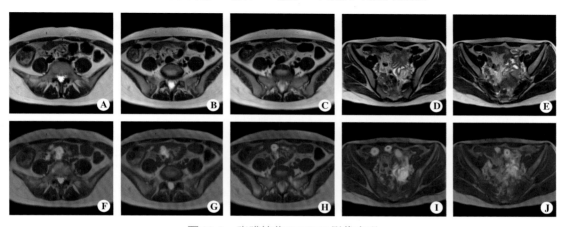

图 13-3 腹膜结节 PET/MR 影像表现

A～E. 横断位 T_2WI；F～J. PET/T_2WI 融合影像。腹腔内见多发结节样高代谢灶，SUV_{max} 为 9.91，部分于 T_2WI 可见结节影，部分未见明显异常信号

  陈旧性结核与稳定期结核病灶一般不摄取或很少摄取 FDG，活动期结核因含有大量的类上皮细胞、朗汉斯巨细胞和淋巴细胞等，外缘包有网状纤维，这些细胞葡萄糖代谢旺盛，故 FDG 摄取可以很高。肺外结核包括多系统、多器官、多种类型的结核病变，在临床上诊断较肺结核困难，不易获得细菌学证据；而 PET/CT 检查阳性，极易误诊为恶性肿瘤（Ito et al.，2013；柳伟坤等，2013），特别是在影像学征象不典型、临床中毒症状不明显时。对于这一类病例，应充分了解临床病史，在影像学表现不典型、无法用一种疾病完全解释的情况下，特别是合并肺内结核时，应想到肺外结核可能，另外增强 CT 检查也有助于某些肺外结核的鉴别诊断。

  本病例中，患者以喉部肿物起病，PET/CT 检查发现颈部以外肺部和腹部多发病变，由于喉部肿瘤转移到腹部非常少见，且本例患者肺部病灶与转移瘤表现不符，应考虑非肿瘤性病变可能。本例患者肺部病变以斑片渗出影为主，伴有空洞，且糖代谢增高，病变主要位于肺上叶和肺下叶背段，符合活动性肺结核表现，结合全身多发病变，应想到肺结核伴多部位肺外结核可能。

病例点评

　　该病例表现为多系统病变，在诊断时需要考虑各个部位之间的病变是否有关联。该例患者病变主要累及喉部和肺部，单靠喉部病变的征象，难以判断是恶性肿瘤还是炎症性病变，联合肺部具有特征性病变，能更好地做出诊断。肺部同时存在斑片、结节、空洞多种类型的病灶，右肺有典型的"树芽征"表现，多见于结核感染或支气管扩张感染，左肺可见壁光滑的薄壁空洞，符合结核的特点。用"一元论"来考虑，含有结核杆菌的痰液从空洞排出，可以造成喉部结核，进一步造成引流区淋巴结结核，具有中心坏死和环形强化特征，腹膜结核和肠道结核在多系统结核中并不少见，最终全身病灶可以用"一元论"解释为多器官结核感染。

（病例提供：黄新韵　张　敏　李　彪　上海交通大学医学院附属瑞金医院）

（病例点评：寿　毅　上海美中嘉和医学影像诊断中心）

参 考 文 献

柳伟坤，李向东，尹吉林，等，2013. 肺外结核[18]F-FDG PET/CT 显像的诊断价值. 南方医科大学学报，33（7）：1083-1086.

BARNES PF，VERDEGEM TD，VACHON LA，et al，1988. Chest roentgenogram in pulmonary tuberculosis. New data on an old test. Chest，94，316-320.

ITO K，MOROOKA M，MINAMIMOTO R，et al，2013. Imaging spectrum and pitfalls of ^{18}F-fluorodeoxyglucose positron emission tomography/computed tomography in patients with tuberculosis. Jpn J Radiol，31（8）：511-520.

KULKARNI NS，GOPAL GS，GHAISAS SG，et al，2001. Epidemiological considerations and clinical features of ENT tuberculosis. J Laryngol Otol，115（7）：555-558.

腰骶神经根淋巴瘤及淋巴瘤导致的长节段横贯性脊髓炎

病史简介

患者，男性，35岁，2019年3月患者出现发作性头痛，头颅CT未见异常。2019年4月患者出现腰痛、左下肢放射性疼痛，对症治疗无缓解。6月患者出现视物模糊，MRI考虑蛛网膜下腔出血或脑炎，数字减影血管造影（DSA）未见异常。7月患者出现背痛，双下肢无力。颈项抵抗3横指，双侧克尼格征阳性，双侧视神经盘水肿，双下肢肌力IV级，双侧膝跳反射+++，双侧巴宾斯基征阳性；抗核抗体（ANA）、抗SAA抗体/抗Ro52抗体阳性，腰椎穿刺压力1.86kPa，有核细胞数44/μl，单核细胞百分比79.5%，蛋白226.32mg/L，糖3.73mmol/L。考虑长节段横贯性脊髓炎（LETM），给予丙种球蛋白+激素治疗，症状明显好转，11月停用。2020年3月右眼视物变形，4月头痛，双眼视力下降，头颅MRI同前，脊髓MRI未见明显异常，腰椎穿刺压力3.92kPa，有核细胞数540/μl，单核细胞百分比90%，蛋白679mg/L，糖0.26mmol/L，给予丙种球蛋白+激素治疗缓解。视神经脊髓炎相关抗体阴性。

影像描述

2020年5月 ^{18}F-FDG PET/CT检查见S_1神经根高代谢灶（图14-1），双侧基底节、颞叶听皮质、枕叶视皮质代谢相对增高，余大脑皮质代谢弥漫性降低（图14-2）。

最终诊断

脑脊液脱落细胞提示恶性B细胞淋巴瘤，化疗后复查FDG PET/CT见S_1病灶消失。最终诊断腰骶神经根淋巴瘤及淋巴瘤导致的LETM。

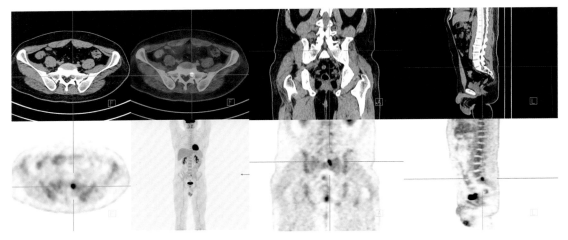

图14-1　脊髓PET/CT影像表现

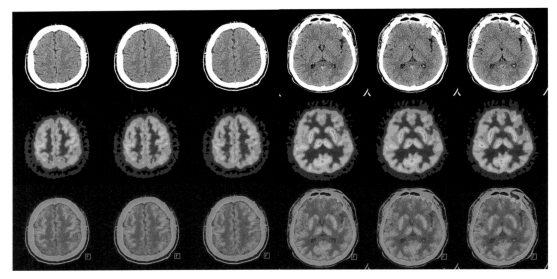

图14-2　大脑PET/CT影像表现

病例讨论

　　LETM指脊髓损伤超过3个以上椎体节段，病灶横断面常累及脊髓中心且超过脊髓横断面积的2/3，病因多样。水通道蛋白（AQP）-4 IgG介导的视神经脊髓炎是导致LETM最常见的原因，约占所有LETM病例的89%，大多数为女性，症状较严重，MRI上脊髓多呈横贯性损害，且肿胀明显，强化不少见（Jiao et al.，2014）。抗MOG抗体相关LETM发病年龄更早，男女患病率差异不大，脑脊液细胞数更高，MRI上脊髓肿胀不明显，病灶多位于中央导水管周围，呈现"H征"，强化一般不明显（Loos et al.，2020）。胶质纤维酸性蛋白（GFAP）IgG介导的LETM罕见，临床症状不严重，病程更迁延，MRI上脊髓呈非横贯性损害，脊膜可有轻度强化（Zhang et al.，2020）。但LETM不完全等同于视神经脊髓炎，其他自身免疫性疾病、感染性疾病、放射性损伤、（副）肿瘤性疾病、代谢性疾病、血管性疾病都有导致LETM的个案报道。

本例患者激素治疗效果好，视神经脊髓炎相关抗体检测结果未见明显异常，因此病因应首先考虑对激素治疗敏感的自身免疫性疾病、淋巴瘤。脑脊液脱落细胞提示恶性B细胞淋巴瘤，结合PET/CT检查结果，以及治疗后S_1高代谢病灶消失，首先考虑淋巴瘤。中枢神经系统淋巴瘤（CNSL）可分为原发性和继发性两大类，前者罕见，属侵袭性结外非霍奇金淋巴瘤，后者为全身淋巴瘤侵入中枢神经系统。原发性中枢神经系统淋巴瘤（PCNSL）占非霍奇金淋巴瘤的1%，占原发性中枢神经系统肿瘤的2%，发病率为0.43/10万，男性发病率稍高，诊断中位年龄为66岁。90%的PCNSL为弥漫大B细胞淋巴瘤，其余类型有T细胞淋巴瘤、伯基特（Burkitt）淋巴瘤、淋巴母细胞性淋巴瘤和低级别淋巴瘤。该疾病症状随所累及的中枢神经系统部位不同而异。常见症状包括认知和（或）行为改变、局灶性神经功能缺损和颅内压升高。10%～20%的PCNSL患者同时发生眼部损害。15%～20%的患者同时有软脑膜受累，通常无症状，仅在脑脊液评估时发现。脊髓淋巴瘤最罕见，其症状与脊髓受累程度相对应。MRI和组织病理学均无法区分原发或继发CNSL，根据临床肿瘤学指南，经组织病理学证实的CNSL病例，通常建议行全身FDG PET/CT或胸腹盆腔增强CT检查，以排除淋巴瘤全身性累及的可能，从而鉴别是否为PCNSL。

病例点评

该例患者影像学检查可见3处病灶，分别位于颅内、脊髓及S_1神经根，3处病灶指向性不同，在临床诊断时需要首先考虑能否用一元论来解释患者的临床症状。结合激素治疗效果、治疗前后影像学变化及脑脊液病理学检查结果，最终考虑为腰骶神经根淋巴瘤及淋巴瘤导致的LETM。经组织病理学证实的CNSL病例，通常建议行全身FDG PET/CT或全身CT检查，以明确累及部位，进而行系统性分期，为治疗方案制定和疗效评估随访提供依据。

（病例提供：鲁佳荧　章　悦　吴　平　复旦大学附属华山医院）

（病例点评：左传涛　复旦大学附属华山医院）

参 考 文 献

JIAO Y，FRYER JP，LENNON VA，et al，2014. Aquaporin 4 IgG serostatus and outcome in recurrent longitudinally extensive transverse myelitis. JAMA Neurol，71（1）：48-54.

LOOS J，PFEUFFER S，PAPE K，et al，2020. MOG encephalomyelitis：distinct clinical，MRI and CSF features in patients with longitudinal extensive transverse myelitis as first clinical presentation. J Neurol，267（6）：1632-1642.

ZHANG Y，BHEKHAREE AK，ZHANG X，2020. NMOSD or GFAP astrocytopathy? A case report. Mult Scler Relat Disord，43：102202.

病例 15

前列腺癌伴神经内分泌分化

病史简介

患者，男性，69岁，确诊前列腺癌1年余，胸背部疼痛半个月。2020年1月外院行前列腺穿刺显示前列腺腺泡腺癌，后行内分泌治疗至今。2021年1月笔者所在医院查血NSE 25.2ng/ml，CYFRA21-1 4.5ng/ml，PSA 3.02ng/ml，f/tPSA及SCC均未见异常。同期于笔者所在医院行胸椎MRI提示第3胸椎椎体压缩性骨折，余胸椎多发异常信号灶。遂行第3胸椎椎体病灶活检，病理提示符合转移性神经内分泌肿瘤（NET）。现拟行PET/CT检查寻找原发灶。

影像描述

^{18}F-FDG PET/CT检查显示前列腺未见明显糖代谢异常增高灶；盆腔及腹膜后见淋巴结，均未见明显糖代谢异常增高；部分病变骨骼糖代谢增高，以左侧髂骨为著，SUV$_{max}$为6.2。^{68}Ga-DOTATATE PET/CT检查显示前列腺未见显像剂异常浓聚；盆腔及腹膜后见淋巴结，部分伴显像剂轻度浓聚，SUV$_{max}$为2.8；部分骨骼病灶伴显像剂异常浓聚，左侧髂骨为著，SUV$_{max}$为5.5。^{68}Ga-PSMA-11 PET/CT检查显示前列腺左侧外周带显像剂异常浓聚；显像剂异常浓聚的盆腔及腹膜后淋巴结、骨骼病变显示均较^{18}F-FDG PET/CT及^{68}Ga-DOTATATE PET/CT图像增多，转移淋巴结显像剂异常浓聚以腹膜后淋巴结为著，SUV$_{max}$为14.2，骨骼病变显像剂异常浓聚以左侧髂骨为著，SUV$_{max}$为35.1（图15-1，图15-2）。

最终诊断

根据笔者所在医院^{18}F-FDG、^{68}Ga-DOTA TATE及^{68}Ga-PSMA-11 PET/CT检查结果，病理科完善相关免疫组化检查，提示"第3胸椎椎体病灶"符合转移性前列腺癌，考虑部分伴神经内分泌分化，免疫组化显示PSA（散在＋），PSAP（部分＋），AR（＋）。

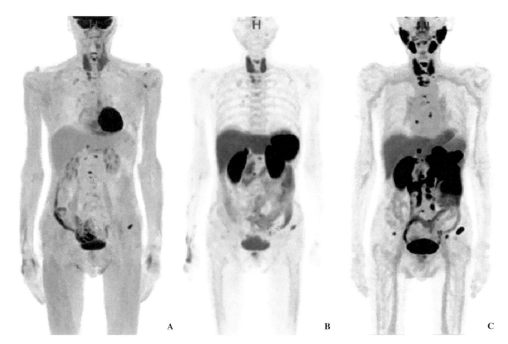

图 15-1　该患者的不同显像剂 MIP 图表现

A. ^{18}F-FDG PET/CT 的 MIP 图；B. ^{68}Ga-DOTATATE PET/CT 的 MIP 图；C. ^{68}Ga-PSMA-11 PET/CT 的 MIP 图

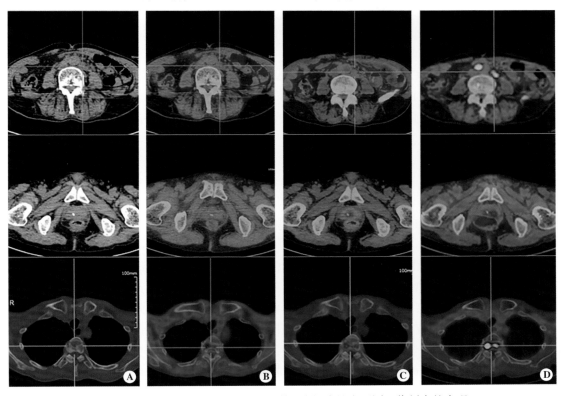

图 15-2　腹膜后淋巴结、前列腺及第 3 胸椎病灶在不同显像剂中的表现

A. 腹膜后淋巴结、前列腺及第 3 胸椎病灶 CT 图像；B. 腹膜后淋巴结、前列腺及第 3 胸椎病灶 ^{18}F-FDG PET/CT 图像，上述病灶 SUV$_{max}$ 分别为 1.3、4.2 和 1.6；C. 腹膜后淋巴结、前列腺及第 3 胸椎病灶 ^{68}Ga-DOTATATE PET/CT 图像，上述病灶 SUV$_{max}$ 分别为 2.8、4.3 和 5.7；D. 腹膜后淋巴结、前列腺及第 3 胸椎病灶 ^{68}Ga-PSMA-11 PET/CT 图像，上述病灶 SUV$_{max}$ 分别为 14.2、4.3 和 12.6

病例讨论

去势抵抗性前列腺癌（castration-resistant prostate cancer，CRPC）是晚期前列腺癌患者的进展结局，并严重影响患者预后。根据欧洲泌尿外科学会的定义，CRPC指的是前列腺癌患者血清睾酮水平达到去势水平（即＜50ng/dl或1.7nmol/L）的状态下前列腺特异性抗原（PSA）＞2ng/ml，在间隔1周的PSA检测中连续上升3次，且比最低值PSA升高超过50%，同时通过影像学检查发现病灶较前增大或新增病灶≥2处，且病灶直径＞2cm（Cornford et al.，2021）。CRPC常出现于手术去势、药物去势、多西他赛化疗与前列腺放疗后。

神经内分泌细胞正常分布于前列腺上皮，表达神经内分泌标志物，不表达雄激素受体（AR）及PSA。而在前列腺癌标本中，发现部分神经内分泌细胞同时表达神经内分泌标志物（如SSTR）及PSA，被认为来源于前列腺癌，这称为神经内分泌分化（neuroendocrine differentiation，NED）。有研究发现，CRPC肿瘤细胞通常会出现NED，并且NED的肿瘤细胞丰度与患者预后相关，丰度高的CRPC患者，其生存期短（Komiya et al.，2013）。在临床工作中，对于发生NED的CRPC患者，在治疗方案的选择中推荐加用铂类化疗药物（Usmani et al.，2019；Puca et al.，2019）。因此，对于CRPC患者，评估其NED情况，对调整其治疗方案、改善患者预后具有重要价值。但是对于出现NED的CRPC患者，PSMA PET/CT可呈假阴性结果（Usmani et al.，2019），而SSTR PET/CT可无创探测CRPC肿瘤细胞NED及受体表达状态，同时对于SSTR PET/CT阳性病灶，其与治疗性核素标记的SSTR配体亦可特异性结合。

在本例中，^{18}F-FDG PET/CT结合^{68}Ga-PSMA-11 PET/CT检查在前列腺癌再分期中有重要价值，^{68}Ga-DOTATATE PET/CT检查则评估了患者的肿瘤NED情况。应用多种显像剂进行PET/CT检查，对全面评估病情、调整CRPC治疗方案及预测其有效性，并改善患者预后有着重要的指导意义。

病例点评

该病例在最初诊断中出现了临床、病理与影像学表现的矛盾，这对核医学PET/CT检查提出了更高要求。笔者应用^{18}F-FDG、^{68}Ga-DOTATATE及^{68}Ga-PSMA-11等多种显像剂佐证了患者CRPC伴NED的诊断，给临床后续诊疗提供了重要帮助。前列腺神经内分泌癌因具有抵抗雄激素受体信号的抑制而具有高度侵袭的生物学行为，因此可能代表一种特殊类型的前列腺癌。国际前列腺癌基金会将前列腺癌伴神经内分泌分化主要分为6种类型：①普通型前列腺腺癌伴神经内分泌分化；②腺癌伴帕内特细胞样神经内分泌分化；③类癌；④小细胞癌；⑤大细胞神经内分泌癌；⑥混合性神经内分泌癌-腺泡腺癌。通过该病例影像及临床情况，可帮助读者提高对前列腺腺癌伴神经内分泌分化的认识。

（病例提供：史一濛　修　雁　复旦大学附属中山医院）

（病例点评：孙贞魁　上海交通大学医学院附属第六人民医院）

参 考 文 献

CORNFORD P，VAN DEN BERGH RCN，BRIERS E，et al，2021. EAU-EANM-ESTRO-ESUR-SIOG guidelines on prostate cancer. part Ⅱ -2020 update：treatment of relapsing and metastatic prostate cancer. Eur Urol，79（2）：263-282.

KOMIYA A，YASUDA K，WATANABE A，et al，2013. The prognostic significance of loss of the androgen receptor and neuroendocrine differentiation in prostate biopsy specimens among castration-resistant prostate cancer patients. Mol Clin Oncol，1（2）：257-262.

PUCA L，VLACHOSTERGIOS PJ，BELTRAN H，2019. Neuroendocrine differentiation in prostate cancer：emerging biology，models，and therapies. Cold Spring Harb Perspect Med，9（2）：a030593.

USMANI S，OREVI M，STEFANELLI A，et al，2019. Neuroendocrine differentiation in castration resistant prostate cancer. Nuclear medicine radiopharmaceuticals and imaging techniques：a narrative review. Crit Rev Oncol Hematol，138：29-37.

马尔尼菲篮状菌感染

病史简介

患者，男性，62岁，咳嗽4个月，加重3天。外院CT：左肺阴影。血常规：CRP 171mg/L，白细胞计数12.93×10⁹/L，中性粒细胞百分比78.1%，血红蛋白80g/L，血小板计数476×10⁹/L，脑钠肽939.8pg/ml。气管镜检查提示左肺上叶开口处黏膜充血水肿明显，左肺固有上叶隐约可见新生肉芽肿。液基薄层细胞学检查：见少量淋巴细胞。肺穿刺活检病理：未见恶性细胞。痰培养多次阴性，一次肺炎克雷伯菌阳性；血培养阴性；结核杆菌、真菌检测均为阴性。

影像描述

双肺斑片影，左肺上叶、下叶广泛实变，可见空气支气管征，边界尚清，FDG摄取弥漫性不均匀增高（SUV_{max}为11.7）（图16-1）；右侧颈部、左侧锁骨上、纵隔、腋窝、胰

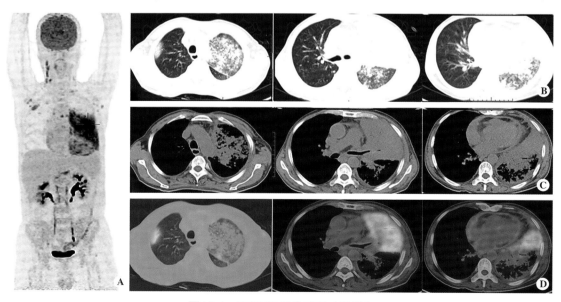

图16-1　PET/CT影像表现（肺部）

双肺斑片影，左肺上叶、下叶广泛实变，可见空气支气管征（B、C），FDG摄取弥漫性不均匀增高（SUV_{max}为11.7）（A、D）

周、腹膜后及双侧髂外血管旁淋巴结轻度肿大，FDG代谢增高（SUV$_{max}$为7.3）（图16-2）。

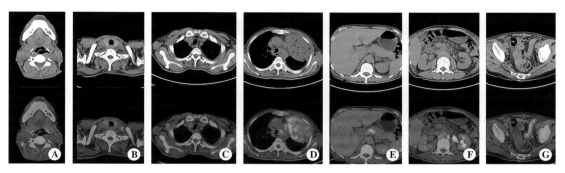

图16-2　PET/CT影像表现（淋巴结）

右侧颈部（A）、左侧锁骨上（B）、腋窝（C）、纵隔（D）、胰周（E）、腹膜后（F）及双侧髂外血管旁（G）淋巴结轻度肿大，FDG代谢增高（SUV$_{max}$为7.3）

最终诊断

"肺"穿刺：肺泡壁纤维组织增生，伴淋巴细胞、浆细胞、组织细胞等大量慢性炎性细胞浸润，局部多核巨细胞浸润伴灶性坏死，提示为肉芽肿性炎。

骨穿+骨活检：①骨髓造血组织增生活跃；②粒系增生明显活跃，各阶段粒细胞均多见；③红系增生活跃，粒红比约为3.5∶1；④巨核系增生活跃，约8个/mm²；⑤淋巴细胞少量，散在。

右腋窝淋巴结活检：淋巴组织增生，部分结构破坏，可见灶性坏死，小脓肿形成，酶标显示T、B细胞均有增生。Ki-67约50%阳性，病变首先考虑为淋巴结淋巴组织不典型性增生，特殊感染不能除外。

右颈部淋巴结活检：淋巴结大片坏死，伴多核巨细胞反应，局灶肉芽肿形成。

真菌培养（肺活检组织、淋巴结）：马尔尼菲篮状菌生长。

最终诊断：马尔尼菲篮状菌感染。

病例讨论

马尔尼菲篮状菌（*Talaromyces marneffei*）原名马尔尼菲青霉菌（*Penicilliosis mameffei*），主要流行于东南亚国家和我国南方地区，是一种条件致病菌，免疫力低下者（如获得性免疫缺陷综合征患者、长期免疫抑制者）为易感人群，其可引起致命的系统性真菌病——马尔尼菲篮状菌病。马尔尼菲篮状菌为腐生，有亲土壤性，带菌竹鼠为本菌的自然宿主（Huang et al.，2015）。马尔尼菲篮状菌感染最常见部位是皮肤、肺和内皮网状系统，包括骨髓、淋巴结、肝脏和脾脏。常见的检测标本类型有骨髓和淋巴结活检组织、皮损刮取物和血液等（Ning et al.，2018）。其临床表现与器官受累情况有关，分为局限型和播散型，局限型一般局限于入侵部位，表现为局部皮下结节、皮下脓肿等。播散型则可出现发热、皮疹、体重减轻和肝脾肿大、淋巴结肿大等表现（Zheng et al.，2015）。

皮肤损害常是播散型马尔尼菲篮状菌感染首先引起注意的临床迹象，皮肤损害主要分布于头面部、躯干上部及四肢，包括丘疹、脓肿、结节、溃疡及痤疮样病变等多种类型，中央坏死样皮疹是具有诊断意义的特征性体征（Xian et al.，2019）。

呼吸系统是常受累部位，胸部影像学表现复杂多样，缺乏特征性，胸部CT常表现为斑片状浸润病灶或局限性肺实变、结节影、磨玻璃密度影、粟粒样病变、肺间质病变、肺门或纵隔淋巴结肿大、囊肿或胸腔积液等（Zheng et al.，2015），需要注意与细菌性肺炎、肺结核、巨细胞病毒性肺炎、肺孢子菌肺炎或肺恶性肿瘤等疾病相互鉴别。

此病例是具有地方特色的少见真菌感染，常规检测很难明确诊断，PET/CT的表现与淋巴瘤等多系统受累疾病较难鉴别，但骨髓穿刺及骨组织活检仅观察到各系细胞反应性增生，未出现明显异常细胞，支气管镜取肺部肿块组织活检也未见明显异型细胞。结合临床表现及常规活检结果，考虑特殊少见感染的可能，最终根据活检组织真菌培养确诊。

病例点评

该例患者咳嗽4个月临床表现结合实验室检验中C反应蛋白及白细胞计数明显升高，给人第一诊断印象是感染性疾病。但该例患者广谱抗感染及抗结核治疗效果均不佳，这就提醒我们要排除恶性病变的可能。PET/CT所见的左肺广泛实变及颈部、锁骨上、腹膜后等淋巴结代谢增高，虽然符合感染性疾病影像学特征，但这些特征并非感染的专有表现，一些恶性病变也具有类似影像学表现，如浸润性黏液腺癌、肺黏膜相关性淋巴瘤等，故仍然需要与之鉴别。肺黏液腺癌的鉴别：首先病变淋巴结的分布不符合常规肺癌淋巴结转移的路径顺序，此外可以结合肿瘤标志物癌胚抗原判断，如果不高，则不作为首要考虑。而淋巴瘤可以结合乳酸脱氢酶等指标判断，但该例患者病史中未提供。因此诊断需要进一步进行淋巴结活检。该病例是罕见真菌引起的感染性疾病，最终诊断依靠活检组织真菌培养。

（病例提供：许炎煌　尹雅芙　上海交通大学医学院附属新华医院）

（病例点评：张　敏　上海交通大学医学院附属瑞金医院）

参 考 文 献

HUANG X，HE G，LU S，et al，2015. Role of *Rhizomys pruinosus* as a natural animal host of *Penicillium marneffei* in Guangdong，China. Microb Biotechnol，8（4）：659-664.

NING C，LAI J，WEI W，et al，2018. Accuracy of rapid diagnosis of Talaromyces marneffei：a systematic review and meta-analysis. PLoS One，13（4）：e0195569.

XIAN J，HUANG X，LI Q，et al，2019. Dermatoscopy for the rapid diagnosis of *Talaromyces marneffei* infection：a case report. BMC Infect Dis，19（1）：707.

ZHENG J，GUI X，CAO Q，et al，2015. A clinical study of acquired immunodeficiency syndrome associated *Penicillium marneffei* infection from a non-endemic area in China. PLoS One，10（6）：e0130376.

全身多系统Rosai-Dorfman病

病史简介

患者，女性，76岁，反复低热伴乏力1年余，给予抗炎对症治疗后发热可缓解。2019年11月自己于左颈部扪及淋巴结肿大，2019~2020年多次淋巴结穿刺活检未能明确疾病原因。2020年8月5日头颅MRI检查：颅内脑膜多发结节及肿块，转移瘤待排。实验室检查血常规、凝血功能、CRP、D-二聚体、免疫指标、肿瘤标志物未见明显异常。行^{18}F-FDG PET/CT检查协助诊断是否为恶性肿瘤。

影像描述

^{18}F-FDG PET/CT（图17-1）见大脑镰旁、右枕叶、小脑、中脑旁脑膜多发结节（SUV_{max}为18.0），左颌下、左侧内乳区、肝门区、肝胃韧带、腹膜后、肠系膜多发淋巴结

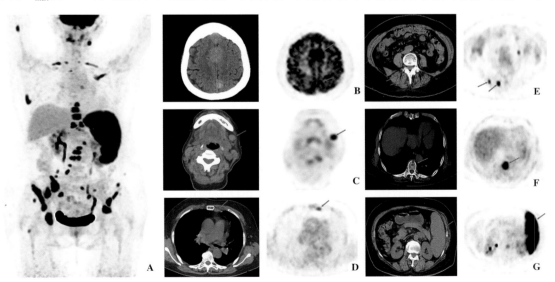

图17-1　全身多系统Rosai-Dorfman病PET/CT影像表现

A. MIP图，显示全身多发FDG摄取异常增高灶；B. 大脑镰旁多发高密度结节，FDG摄取增高，SUV_{max}为18.0；C. 左颌下淋巴结肿大，FDG摄取增高，SUV_{max}为13.5；D. 左侧内乳区淋巴结肿大，FDG摄取增高，SUV_{max}为4.3；E. 右竖脊肌结节，FDG摄取增高，SUV_{max}为17.9；F. 胸椎骨质破坏，FDG摄取增高，SUV_{max}为18.8；G. 脾明显增大，FDG摄取增高，SUV_{max}为17.8

（SUV_{max} 为 2.9～13.5），脾增大（SUV_{max} 为 17.8），全身多发骨病灶（SUV_{max} 为 18.8），右竖脊肌、左腹外斜肌结节及右臀部肌间隙结节（SUV_{max} 为 9.1～17.9）。

最终诊断

2020 年 8 月 14 日全身麻醉下行左颈淋巴结清扫术，病理提示 Rosai-Dofman 病。免疫组化结果：S-100（＋），CD3（部分＋），CD20（部分＋），CD23（－），Cyclin-D1（部分＋），Mum（浆细胞＋），P53（极少＋），CD138（部分＋），CD68（＋），CD163（＋），IgG（部分浆细胞＋），IgG4（少数浆细胞＋），CD1a（－）。

病例讨论

Rosai-Dorfman 病（Rosai-Dorfman disease，RDD）又称窦组织细胞增生伴巨大淋巴结病（sinus histiocytosis with massive lymphadenopathy，SHML），是一种罕见的淋巴组织细胞增生性疾病，由 Destombes 在 1965 年首先报道，Rosai 和 Dorfman 在 1969 年正式命名。国际组织细胞协会在 1987 年将 RDD 归类为非朗格汉斯细胞（Langerhans cell，LC）增生症。2016 年该协会将其分为 R 组和 C 组，R 组包括家族性 RDD、散发性 RDD 及其他非皮肤、非 LC 型组织细胞病。C 组为皮肤型组织细胞病（Emile et al.，2016）。典型 RDD 常见临床表现为无痛性颈部淋巴结肿大伴发热、体重减轻和盗汗。主要发病人群为儿童和青年，平均年龄约为 20.6 岁。地域上以非洲多见，男女比例约为 1.4∶1（Bruce-Brand et al.，2020）。40% 的患者可见结外受累，单纯发生结外病变的罕见。常见结外发病部位为皮肤、鼻腔、骨骼、眼部组织和中枢神经系统。骨骼病变在 X 线片上表现为清晰的边缘硬化的溶骨性病变。中枢神经系统病变常累及硬脑膜，临床上易误诊为脑膜瘤（Andriko et al.，2001；Boissaud-Cooke et al.，2020；Kong et al.，2007；Patel et al.，2015）。实验室检查：可出现血沉升高、白细胞增多、高 γ 球蛋白血症和自身免疫性溶血性贫血。病理表现为淋巴结结构部分或不全破坏，淋巴滤泡消失。突出形态为淋巴窦明显扩张，窦内充满组织细胞及少量小淋巴细胞、中性粒细胞。组织细胞有明显吞噬现象，吞噬淋巴细胞（噬淋巴细胞现象）、红细胞、脂质（泡沫细胞），组织细胞分化成熟，核分裂象罕见。免疫组化特点为 S-100 呈强阳性，CD1a 阴性。

RDD 最需要和 LC 增生症进行鉴别。免疫组化 RDD 为 S-100 阳性，CD1a 阴性，而 LC 增生症为 S-100 阳性或阴性，CD1a 阳性。其他如 RDD 在 HE 染色时缺乏嗜酸性浸润特点等也有助于鉴别。结内型 RDD 还需要与窦组织细胞增生症、间变性大细胞淋巴瘤、恶性肿瘤转移、恶性黑色素瘤等鉴别。近年来发现 IgG4 相关性疾病和 RDD 有相似的免疫组化特点，但病变组织中有大量的 IgG4 阳性细胞浸润，表现为两种疾病同时存在可能（张正宇等，2017）。

本病例以发热、乏力起病，继而出现颈部淋巴结肿大，临床怀疑恶性肿瘤，多次淋巴结穿刺诊断不明确，行 ^{18}F-FDG PET/CT 检查协助诊断，结果发现全身多发组织器官病变，考虑血液系统疾病，淋巴瘤可能。但颅内病变和硬脑膜关系密切，周围组织水肿不明显；骨骼病变有轻度的骨质破坏，累及范围呈散在分布；这些征象与淋巴瘤常见表现不符。另外患者没有明确的原发肿瘤，转移瘤可能性小。目前影像学检查方法在RDD诊断和疗效评估中的作用还没有明确。Mahajan等分析了27例RDD患者的 ^{18}F-FDG PET/CT结果，81%（22/27）的患者有结外病灶，最常见的累及部位是中枢神经系统（7/22）和骨骼（9/22）；24例患者 ^{18}F-FDG PET/CT检查阳性，几乎所有病灶FDG摄取增高；同CT或MRI相比， ^{18}F-FDG PET/CT可发现更多的病灶；通过对 ^{18}F-FDG PET/CT检查结果进行分析，41%（11/27）的患者改变了治疗方案。研究认为， ^{18}F-FDG PET/CT在确定RDD患者的病变范围和优化治疗方案方面有较高的价值。

病例点评

在进行影像学分析时，需要重视结合患者的临床表现。该病例为老年女性，反复低热1年余，对症治疗可缓解，临床进展不快，提示不是典型恶性肿瘤的表现，要多考虑一些不典型及不常见的病变。PET/CT显示多系统、多器官受累，首先可能想到淋巴瘤，但颅内病灶主要为硬脑膜受累，且呈对称分布，这是RDD的特征，抓住这一特征，可提示临床可能的诊断，并提供临床活检部位，获得最终诊断。该病例的病灶分布在RDD中罕见，有典型的中枢神经系统病变，也有不典型的其他器官受累，非常具有学习价值。

（病例提供：汪太松　邢　岩　上海交通大学医学院附属第一人民医院）

（病例点评：尹雅芙　上海交通大学医学院附属新华医院）

参 考 文 献

张正宇，王立，张文，2017. 脊髓占位一例：罗道病抑或IgG4相关硬化性硬脊膜炎？. 中华临床免疫和变态反应杂志，3（1）：92-94.

ANDRIKO JA，MORRISON A，COLEGIAL CH，et al，2001. Rosai-Dorfman disease isolated to the central nervous system：a report of 11 cases. Mod Pathol，14（3）：172-178.

BOISSAUD-COOKE MA，BHATT K，HILTON DA，et al，2020. Isolated intracranial Rosai-Dorfman disease：case report and review of the literature. World Neurosurg，137：239-242.

BRUCE-BRAND C，SCHNEIDER JW，SCHUBERT P，2020. Rosai-Dorfman disease：an overview. J Clin Pathol，73（11）：697-705.

DESTOMBES P，1965. Adenitis with lipid excess，in children or young adults，seen in the Antilles and in Mali.（4 cases）. Bull Soc Path Exot Filiales，58（6）：1169-1175.

EMILE JF，ABLA O，FRAITAG S，et al，2016. Revised classification of histiocytoses and neoplasms of the macrophage-dendritic cell lineages. Blood，127（22）：2672-2681.

KONG YY，KONG JC，SHI DR，et al，2007. Cutaneous rosai-dorfman disease：a clinical and histopathologic study of 25 cases in China. Am J Surg Pathol，31（3）：341-350.

MAHAJAN S，NAKAJIMA R，YABE M，et al，2020. Rosai-Dorfman disease—utility of ^{18}F-FDG PET/CT for initial evaluation and follow-up. Clin Nucl Med，45（6）：e260-e266.

PATEL MH，JAMBHEKAR KR，Pandey T，et al，2015. A rare case of extra nodal Rosai-Dorfman disease with isolated multifocal osseous manifestation. Indian J Radiol Imaging，25（3）：284-287.

ROSAI J，DORFMAN RF，1969. Sinus histiocytosis with massive lymphadenopathy. A newly recognized benign clinicopathological entity. Arch Pathol，87（1）：63-70.

病史简介

患者,男性,39岁,腹泻、黄疸、乏力2月余。2021年1月出现腹泻、乏力、黄疸,当地医院查肿瘤标志物显示 CA19-9 62.30U/ml,CA72-4 26.83U/ml。2021年2月3日(外院)腹盆腔CT显示胰头区占位伴肝内外胆管扩张,脾静脉迂曲,肝右叶占位,胰腺多发囊性灶,胰腺纤维化,双侧肾盂扩张,右肾小囊肿。2021年3月4日头颅增强MRI提示延髓后方及右侧小脑占位性病变,脑膜瘤可能性大,转移不完全除外。既往史:2013年9月在当地医院因体检B超发现胰腺占位,来笔者所在医院行MRI提示胰腺多发囊性灶,胰头占位。观察随访,未予以治疗。糖尿病4年,行胰岛素治疗。有家族血管瘤病史,1991年因右眼底动脉瘤破裂行右眼摘除术。家族史:祖父患有脑瘤,父亲因脑动脉瘤破裂去世,姑姑有脑瘤病史。

影像描述

^{18}F-FDG PET/CT检查提示延髓上端后方见低密度结节伴FDG摄取增高(图18-1,SUV_{max}为9.8)。肝左外叶见低密度结节,大小约2.8cm,FDG摄取增高,SUV_{max}为14.1,肝内外胆管扩张(图18-2)。胰腺正常形态消失,代之以密集大小不等囊状病变条形分布,其间夹杂多发斑点状钙化灶,胰腺头颈部后方见高代谢肿块,并与胰腺及周围结构分界不清,最大者约6.4cm×7.2cm,FDG摄取增高,SUV_{max}为16.9,腹膜后见多枚高代谢肿大淋巴结,SUV_{max}为22.4(图18-3)。

^{68}Ga-DOTATATE PET/CT及PET/MR检查提示脑干后方见1.2cm结节伴DOTATATE摄取增高,SUV_{max}为9.6(图18-4)。肝左外叶、右叶见低密度影,大小约2.0cm×1.8cm,在MRI上呈T_1WI低信号、T_2WI高信号、DWI高信号,SUV_{max}为21.2,肝内外胆管明显扩张,胆囊体积增大(图18-5)。胰腺全程见多囊性结构伴钙化密度,DOTATATE摄取不高,胰头见5.5cm×5.1cm混杂信号,DWI呈不均匀高信号,伴DOTATATE摄取不均匀增高,SUV_{max}为18.3(图18-6),胰腺体部亦见类似结节,腹膜后见肿大淋巴结伴DOTATATE摄取增高,SUV_{max}为15.9。左肾上腺增粗伴DOTATATE摄取增高,SUV_{max}为6.9。

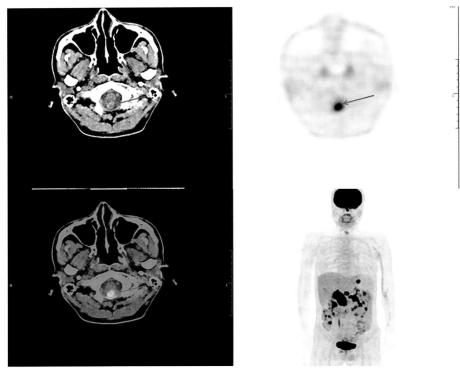

图 18-1　延髓病灶 FDG PET/CT 影像表现

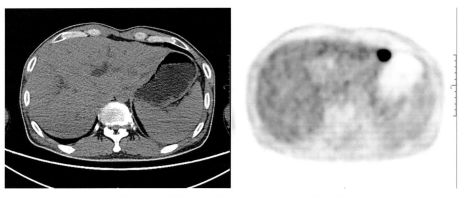

图 18-2　肝左叶病灶 FDG PET/CT 影像表现

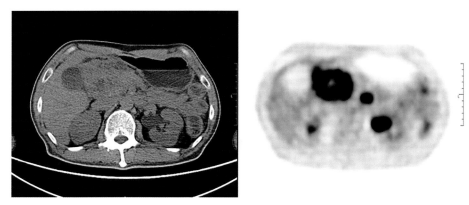

图 18-3　胰头及腹膜后病灶 FDG PET/CT 影像表现

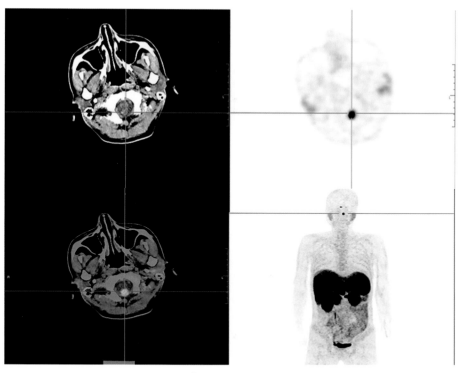

图 18-4　脑干病灶 ^{68}Ga-DOTATATE PET/CT 影像表现

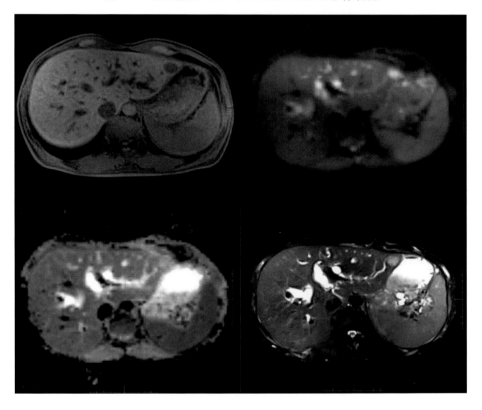

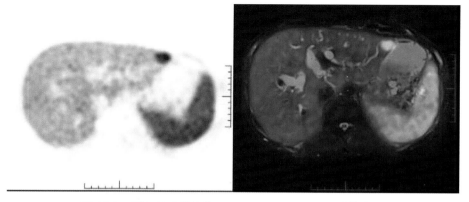

图 18-5 肝左外叶病灶 ^{68}Ga-DOTATATE PET/MR 影像表现

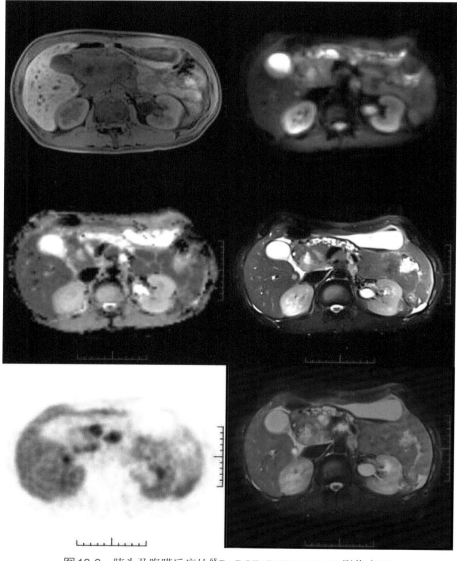

图 18-6 胰头及腹膜后病灶 ^{68}Ga-DOTATATE PET/MR 影像表现

最终诊断

病理活检：（肝结节）神经内分泌肿瘤WHO分级G3级，（胰腺组织）示胶原纤维组织，（胆囊）慢性胆囊炎。免疫组化结果：Ki-67（30%+），CD56（+），Syn（+），CK（pan）（+），P53（−），Rb（+），ATRX（+），BCL-2（−），P16（局灶+），胰岛素（−），SSTR2（+）。最终诊断为VHL综合征。

病例讨论

VHL综合征（von Hippel-Lindau syndrome）是由位于3p25—26上的VHL肿瘤抑制基因突变引起的具有癌变倾向的累及全身多器官的常染色体显性遗传病（Nielsen et al.，2016）。VHL综合征患者有患多种影响多个器官的良性和恶性肿瘤的风险。本病例伴发胰腺囊肿、胰腺神经内分泌肿瘤、肝脏神经内分泌肿瘤、中枢神经系统血管瘤等，累及全身多器官，符合典型VHL综合征表现。影像学检查是发现、诊断、监测VHL综合征的重要手段，常用的检查方法有超声、CT、MRI；对于VHL综合征伴发的视网膜母细胞瘤，CT及MRI检查均受限，主要依靠眼底镜检查（Ganeshan et al.，2018）。肾脏和胰腺病变以超声和（或）CT检查为主（Graziani et al.，2014）。CT、MRI显示颅内病灶最好。MRI更适合检查脊髓病变，而薄层增强CT扫描具有诊断率高、无创、经济的特点，可以显示中枢神经系统血管母细胞瘤囊性病灶内3～15mm的壁结节，是VHL综合征患者首选的诊断及随访方法（Zhou et al.，2018）。而对于无症状患者或高危人群的检查，以非侵入性检查如超声和MRI检查为首选。核医学检查如[18]F-FDG PET/CT、[68]Ga-SSA PET/CT及[123]I或[131]I-MIBG SPECT/CT可反映VHL综合征相关肿瘤的生物学特性（Banezhad et.，2019），在其诊断、分期和治疗方面具有重要作用。

病例点评

该例病例是一个典型的病例，对年轻医生学习VHL综合征很有裨益。结合日常工作总结三点经验：①临床工作中规范化的病史采集非常重要，患者2013年9月即发现了胰腺占位性病变，到2021年复诊，时间跨度较长，考虑是良性病变，明显不同于胰腺癌快速进展的临床表现。②患者有视网膜和颅内血管母细胞瘤病史，有父亲和姑母患脑瘤家族史，同时患者合并肾脏和胰腺囊性肿瘤，临床上就要考虑VHL综合征可能。特别是胰腺多发占位，可以是胰腺囊肿、浆液性囊腺瘤及黏液性囊腺瘤，还有胆道梗阻，胰腺内外分泌功能受损及糖尿病的表现，再排除胰腺结核、胰腺假性囊肿、外伤性胰腺炎等病变，行PET/CT全身检查，发现其余部位病变。③VHL综合征除合并常见部位如视网膜及中枢神经系统肿瘤外，还有一些少见部位的病变，如内耳、男性附睾、女性阔韧带等乳头状瘤及脊髓囊腺瘤等。

（病例提供：张　璐　程　超　左长京　海军军医大学第一附属医院）

（病例点评：张晓莹　同济大学附属第十人民医院）

参 考 文 献

BANEZHAD F，KIAMANESH Z，EMAMI F，et al，2019. ^{68}Ga DOTATATE PET/CT versus ^{18}F-FDG PET/CT for detecting intramedullary hemangioblastoma in a patient with von Hippel-Lindau disease. Clin Nucl Med，44（6）：e385-e387.

BEN-SKOWRONEK I，KOZACZUK S，2010. Von Hippel-Lindau syndrome. Adv Exp Med Biol，685（3）：228-249.

CHITTIBOINA P，LONSER RR，2019. Von Hippel Lindau disease. J Pediatr，209：252.

GANESHAN D，MENIAS CO，PICKHARDT PJ，et al，2018. Tumors in von Hippel-Lindau syndrome：from head to toe-comprehensive state-of-the-art review. Radiographics，38（3）：849-866.

GRAZIANI R，MAUTONE S，VIGO M，et al，2014. Spectrum of magnetic resonance imaging findings in pancreatic and other abdominal manifestations of Von Hippel-Lindau disease in a series of 23 patients：a pictorial review. JOP，15（1）：1-18.

NIELSEN SM，RHODES L，BLANCO I，et al，2016. Von Hippel-Lindau disease：genetics and role of genetic counseling in a multiple neoplasia syndrome. J Clin Oncol，34（18）：2172-2181.

ZHOU H，SUN S，SHI H，et al，2018. Cavernous sinus aneurysm associated with cerebellar hemangioblastoma in an adult with von Hippel-Lindau disease. J Craniofac Surg，29（5）：e502-e506.

纵隔孤立性占位鉴别诊断2例

病史简介

病例一：患者，男性，42岁，4个月前体检发现纵隔占位。细胞角蛋白19片段抗原21-1（CYFRA21-1）7.1ng/ml，余肿瘤标志物、血常规、肝肾功能等均正常。外院胸部CT显示主动脉弓下团块灶，淋巴结病变可能，请结合临床。既往史无特殊。

病例二：患者，女性，58岁，1个月前体检发现纵隔占位。肿瘤标志物、血常规、肝肾功能等均正常。笔者所在医院胸部CT显示纵隔内强化结节，怀疑肿大淋巴结，必要时结合增强MRI检查判断。既往左锁骨骨折史，余无特殊。

2例患者均行^{18}F-FDG PET/CT检查以评估纵隔占位性质。

影像描述

病例一：PET/CT检查显示中纵隔主动脉弓下见大小约3.6cm×3.4cm×3.1cm软组织团块伴FDG摄取增高，SUV_{max}为15.1（图19-1）。胸部CT平扫、增强显示中纵隔团块，增强后明显强化，平扫、动脉期和静脉期平均CT值分别为22HU、152HU和151HU（图19-2）。胸部MRI平扫、增强显示中纵隔团块状异常信号影，T_1WI呈稍低信号，T_2WI呈稍高信号，增强后明显强化（图19-3）。

病例二：PET/CT检查显示中纵隔右下气管旁见大小约2.4cm×3.6cm×4.2cm软组织团块伴FDG摄取增高，SUV_{max}为15.1（图19-4）。胸部CT平扫、增强显示中纵隔团块，增强后中度至明显强化，平扫、动脉期和静脉期平均CT值分别为37HU、52HU和88HU（图19-5）。胸部MRI平扫、增强显示中纵隔团块状异常信号影，T_1WI呈等低信号，T_2WI呈高信号，增强后中度至明显强化（图19-6）。

最终诊断

病例一术后病理："纵隔肿瘤"细胞，SDHB（＋），CgA（中等＋），Syn（＋），CD56（＋），S-100（间质＋），Ki-67（2%），TTF1（－），P63（－），结合HE染色，符合副神经节瘤。"左第4组淋巴结"（0/2）阴性。

病例二术后病理："纵隔"慢性肉芽肿性炎。

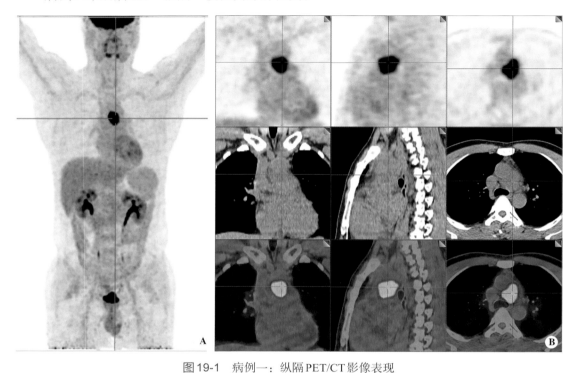

图19-1　病例一：纵隔PET/CT影像表现

A. MIP图；B. 冠状位、矢状位及横断位可见中纵隔主动脉弓下大小约3.6cm×3.4cm×3.1cm软组织团块伴FDG摄取增高，SUV_{max}为15.1

SUV$_{max}$为15.1

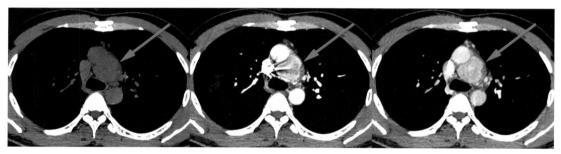

图19-2　病例一：纵隔CT平扫、增强影像表现

中纵隔团块，增强后明显强化，平扫、动脉期和静脉期平均CT值分别为22HU、152HU和151HU

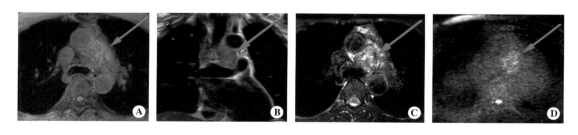

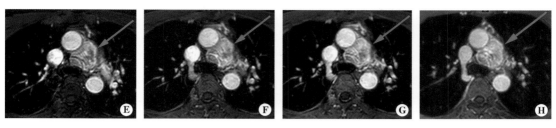

图19-3 病例一：纵隔MRI平扫、增强影像表现

A～D. 横断位T₁WI/Water、冠状位T₂WI、横断位T₂WI/SPAIR及DWI，可见中纵隔团块状异常信号影，T₁WI呈稍低信号，
T₂WI呈稍高信号；E～H. 增强早期、中期、晚期及延迟期，病灶增强后明显强化

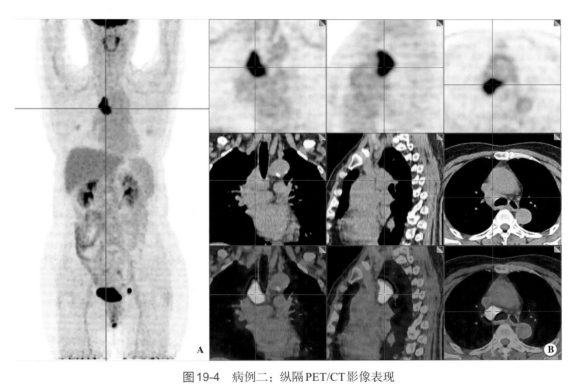

图19-4 病例二：纵隔PET/CT影像表现

A. MIP图；B. 冠状位、矢状位及轴位可见中纵隔右下气管旁大小约2.4cm×3.6cm×4.2cm软组织团块伴FDG摄取增高，
SUV_max 为15.1

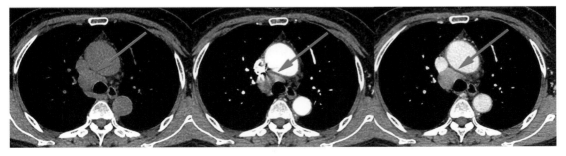

图19-5 病例二：纵隔CT平扫、增强影像表现

中纵隔团块，增强后中度至明显强化，平扫、动脉期和静脉期平均CT值分别为37HU、52HU和88HU

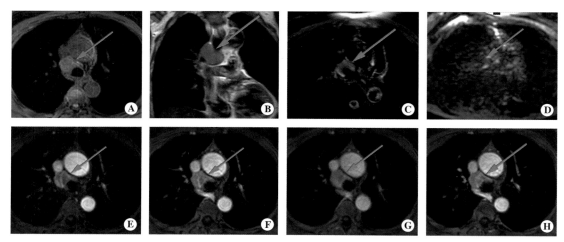

图19-6　病例二：纵隔MRI平扫、增强影像表现

A～D. 横断位 T_1WI/Water、冠状位 T_2WI、横断位 T_2WI/SPAIR 及 DWI，可见中纵隔团块状异常信号影，T_1WI呈等低信号、T_2WI呈高信号；E～H. 增强早期、中期、晚期及延迟期，病灶增强后中度至明显强化

病例讨论

　　纵隔内疾病病种繁多，多数病例根据病灶位置及密度可判断其来源及性质。前纵隔病变有胸内甲状腺肿、胸腺肿瘤，中纵隔病变有淋巴结病变、支气管囊肿和肿瘤、心包囊肿，后纵隔病变有神经源性肿瘤、食管肿瘤和椎旁脓肿等。不同病种亦有其各自的组织学特性，囊性病变包括甲状腺囊肿、胸腺囊肿、淋巴管囊肿、支气管囊肿和心包囊肿，实性病变包括甲状腺肿、胸腺瘤、淋巴瘤和神经源性肿瘤，含脂性病变包括畸胎瘤和脂肪瘤，血管性病变包括主动脉瘤等。

　　胸内甲状腺肿约80%位于胸骨后气管前间隙，位于后上纵隔气管后者约为20%。临床上可无症状，病灶较大时出现压迫症状。CT可显示肿块与甲状腺关系，病灶密度较高，CT值高于100HU，囊性变者可见低密度影，增强后明显强化；MRI见 T_1WI中等信号、T_2WI高信号。PET见病灶的代谢与甲状腺病变相同，多为低代谢。

　　胸腺可发生多种类型的肿瘤，包括上皮性肿瘤（良性胸腺瘤、侵袭性胸腺瘤、胸腺癌）、神经内分泌肿瘤、淋巴瘤、生殖细胞肿瘤和脂肪组织肿瘤。胸腺瘤约70%伴有各种免疫性疾病，10%～20%的患者合并胸外恶性肿瘤，少数患者可合并内分泌异常。胸腺瘤影像学表现为实质性肿块，边界较清，常为圆形、椭圆形或分叶状；CT密度和MRI信号较均匀，CT上呈略高密度，T_1WI呈中等信号或略低信号，T_2WI呈高信号；肿瘤内可见囊变区，斑点状或条状钙化；肿瘤可有轻中度强化。胸腺瘤的恶性程度不同，PET表现为不同程度的代谢增高，有研究显示鉴别良性、恶性胸腺肿瘤的 SUV_{max} 最佳临界值是4.2（Murad et al.，2021；Morita et al.，2017）。纵隔生殖细胞肿瘤（germ cell neoplasia，GCN）是一类来源于残存于胸腺内的原始生殖细胞的肿瘤，除性腺外，前纵隔是最好发的部位。良性、恶性GCN多种多样，包括成熟性畸胎瘤、未成熟性畸胎瘤、精原细胞瘤、卵黄囊瘤、胚胎性癌、绒毛膜癌、混合型生殖细胞肿瘤。GCN常见于年轻人，患者可无症状，或因压迫、侵犯邻近结构出现症状。囊性畸胎瘤（又称皮样囊肿）为单房或多房的厚壁囊肿，部分囊壁可见钙化；囊状和含脂肪成分为其 CT 特征；MRI 见 T_1WI 多呈低信号，T_2WI 呈高信号，但含脂质较多时 T_1WI 呈高信号。实性畸胎瘤 CT 表现为不均质肿块，内含脂肪成分、钙化或骨骼和软组织成分；肿瘤不均匀强化；肿瘤边界不清，周围脂肪密度增高，肿瘤内软组织成分较多，短期内明显增大，且胸膜受侵，提示恶性可能。畸胎瘤中的脂肪及钙化成分在 PET 上表现为无代谢或低代谢，恶性畸胎瘤可表现为高代谢或局部代谢增高。精原细胞瘤体积大，CT 见病灶呈分叶状，轻度强化，囊变或钙化极少见，可伴纵隔淋巴结肿大；MRI 表现为均一性肿块，T_2WI 呈低信号，增强后纤维血管分隔强化。非精原细胞性 GCN 表现为不均匀的大肿块，病灶周围强化，中央低密度为坏死和出血，可侵犯邻近结构，包括肺。精原细胞瘤和非精原细胞性 GCN 均为恶性肿瘤，PET 常表现为中高度 FDG 摄取（Sharma et al.，2014）。脂肪组织肿瘤少见，包括脂肪瘤、脂肪肉瘤，CT 见混合软组织成分的脂肪密度肿块，少数以单纯软组织密度或脂肪密度为主，解剖上与胸腺相连；MRI 见 T_1WI 为高信号脂肪成分，T_1WI 和 T_2WI 呈中等信号软组织。PET 表现与脂肪及软组织成分占比有关，脂肪肉瘤常以软组织为主，可表现为 FDG 摄取增高。

纵隔淋巴结肿大按病因可分为肿瘤性病变（转移瘤、淋巴瘤、白血病）、感染性病变（结核、真菌感染、病毒感染、细菌感染）和炎症性病变（结节病、Castleman 病）。转移性淋巴结常见肺门及纵隔淋巴结肿大，较大者易坏死，可存在原发灶，或原发灶隐匿，或原发灶切除术后。PET 见转移淋巴结高代谢，还能发现原发肿瘤及其他转移灶。原发性纵隔淋巴瘤指全部或大部分局限于纵隔内的淋巴瘤，常见类型有结节硬化型霍奇金淋巴瘤、原发性纵隔大 B 细胞淋巴瘤和淋巴母细胞性淋巴瘤。临床表现有发热、乏力、贫血、消瘦、白细胞减少或增多。影像学表现多样，从孤立的软组织肿块到肿大淋巴结融合成团，淋巴结分布以前纵隔和支气管旁组最常见，其次是气管与支气管组和气管隆突下组，增强扫描呈轻中等强化，侵犯相邻肺实质可致边界不规则，也可侵犯胸壁。PET 表现与其他区域淋巴瘤相似，多为高代谢，纵隔大 B 细胞淋巴瘤和淋巴母细胞性淋巴瘤呈明显高代谢。原发性肺结核可出现纵隔和肺门淋巴结肿大，可单独发生或与肺内病变同时发生。结核性淋巴结肿大好发于右侧气管旁、右侧支气管旁和气管隆突下区域，增强时表现为低强化伴中央坏死。PET 见淋巴结呈高代谢，合并肺内病变时也呈高代谢表现。结节病是一种多系统以非干酪样肉芽肿为特征的炎性病变，双侧肺门对称性及纵隔淋巴结肿大，受累淋巴结可伴钙化。PET/CT 在结节病的诊断上具有较高的敏感性，表现为双侧肺门对称性及纵隔内多发性结节状高代谢病灶，除了纵隔及肺内病灶，PET 还能发现胸外病灶（Treglia et al.，2014）。

纵隔囊肿包括心包囊肿、支气管囊肿、食管囊肿，均为发育异常所致。一般无临床症状，囊肿较大时可有胸闷不适。囊肿常与心包、支气管、食管不相通，与支气管相通时可见气液平面。影像学表现为薄壁囊肿，伴感染或出血时 CT 值增高，无强化。囊性病变 PET 为代谢缺损。

神经源性肿瘤根据病理分类：①外周神经肿瘤（神经鞘瘤及神经纤维瘤），一般发生于肋间神经，多见于青年人，可合并神经纤维瘤病；②交感神经及神经节肿瘤（神经节细胞瘤、神经节神经母细胞瘤、神经母细胞瘤），发生于交感神经链，常见于儿童；③少见的副交感神经节组织的肿瘤（副神经节瘤、嗜铬细胞瘤），好发于成年人，可合并内分泌异常。大部分为良性肿瘤，最常见的为神经鞘瘤、神经纤维瘤及神经节细胞瘤，通常无症状，也可有背痛、呼吸困难及神经丛或脊髓的压迫症状。神经鞘瘤常为椎旁圆形或椭圆形肿块，密度与信号均匀一致，中度一致性强化，有时含脂肪而密度较低，偶见点状钙化，可见明显囊性变；MRI 见 T_1WI 呈中等偏低信号，T_2WI 呈高信号。恶性神经鞘瘤体积较大，多数密度不均且呈不均匀强化，轮廓不规则，脂肪间隙消失，侵及邻近结构。神经纤维瘤 CT 见伸入椎管呈哑铃形的肿块，增强后不均匀强化，早期中心强化；MRI 见 T_1WI 信号常与脊髓信号相等，T_2WI 呈中高信号，周围高信号包绕中央低信号区呈"靶征"。神经节细胞瘤 CT 见椎旁间隙肿块，少数见钙化，强化均匀；T_1WI 和 T_2WI 呈均匀等信号。副神经节瘤 CT 见软组织肿块，通常沿交感神经链、迷走神经分布，或位于心脏内，增强后明显强化；MRI 见伴流空效应的相对较高 T_1 信号，T_2WI 典型呈与肝脏相似的高信号。神经源性肿瘤 PET 常表现为低中度代谢，亦有部分病例呈高代谢（Kaira et al.，2012；Boré et al.，2018；Zhang et al.，2022）。

　　该 2 例患者均为意外发现的纵隔孤立性占位，具有明显高代谢及明显均匀强化两个特点，但 2 例病例又有不同之处，病例一的强化程度较病例二高，且病例一早期即明显强化。最终诊断病例一为副神经节瘤，病例二为慢性肉芽肿性炎，都是相对少见的纵隔病变。因此，我们在对纵隔占位进行诊断及鉴别诊断时，需要熟悉掌握各类纵隔病变的流行病学和临床特点，以及各种影像学检查的特征，才能做出更精准的判断。

病例点评

　　该 2 例纵隔占位患者的临床表现及 PET/CT 表现有相似之处，均为中年人，无症状，体检发现中纵隔单发病变，PET 表现为 FDG 高摄取，CT 平扫为较均匀的软组织肿块，仅凭 PET/CT 检查鉴别诊断有一定难度。而患者的增强 CT 及增强 MRI 检查提供了一些细节上的不同之处：病例一的病灶边界欠清晰，DWI 见弥散受限，增强表现为富血供病变；病例二的病灶边界清晰，DWI 未见弥散受限，虽然有明显强化，但程度不如病例一。我们在临床工作中有时会遇到单凭 PET/CT 检查不能诊断的病例，需要结合多种影像学检查甚至多种显像剂进行综合判断。

（病例提供：徐　莲　陈虞梅　上海交通大学医学院附属仁济医院）

（病例点评：邢　岩　上海交通大学医学院附属第一人民医院）

参 考 文 献

BORÉ P，DESCOURT R，OLLIVIER L，et al，2018. False positive ^{18}F-FDG positron emission tomography findings in schwannoma-a caution for reporting physicians. Frontiers in medicine，5：275.

KAIRA K，ABE M，NAKAGAWA K，et al，2012. ^{18}F-FDG uptake on PET in primary mediastinal non-thymic neoplasm：a clinicopathological study. Eur J Radiol，81（9）：2423-8429.

MORITA T，TATSUMI M，ISHIBASHI M，et al，2017. Assessment of mediastinal tumors using SUV_{max} and volumetric parameters on FDG-PET/CT. Asia Ocean J Nucl Med Biol，5（1）：22-29.

MURAD V，KIM EE，2021. ^{18}F-FDG PET/CT evaluation of thymomas：a pictorial review. Nucl Med Mol Imaging，55（4）：186-193.

SHARMA P，JAIN TK，PARIDA GK，et al，2014. Diagnostic accuracy of integrated ^{18}F-FDG PET/CT for restaging patients with malignant germ cell tumours. Br J Radiol，87（1040）：20140263.

TREGLIA G，ANNUNZIATA S，SOBIC-SARANOVIC D，et al，2014. The role of ^{18}F-FDG-PET and PET/CT in patients with sarcoidosis：an updated evidence-based review. Acad Radiol，21（5）：675-684.

ZHANG B，LIU GF，LI J，et al，2022. Middle mediastinal paraganglioma enclosing the left anterior descending artery：a case report. Medicine，101（35）：e30377.

病例20

黏膜相关淋巴组织淋巴瘤

病史简介

患者，女性，58岁，胸闷、胸痛伴咳嗽、咳痰2周余。患者2周前无明显诱因出现咳嗽、咳痰，痰量少，白黏痰，咳痰较通畅，伴胸闷，胸骨后有轻微隐痛。患者无头晕、头痛，无畏寒、发热，无腹痛、腹泻，无肩背部放射痛等不适。既往史：7年前肾结石手术史，具体不详。30年前结扎手术史。否认其他重大手术外伤史。外院检查如下。2021年3月23日胸部CT：①右肺上叶少许陈旧性病灶及多发肺大疱；②后纵隔及腹膜后多发占位，建议进一步检查。2021年3月24日胸部增强CT：①后纵隔及腹膜后多发占位，转移瘤待排；②肝脏及右肾多发低密度灶，考虑为囊肿。

影像描述

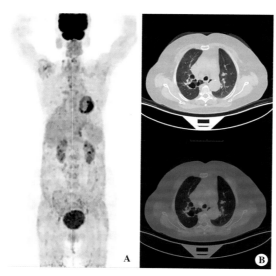

图20-1　肺部PET/CT影像表现

A. MIP图；B. 右肺上叶纵隔旁厚壁多房囊状肿块影，囊壁FDG摄取轻度增高，SUV$_{max}$为2.05

右侧颈后、锁骨上、纵隔（上纵隔血管间隙、气管右前、右肺门、右侧食管旁、胸主动脉左旁及后纵隔胸椎旁）及腹膜后（膈脚后、胰体背侧、肠系膜上动脉左旁、左肾旁及腹主动脉旁）多发增大淋巴结影，大部分病变明显囊变，局部病变FDG摄取轻度增高；右肺上叶纵隔旁厚壁多房囊状肿块影，囊壁FDG摄取轻度增高（图20-1～图20-3）。

最终诊断

病理提示（淋巴结穿刺）B细胞性非霍奇金淋巴瘤，结合HE形态及免疫组化结果，符合黏膜相关淋巴组织结外边缘区淋巴瘤（extranodal marginal zone lymphoma of mucosa-associated lymphoid tissue）。免疫组化结果：肿瘤细胞CD20（＋）、CD3（－）、CD5（－）、Cyelin-D1（－）、BCL-2（＋）、BCL-6（－）、C-myc（＋，＜5%）、CD21（－）、MUM1（－）、CD79a（＋）、SOX11（－）、P53（散在＋）、Ki-67（＋，约20%）、κ（＋）、λ（±）。原位杂交：EBER（－）。

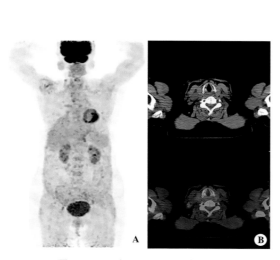

图20-2 颈部PET/CT影像表现

A. MIP图；B. 右侧颈后增大淋巴结影，FDG代谢轻度增高。SUV$_{max}$为4.21

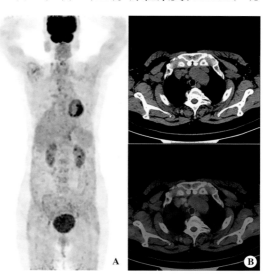

图20-3 纵隔PET/CT影像表现

A. MIP图；B. 纵隔多发增大淋巴结影，FDG代谢增高，SUV$_{max}$为3.53

病例讨论

黏膜相关淋巴组织（MALT）淋巴瘤为起源于淋巴结外MALT的低度恶性B细胞淋巴瘤，是非霍奇金淋巴瘤中边缘区B细胞淋巴瘤最常见类型（Raderer et al.，2016），为原发性低度恶性肿瘤，约占肺原发性恶性肿瘤的1%。原发性肺MALT淋巴瘤多发生于中老年人，年龄在60岁左右，病情进展相对缓慢，临床无特异性，早期易误诊，部分患者可有咳嗽、发热、胸闷气急等表现，多为偶然发现，实验室检查可无明显异常（Kim et al.，2004）。

原发性肺MALT淋巴瘤的PET/CT表现多为病灶^{18}F-FDG摄取轻度增高，偶见肺门及纵隔淋巴结肿大、代谢增高（Niang et al.，2014）。不同表现类型的原发性肺MALT淋巴瘤需要与不同疾病鉴别。肿块型需要与肺癌、结核性肉芽肿、淋巴瘤样肉芽肿病鉴别，实变型和弥漫肺炎型需要与肺泡细胞癌、肺炎性假瘤及肺炎鉴别（Wislez et al.，2007）。

病例点评

该例患者淋巴结穿刺和肺部病灶穿刺病理均提示为MALT淋巴瘤。原发性肺MALT淋巴瘤多发生于中老年人，年龄在60岁左右，病情进展相对缓慢，临床无特异性，早期易误诊，部分患者可有咳嗽、发热、胸闷气急等表现，多为偶然发现，实验室检查可无明显异常。

原发性肺MALT淋巴瘤无肺叶倾向性，可单发或多发，且可以跨叶分布，CT表现为斑片状致密影，多见实变影，边界模糊，伴支气管充气征，局部可出现囊变，通常FDG代谢较低。由于其沿支气管、肺泡、肺间质蔓延走行，侵犯支气管黏膜上皮，但不破坏或阻塞支气管及血管，因此常见支气管充气征和增强后血管造影征，此征象具有一定的诊断价值，可与肺癌的高侵袭性相鉴别。

总之，肺MALT淋巴瘤相对少见，患者就诊时临床表现较轻，无特异性，但肺内影像学改变通常较严重，影像学表现与临床表现不符。病变进展较慢，若患者无明显症状，可定期随访，暂不行积极治疗。确诊仍需要依靠病理学及免疫组织化学检查。

（病例提供：祁　纳　寿　毅　同济大学附属东方医院）

（病例点评：胡四龙　复旦大学附属肿瘤医院）

参 考 文 献

KIM JH，LEE SH，PARK J，et al，2004. Primary pulmonary non-Hodgkin's lymphoma. Jpn J Clin Oncol，34（9）：510-514.

NIANG A，DIÉDHIOU I，BA PS，et al，2014. The primary pulmonary MALT lymphoma：a rare lung tumor. Rev Pneumol Clin，70（5）：293-297.

RADERER M，KIESEWETTER B，FERRERI AJ，2016. Clinicopathologic characteristics and treatment of marginal zone lymphoma of mucosa-associated lymphoid tissue（MALT lymphoma）. CA Cancer J Clin，66（2）：153-171.

WISLEZ M，ANTOINE M，BELLOCQ A，et al，2007. Malt lung lymphoma. Rev Pneumol Clin，63（3）：177-182.

1型神经纤维瘤病合并脑干胶质瘤

病史简介

患者，男性，44岁，因"右侧额颞部胀痛伴右下肢步态不稳4个月，饮水呛咳1个月"就诊。血常规、肝肾功能、电解质等未见明显异常。CA72-4 15.04U/ml↑，余肿瘤标志物未见明显异常。脑脊液常规正常，总蛋白0.78g/L↑，细胞学可见少量异型细胞。细胞免疫化学染色：CD20（-）；GFAP（-）；pan（-）；GFAP（-）；CAM5.2（-）。体格检查：患者左侧面部、左侧腹股沟处、右侧胸前多发大小不一的咖啡牛奶斑，右侧季肋与腋后线交界处散在分布牛奶色白斑。

影像描述

头颅MRI：延髓、部分小脑及$C_1 \sim C_2$水平脊髓肿胀伴信号异常，伴不均匀异常强化（图21-1）。头颅^{18}F-FET PET/CT检查：延髓、部分小脑及$C_1 \sim C_2$水平脊髓酪氨酸代谢明显异常增高，SUV_{max}为4.1，考虑胶质瘤浸润可能性大（图21-2）。头颅^{18}F-FDG PET/CT检

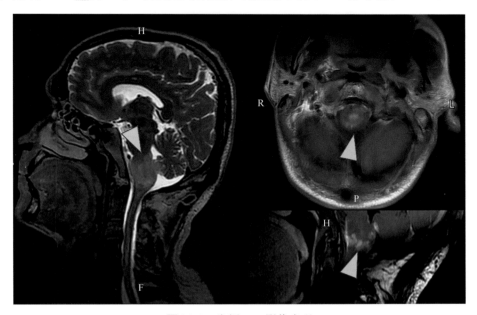

图21-1　头颅MRI影像表现

轴位及矢状位可见延髓、部分小脑及$C_1 \sim C_2$水平脊髓肿胀伴信号异常，伴不均匀异常强化

查：延髓FDG摄取不均匀轻度增高（图21-3）；同期体部^{18}F-FDG PET/CT检查意外发现腹腔内左侧腰大肌前方、右侧腰大肌及腰椎间隙、右侧臀大肌下方、左侧大腿根部肌肉间隙多发稍低密度影，平均CT值约为21HU，界限尚清，均伴FDG摄取轻度异常增高，SUV_{max}为1.9～3.7（图21-4）。为明确诊断，临床加做体部MRI：右侧臀部、左侧大腿根部肌肉间隙、腰大肌及腰椎旁多发类圆形异常信号，T_1WI呈低信号，T_2WI呈明显高信号，与神经走行关系密切，边界清，增强后可见轻度不均匀强化（图21-5）。

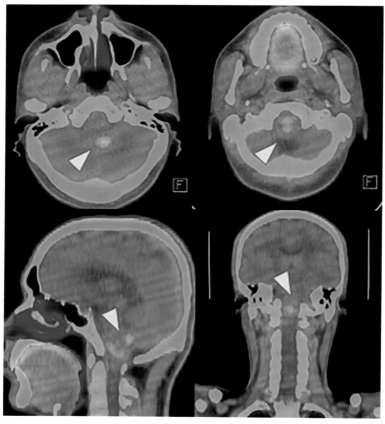

图21-2　头颅^{18}F-FET PET/CT影像表现

轴位、矢状位及冠状位可见延髓、部分小脑及C_1～C_2水平脊髓酪氨酸代谢明显异常增高

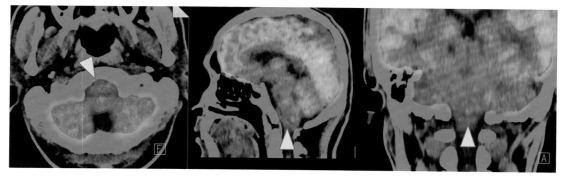

图21-3　头颅^{18}F-FDG PET/CT影像表现

轴位、矢状位及冠状位可见延髓FDG摄取不均匀轻度增高

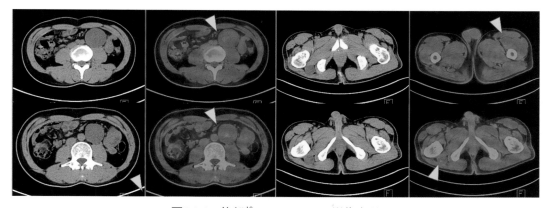

图21-4　体部 ^{18}F-FDG PET/CT影像表现

腰大肌旁和双下肢肌肉间隙多发稍低密度影，伴FDG摄取轻度异常增高

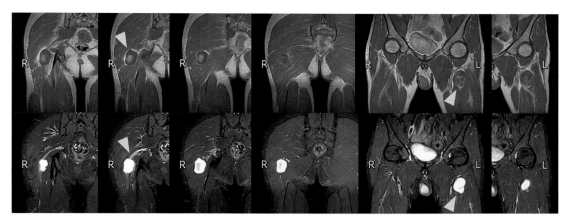

图21-5　体部MRI影像表现

腰大肌旁和双下肢肌肉间隙多发异常信号，T_1WI呈低信号，T_2WI呈明显高信号，边界清，增强后可见轻度不均匀强化，与神经走行关系密切

最终诊断

最终诊断为1型神经纤维瘤病（NF1）合并脑干胶质瘤。

病例讨论

神经纤维瘤病（NF）是一组常染色体显性遗传病，包括NF1、NF2和多发神经鞘瘤病。其中NF1最为常见，基因定位于第17号染色体长臂（17q11.2），患病率为1/4000～1/2000（Hirbe，et al.，2014），但仍有42%的病例为基因突变引起，无明确家族遗传史。目前根据美国国立卫生研究院诊断标准（Ly et al.，2019），具有下列2个及以上临床特征即可诊断为NF1，包括皮肤咖啡牛奶斑、腋窝或腹股沟雀斑、Lisch结节（虹膜错构瘤）、皮肤或皮下神经纤维瘤、丛状神经纤维瘤、视神经及其他中枢神经系统胶质瘤、特征性骨损害（蝶骨大翼发育不良、长骨发育不良）等。本例患者表现有皮肤多发咖啡牛奶斑；此外，MRI提示腰大肌旁及下肢肌肉间隙多发类圆形异常信号沿神经干走行，符合多发神经纤维瘤改变，故本例患者可明确NF1诊断。

本例患者以脑干占位引起的头晕伴下肢乏力为首发症状。NF1患者容易伴发中枢神经系统肿瘤。15%～20%的NF1患者合并低级别胶质瘤，其中视神经和脑干神经胶质瘤是NF1患者最常见的颅内肿瘤，约80%位于视神经通路，15%位于脑干，很少累及小脑、皮质及皮质下区域（Crouse et al.，2011）。

NF1患者常见的体部肿瘤是良性周围神经鞘瘤或神经纤维瘤，部分患者存在丛状神经纤维瘤。值得注意的是，在已存在丛状神经纤维瘤的区域发生恶性周围神经鞘瘤（MPNST）的风险可增加20倍（Ferner et al.，2002）；也就是说，8%～13%合并丛状神经纤维瘤的NF1患者可能进展到MPNST，且可在体内任何部位发生（Evans et al.，2002）。染色体结构不稳定可能是导致恶变的主要因素。研究发现，^{18}F-FDG PET/CT检查可以提高MPNST检出的敏感度和特异度。Salamon等对大样本NF1患者进行的研究表明，MPNST病灶的SUV_{max}明显高于良性神经纤维瘤；若以SUV_{max} 3.5为标准，其敏感度和特异度分别可达100%和79%。

综上，NF1是一种多器官累及的疾病，在神经皮肤综合征的基础上容易伴发中枢/周围神经系统的良恶性肿瘤，以及侵犯其他系统的恶性疾病。核医学多示踪剂的全身显像可在活体提供疾病相关结构与功能信息，结合临床相关资料综合分析，为疾病诊断、鉴别诊断及病情评估提供重要依据。

病例点评

NF是一组常染色体显性遗传病，因此在进行诊断之前，如果能够比较完整地了解患者的家族史，则对诊断和鉴别诊断具有重要意义。患者具有典型的、特征性咖啡牛奶斑，结合MRI图像上典型的神经纤维瘤表现，诊断并不困难。NF1患者具有较高的中枢神经系统肿瘤患病率，尤其是以视觉通路最为常见，且在儿童NF1患者中比较多见。该例患者为成年男性，合并神经胶质瘤的脑干是NF1第二常见的发病部位。^{18}F-FDG PET/CT全身显像可以全面、灵敏探测多部位肿瘤性病变，指导定位活检，鉴别可能合并的恶性病变。对于难以穿刺的病灶，尤其是脑干病变，多示踪剂PET检查能够帮助显示病灶的异质性，为临床明确诊断提供强有力的支持。

（病例提供：葛璟洁　黄喆慜　赵桂宪　复旦大学附属华山医院）
（病例点评：修　雁　复旦大学附属中山医院）

参 考 文 献

CROUSE NR，DAHIYA S，GUTMANN DH，2011. Rethinking pediatric gliomas as developmental brain abnormalities. Curr Top Dev Biol，94，283-308.

EVANS DG，BASER ME，MCGAUGHRAN J，et al，2002. Malignant peripheral nerve sheath tumours in neurofibromatosis 1. J Med Genet，39（5）：311-314.

FERNER RE，GUTMANN DH，2002. International consensus statement on malignant peripheral nerve sheath tumors in neurofibromatosis. Cancer Res，62（5）：1573-1577.

HIRBE AC，GUTMANN DH，2014. Neurofibromatosis type 1：a multidisciplinary approach to care. Lancet Neurol，13（8）：834-843.

LY KI，BLAKELEY JO，2019. The diagnosis and management of neurofibromatosis type 1. Med Clin North Am，103（6）：1035-1054.

SALAMON J，DERLIN T，BANNAS P，et al，2013.Evaluation of intratumoural heterogeneity on 18F-FDG PET/CT for characterization of peripheral nerve sheath tumours in neurofibromatosis type 1. Eur J Nucl Med Mol Imaging，40（5）：685-692.

宫颈癌合并子宫内膜异位症

病史简介

患者，女性，28岁，性生活后阴道出血2年余，2个月前体检发现宫颈病变。患者因不孕5年采用辅助生殖技术助孕，2个月前术前体检液基薄层细胞学检查显示宫颈高级别鳞状上皮内病变（HSIL）。1个月前外院行宫颈环形电切术（LEEP），术后病理显示宫颈浸润性鳞状细胞癌合并局部原位腺癌。盆腔增强MRI提示宫颈稍大，形态不光整，请结合病史；左侧附件区囊性灶，拟诊内膜异位囊肿可能性大。现拟术前分期行 ^{18}F-FDG PET/CT检查。

影像描述

PET/CT检查见宫颈形态饱满，局部代谢增高，SUV$_{max}$为7.2（图22-1）；左侧附件区见大小约4.9cm×3.8cm囊性灶伴边缘代谢增高，SUV$_{max}$为7.6；右侧附件形态饱满伴局灶代谢增高，SUV$_{max}$为7.3（图22-2）；贲门旁、胰头周围及腹膜后显示多发异常高代谢淋巴结，部分肿大，较大之一大小约为2.2cm×1.5cm，SUV$_{max}$为15.9（图22-3）。

最终诊断

术后病理：宫颈锥切术后改变，宫颈7点方向及9点方向见HSIL，累及腺体；双侧输卵管副中肾管囊肿；左侧卵巢黄体囊肿伴出血。腹盆腔淋巴结均未见癌转移，部分淋巴结见异位腺体，免疫组化显示淋巴结被膜下窦内腺体雌激素受体（ER）阳性，孕激素受体（PR）阳性，诊断为淋巴结子宫内膜异位症。

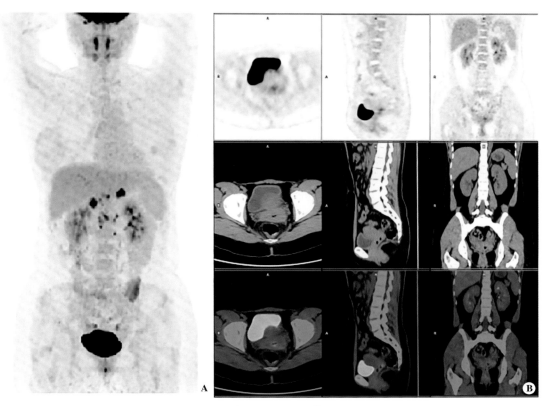

图22-1　宫颈PET/CT影像表现

A. MIP图；B. 宫颈LEEP术后，轴位、矢状位及冠状位可见宫颈形态饱满，局部代谢增高，SUV$_{max}$为7.2

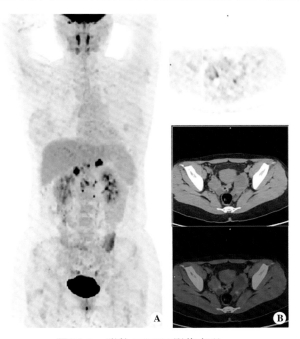

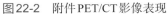

图22-2　附件PET/CT影像表现

A. MIP图。B. 左侧附件区见大小约4.9cm×3.8cm囊性灶伴边缘代谢增高，SUV$_{max}$为7.6；右侧附件形态饱满伴局灶代谢增高，SUV$_{max}$为7.3

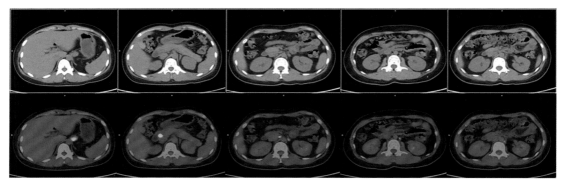

图22-3　腹腔淋巴结PET/CT影像表现

贲门旁、胰头周围及腹膜后显示多发异常高代谢淋巴结，部分肿大，较大之一大小约为2.2cm×1.5cm，SUV_{max}为15.9

病例讨论

子宫内膜异位症（内异症）指子宫内膜腺体和间质生长在子宫腔以外的不同部位，是育龄期女性的常见病和多发病。内异症病变具有性激素依赖的特点，病变广泛，形态多样，常见盆腔疼痛、不孕等症状。内异症的大体病理类型分为腹膜型、卵巢型、深部浸润型（严重者累及膀胱、输尿管、直肠、乙状结肠、小肠、阑尾、膈肌等盆腹腔内器官）及其他部位型（如瘢痕处、肺、胸膜、淋巴结等其他部位内异症）。其组织学上虽属良性病变，却具有增生、浸润、转移及复发等恶性行为，并有一定比例转变为癌，其恶变率为0.7%～1%，其中80%发生于卵巢，主要类型为透明细胞癌及子宫内膜样腺癌。

内异症PET/CT表现变异较大，前期一项前瞻性临床研究探索了^{18}F-FDG PET/CT在内异症诊断中的价值，结果显示研究纳入的10例患者内异症病变^{18}F-FDG摄取均为阴性（Fastrez et al.，2011）。然而，另有病例报道显示，卵巢、腹壁、肺、淋巴结等部位均可发现^{18}F-FDG高代谢的异位腺体，容易被误诊为恶性肿瘤，但也有可能发生恶性转化及转移（Wang et al.，2016；Ge et al.，2015；Derman et al.，2007；Akiyama et al.，2014；Jiang et al.，2015；Wang et al.，2020）。内异症淋巴结受累其实并不罕见，然而因为通常无症状，所以诊断有一定困难。我们需要充分了解患者病史信息，认识内异症的影像学表现，尤其出现有提示意义的征象时（如卵巢子宫内膜异位囊肿、直肠阴道隔深部结节和膀胱逼尿肌病变等）。

本病例中，患者LEEP术后病理证实为浸润性鳞状细胞癌合并局部原位腺癌，PET/CT表现易被误诊为宫颈癌淋巴结转移。然而，宫颈癌淋巴结转移的分布具有一定规律性，遵循由近及远的逐站式转移模式，少见跳跃转移的情况，本例患者肿大淋巴结部位不符合宫颈癌淋巴结转移的一般规律。结合本例患者为育龄期女性，有不孕史，当出现淋巴结肿大伴FDG摄取阳性时，需要充分认识到存在内异症淋巴结受累的可能性。

病例点评

内异症是育龄期女性的常见病，是导致痛经、不孕和慢性盆腔疼痛的主要原因之一，其形态多样，具有侵袭性和复发性。内异症PET/CT表现变异较大，可表现为FDG摄取阳性，容易误诊为恶性肿瘤及淋巴结转移。内异症淋巴结受累并不罕见，但诊断存在一定困难。我们需要充分了解患者的病史信息，熟悉内异症的影像学表现。该病例中患者为育龄期女性，有不孕史，宫颈癌病史合并FDG摄取阳性的肿大淋巴结，结合患者肿大淋巴结部位不符合宫颈癌淋巴结转移的一般规律，需要考虑存在内异症淋巴结受累的可能性。

（病例提供：苗　莹　张　敏　李　彪　上海交通大学医学院附属瑞金医院）

（病例点评：尹雅芙　上海交通大学医学院附属新华医院）

参 考 文 献

AKIYAMA M，SUGANUMA I，MORI T，et al，2014. ^{18}F-fluorodeoxyglucose positron emission tomography/computed tomography-positive lymph node endometriosis masquerading as lymph node metastasis of a malignant tumor. Case Rep Obstet Gynecol，2014：648485.

DERMAN AY，SPERLING D，MERAV A，et al，2007. Endometrioma presenting as a cavitary lung mass with intense ^{18}F-FDG uptake on PET-CT. J Thorac Imaging，22（2）：172-175.

FASTREZ M，NOGARÈDE C，TONDEUR M，et al，2011. Evaluation of [18]FDG PET-CT in the diagnosis of endometriosis：a prospective study. Reprod Sci，18（6）：540-544.

GE J，ZUO C，GUAN Y，et al，2015. Increased ^{18}F-FDG uptake of widespread endometriosis mimicking ovarian malignancy. Clin Nucl Med，40（2）：186-188.

JIANG M，CHEN P，SUN L，et al，2015. ^{18}F-FDG PET/CT findings of a recurrent adenocarcinoma arising from malignant transformation of abdominal wall endometriosis. Clin Nucl Med，40（2）：184，185.

WANG H，XUE Q，SHOU Y，et al. 2020. ^{18}F-FDG simultaneous PET/MR findings of a malignant transformation and metastases of abdominal wall endometriosis. Eur J Nucl Med Mol Imaging，47（13）：3190，3191.

WANG T，XING Y，ZHAO J，2016. Endometriosis mimicking an advanced malignant tumor. Clin Nucl Med，41（8）：648，649.

肝脏血管周上皮样细胞肿瘤

病史简介

患者，女性，37岁，间断性夜间低热、盗汗3月余，伴上腹部腹胀感，否认咳嗽、咳痰、恶心、呕吐。外院CT提示肝脏富血供占位，血管瘤？血管肉瘤？ MRI提示肝脏巨大血管瘤。血常规及肝肾功能正常。肿瘤标志物：CEA 0.43ng/ml，AFP 0.908ng/ml。否认肝炎病史及肿瘤家族史。

影像描述

^{18}F-FDG PET/CT检查：肝左叶明显增大，肝缘光整，肝裂未见明显增宽。肝内见巨大混杂低密度肿块，大部分位于肝左叶，边界较清楚，大小约16.4cm×10.0cm×20.1cm，CT值约为41.5HU，FDG摄取欠均匀增高，SUV$_{max}$为4.7。肿块包绕肝中静脉、肝左静脉及门静脉左支，部分突出肝轮廓向外生长，邻近胃肠道受压、推移。肝内外胆管未见扩张（图23-1）。

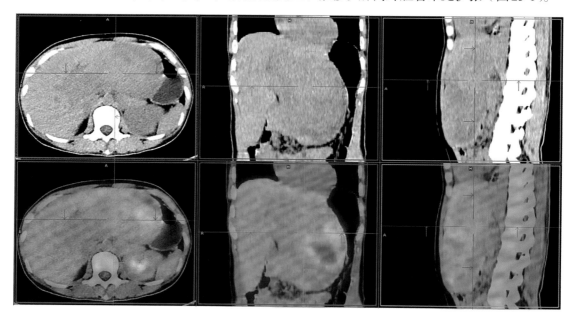

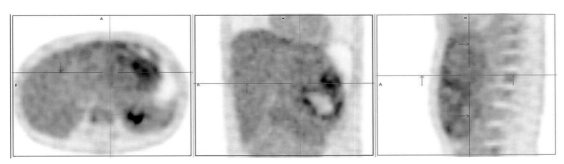

图 23-1 ^{18}F-FDG PET/CT 三维成像

增强 MRI：肝脏轮廓光整，肝左叶、肝右叶大小比例正常，肝裂未见增宽。肝左叶及左右叶交界见一大小约 14.8cm×20.7cm 团块状异常信号影，T$_1$WI 呈等低信号，T$_2$WI 呈稍高混杂信号，DWI 呈稍高信号，增强扫描后不均匀明显强化，病灶内见多发增粗扭曲的血管，邻近胃腔受压、推移，门静脉主干及分支显示清晰（图 23-2～图 23-4）。

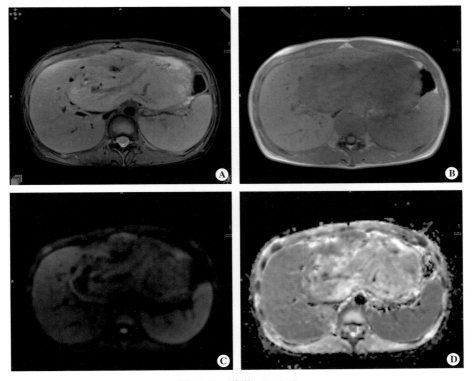

图 23-2 增强 MRI（1）
A. T$_2$WI；B. T$_1$WI；C. DWI（b=800s/mm^2）；D. ADC

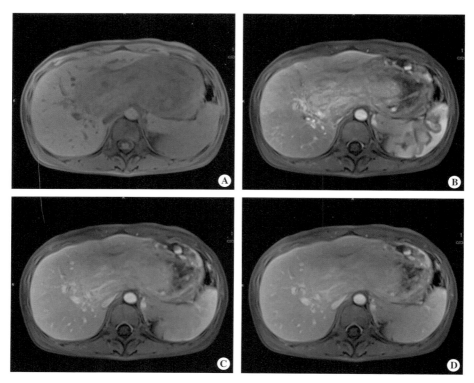

图23-3　增强MRI（2）

A. 平扫T₁WI；B. 动脉期；C. 门脉期；D. 延迟期

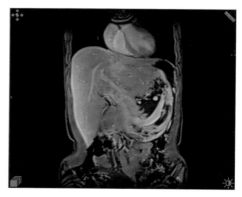

图23-4　增强冠状位MRI

最终诊断

穿刺病理：血管周上皮样细胞肿瘤。

病例讨论

血管周上皮样细胞肿瘤（perivascular epithelioid cell tumor，PEComa）是一类组织学

形态及免疫组织表型相似的，由大量圆形和卵圆形血管周上皮样细胞构成的罕见间质肿瘤（Flope，2002）。肿瘤均含有HMB45阳性、HE染色呈透明或嗜酸性颗粒状胞质的上皮样细胞。2002年WHO将具有上述特征的肿瘤定义为PEComa。其肿瘤家族主要包括血管平滑肌脂肪瘤（angiomyolipoma，AML）、淋巴管平滑肌瘤病（lymphangioleiomyomatosis，LAM）、透明细胞（糖）瘤等多种组织学亚型。大多数是良性的，但也有恶性的报道（张晓妮等，2022）。

PEComa可累及身体的任何部位，常发生于子宫、胃肠道、泌尿生殖道、腹膜后，软组织、皮肤及骨骼部位少见。大部分PEComa患者无临床症状，多于体检时发现。根据累及的部位不同，部分患者可出现相应的非特异性症状（Soheilifar et al.，2018）。

肝脏PEComa影像学表现无明显特征，术前诊断准确率较低（Yang et al.，2013）。CT平扫一般表现为圆形或类圆形软组织肿块，边界清晰，大部分密度均匀，部分因含脂肪、坏死囊变及出血而密度混杂，钙化少见。增强扫描动脉期病灶不均匀明显强化，典型病灶边缘或中心可有异常强化粗大血管影；门脉期持续强化，但强化幅度下降。MRI信号表现可因肿瘤内部成分不同而复杂多样，病变可含或不含成熟脂肪（脂肪变性），可见坏死囊变及出血。肿瘤一般在T_1WI是稍低信号，T_2WI上呈稍高信号，DWI显示为高信号，较大病灶边缘可见短T_2假包膜。增强后动脉期中度至明显强化，门脉期呈等信号或趋于等信号，延迟期表现为低信号，同时可观察到点状或线状血管影及延迟强化假包膜。肿瘤内部不含或含有极少脂肪时常误诊为肝癌（Ji et al.，2013）。^{18}F-FDG PET/CT在鉴别良恶性PEComa、临床分期、随访及疗效评估方面具有重要价值，文献报道良性PEComa FDG摄取较低，$SUV_{max} < 2$，恶性PEComa摄取较高，SUV_{max}为$3.19 \sim 72$（Tan，et al.，2012）。

本例患者肝脏病灶巨大，虽然MRI未见明显脂肪信号，但增强扫描后内部可见粗大血管影，PET/CT显示病灶内部FDG代谢欠均匀增高。结合患者临床病史及影像学资料，可为今后工作提供一定经验教训，避免误诊。

病例点评

PEComa通常被认为是良性肿瘤，但该例患者病灶体积巨大，在FDG PET/CT上呈不均匀的轻中度代谢增高，在常规诊断思路中一般会首先排除良性肿瘤，而主要聚焦在恶性肿瘤疾病谱中找寻最可能的诊断结果。通过对此病例的学习扩展了我们对FDG高代谢良性肿瘤的疾病谱，提醒我们在今后PET/CT诊断过程中遇到类似病例时要想到PEComa可能。

该例病灶呈扁平样生长（长径＞短径），在既往的诊断经验中，此种生长方式在其他肝脏肿瘤中少见（一般呈类圆形生长），仅在PEComa中见过数例扁平状生长改变，在今后工作中可继续总结。

单一影像学检查诊断PEComa较困难，需要结合CT、MRI、PET检查，甚至结合计算机体层血管成像（CTA）检查综合分析。随着PET/CT的广泛开展，我们发现有越来越多的良性肿瘤（如神经鞘瘤及此例PEComa等）都可以表现为FDG代谢增高，具体机制还不十分明确，提醒我们在PET/CT诊断过程中要重视结合多模态影像和临床资料来综合诊断的思路，逐步丰富诊断经验，提高准确率。

（病例提供：韩天壮　张　建　上海大学附属全景医学影像诊断中心）

[病例点评：米宝明　苏州大学附属第四医院（苏州市独墅湖医院）]

参 考 文 献

张晓妮，傅潇，任梦迪，等，2022. 血管周上皮样细胞肿瘤的研究进展. 现代肿瘤医学，30（8）：1517-1520.

FLOPE AL，2002. Neoplasms with perivascular epithelioid cell differentiation（PEComas）//Who Classification of Tumours of Soft Tissue & Bone. Lyon：LARC Press.

JI JS，LU CY，WANG ZF，et al，2013. Epithelioid angiomyolipoma of the liver：CT and MRI features. Abdominal imaging，38（2）：309-314.

SOHEILIFAR MH，TAHERI RA，ZOLFAGHARI EMAMEH R，et al，2018. Molecular landscape in alveolar soft part sarcoma：implications for molecular targeted therapy. Biomed Pharmacother，103：889-896.

TAN Y，XIAO EH，2012. Hepatic perivascular epithelioid cell tumor（PEComa）：dynamic CT，MRI，ultrasonography，and pathologic features--analysis of 7 cases and review of the literature. Abdominal imaging，37（5）：781-787.

YANG X，LI A，WU M，2013. Hepatic angiomyolipoma：clinical，imaging and pathological features in 178 cases. Med Oncol，30（1）：416.

椎体良性孤立性纤维性肿瘤

病史简介

患者，男性，74岁，L_3椎体良性肿瘤切除术后1年余，术后未接受其他治疗。术后自觉持续腰痛伴双下肢疼痛，不能行走10余天，右侧为著。查肿瘤标志物及血钙、血磷水平未见异常。

影像描述

^{18}F-FDG PET/CT检查显示L_3椎体术后改变，术区未见异常密度及糖代谢增高灶；T_{12}椎体及左侧附件骨质破坏伴软组织肿块形成，SUV$_{max}$为4.3（图24-1）；骨盆多发溶骨性骨质破

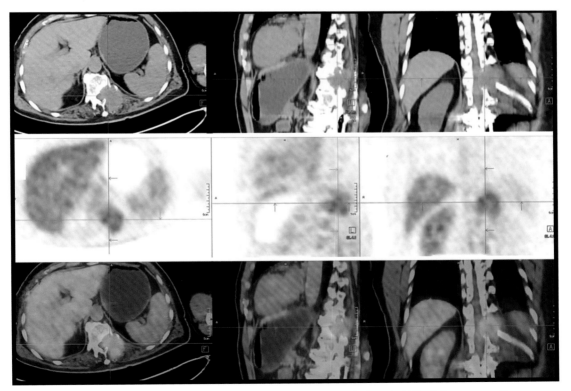

图24-1　^{18}F-FDG PET/CT显示T_{12}椎体及左侧附件骨质破坏伴软组织肿块形成，SUV$_{max}$为4.3

坏，SUV_{max} 为4.8（图24-2）。骨盆MRI显示病灶呈 T_1WI 低及等信号、T_2WI 高信号，增强后明显强化（图24-3）。回顾术前腰椎MRI显示 L_3 椎体肿瘤凸向椎管，压迫硬膜囊，T_1WI 呈低信号，T_2WI 呈等及稍高信号，压脂后高信号，增强后肿块明显强化（图24-4，图24-5）。

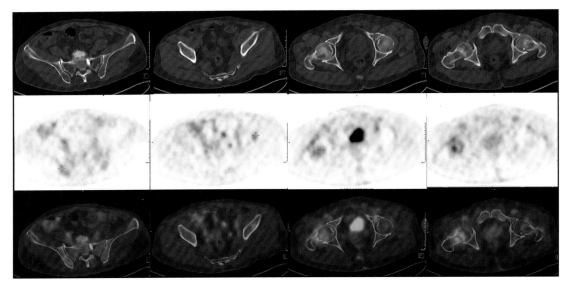

图24-2　 ^{18}F-FDG PET/CT 显示双侧髂骨、左侧髋臼、双侧股骨上段多发溶骨性骨质破坏，SUV_{max} 为4.8

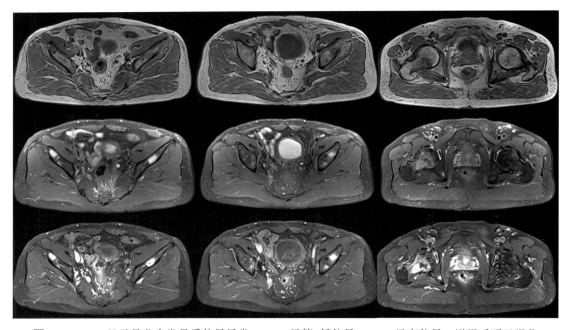

图24-3　MRI显示骨盆多发骨质信号异常，T_1WI 呈等/低信号，T_2WI 呈高信号，增强后明显强化

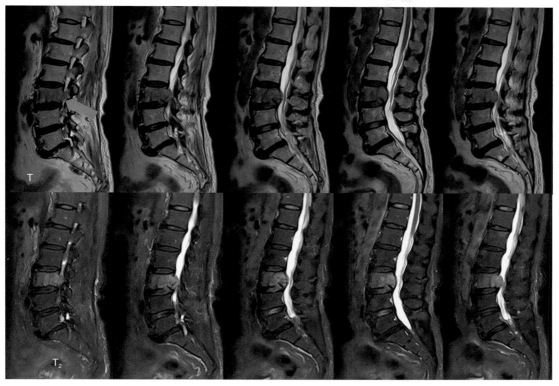

图24-4 术前MRI：L₃椎体病变，T₂WI呈等/稍高信号，压脂后呈高信号

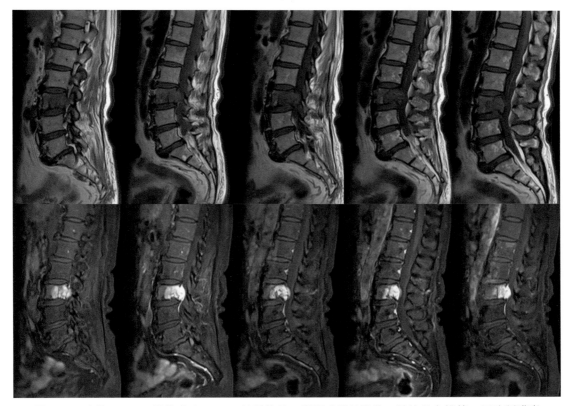

图24-5 术前MRI：L₃椎体病变，T₁WI呈低信号，增强后明显强化，肿块凸向椎管，压迫硬膜囊

最终诊断

L$_3$ 椎体为良性孤立性纤维性肿瘤/血管周细胞瘤，WHO Ⅱ级，伴多发骨转移。

病例讨论

孤立性纤维性肿瘤（solitary fibrous tumor，SFT）于1931年被首次报道，起源于CD34$^+$树突状细胞，为少见的间叶源性、梭形细胞软组织肿瘤。2020年WHO软组织肿瘤分类将其归入中间性成纤维细胞/肌成纤维细胞肿瘤。SFT多表现为良性，15%～20%的患者发病时即为恶性或由良性转化而来，偶有转移。良性SFT生长缓慢，肿瘤较小时一般无临床症状，体积增大时可产生压迫症状；低度恶性SFT常局部侵袭性生长，远处转移少见，转移率＜2%；恶性SFT（malignant SFT，MSFT）生长迅速，边缘不规则，侵犯邻近组织，易出现胸腔积液及远处转移。SFT病因不明，无明显年龄、性别差异，但中老年人更多见。SFT可发生于任何部位，最初文献报道主要见于胸膜，但后来胸膜外SFT报道逐渐增多。胸膜外SFT包括头颈部（如颅内、眼眶、鼻窦、腮腺等）、椎管内、腹盆腔器官及器官外、四肢的肿瘤。发生于脊柱的SFT，髓外硬膜下（35.3%）＞硬膜外（26.5%）＞同时累及脊膜及硬膜下（16.2%）＞髓内（14.7%）＞同时累及硬膜内外（7.4%）。胸膜外SFT可引起Doege-Potter综合征（DPS），肿瘤性低血糖，发病率为3%～4%。典型SFT病理显示梭形细胞丰富区与稀少区交替分布，两者间有粗的玻璃样变胶原和分支状血管外周细胞瘤样血管分隔，细胞无异型性；恶性SFT病理显示细胞核异型性明显，大量核分裂象，部分有周围浸润，CD34、BCL-2、CD99（＋），但特异性较差；STAT6蛋白的核表达是诊断常规和恶性SFT最敏感和特异的标志物。脊柱SFT形态学表现因发生部位及大小不同而不同。

SFT CT表现：边界清楚、强化均匀的软组织肿块，并可侵犯邻近骨质，钙化少见，肿块较大时可有低密度坏死区，紧贴硬膜或环绕硬膜生长。

SFT MRI表现：T$_1$WI等/低信号分叶状肿块，T$_2$WI信号多变，胶原纤维分布区T$_2$WI呈低信号，肿瘤细胞密集区T$_2$WI呈稍高信号，黏液样变及囊变区T$_2$WI呈高信号，病变内T$_2$WI条片状或结片状低信号是SFT的特征性表现。纤维性SFT胶原纤维及间质血管较多，增强呈渐进性、不均匀性强化；细胞性SFT细胞较多，增强呈快速、均匀强化；另外，SFT血管丰富，T$_2$WI可见血管流空影，增强扫描可见迂曲血管强化。

PET/CT检查通过病灶对FDG的摄取程度反映其功能代谢状态及病理生理特性，有助于确定病灶的性质及恶性病变转移的范围，对肿瘤的诊断和分期有重要临床意义，并可根据代谢程度评估预后，同时协助确定活组织检查部位。SUV与肿瘤的恶性程度相关，高度恶性的SFT比良性SFT具有更高的FDG摄取。SFT的病理形态学表现和其生物学行为有时不一致，部分形态学表现"良好"的SFT可具有不确定的恶性潜能，而部分形态学表现较"恶"的SFT可表现偏良性的生物学行为，因此SFT必须长期随访。

病例点评

SFT是一种交界性肿瘤，由于肿瘤形态及组织学改变呈多样性及缺乏特征性临床表现，术前诊断困难。该病可发生于任何部位，胸膜外SFT可伴发肿瘤性低血糖。该例患者最终诊断为L_3椎体良性SFT，SFT发生于脊柱者罕见。影像学表现因发生部位及大小不同而不同。CT表现为边界清楚的软组织肿块，可侵犯邻近骨质，钙化少见。MRI表现为T_1WI等/低信号的分叶状肿块，因肿瘤成分不均一，T_2WI信号多变，但T_2WI条片状或结片状低信号是其特征性表现。典型增强方式为（纤维成分为主）渐进性不均匀强化，内可见流空血管，若含细胞较多，则为快速、均匀强化。如果肿瘤出现黏液样变性、坏死、出血及囊变，则提示SFT为恶性；SFT的良恶性与肿瘤大小密切相关，大于10cm的SFT通常为恶性。SFT以手术治疗为主，在术后应随访复查，观察是否有复发或远处转移。该例患者术后持续疼痛并加重，结合手术史，可合理怀疑为术后肿瘤细胞入血，最终发展为多发骨转移，此种情况比较罕见，应引起影像学诊断医师的注意。

（病例提供：孙贞魁　上海交通大学医学院附属第六人民医院）

[病例点评：潘　博　中国科学技术大学附属第一医院（安徽省立医院）]

参 考 文 献

段钰，吴晶涛，邓小虎，2014. 低度恶性纵隔孤立性纤维瘤^{18}F-FDG PET/CT显像一例. 中华核医学与分子影像杂志，34（3）：237，238.

李辉，陈自谦，姚丽青，等，2012. 良恶性孤立性纤维瘤的影像诊断及病理对照. 实用放射学杂志，28：519-522，536.

马雅静，彭娟，2019. 孤立性纤维瘤的影像研究进展. 磁共振成像，10（4）：308-311.

唐薇，唐雷，段俊艳，等，2022. 椎管内外沟通性孤立性纤维瘤1例. 实用放射学杂志，38（2）：345，346.

腋窝上皮样血管内皮瘤、淋巴瘤

病史简介

病例一：患者，女性，62岁，左肩关节疼痛伴活动受限7年，加重1周。左肩MRI平扫：左侧腋窝区结节、肿块，肿瘤性病变？肿瘤标志物：铁蛋白296.90ng/ml，余正常。15年前行右侧乳腺癌根治术，具体不详。

病例二：患者，女性，64岁，无意间发现左侧乳腺肿块半年，近期偶感疼痛。乳腺增强MRI：①左侧腋窝占位，考虑转移淋巴结，乳腺影像报告数据系统（BI-RADS）分类5类；②双侧乳腺未见异常强化灶，BI-RADS分类3类。

影像描述

病例一：MRI平扫显示左侧腋窝区见2枚直径约1.4cm、5.4cm结节和肿块影，T_1WI呈等信号，T_2WI呈高信号，DWI信号增高，ADC为低信号（图25-1）。^{18}F-FDG PET/CT检

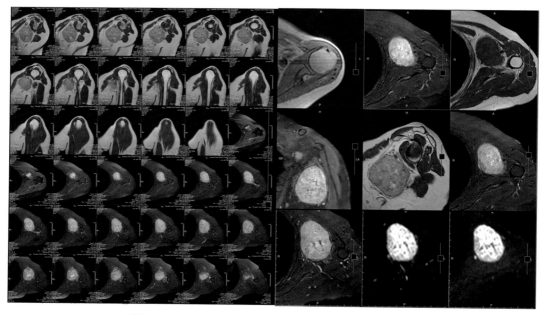

图25-1 病例一：左侧腋窝区肿块MRI平扫影像表现

左侧腋窝区肿块，直径约5.4cm，T_1WI呈等信号，T_2WI呈高信号；DWI信号增高，ADC为低信号，边界清晰

查显示左侧腋窝结节、肿块伴FDG摄取增高，SUV$_{max}$为6.9～7.1，CT平扫显示软组织密度结节，肿块密度不均匀伴钙化（图25-2）。

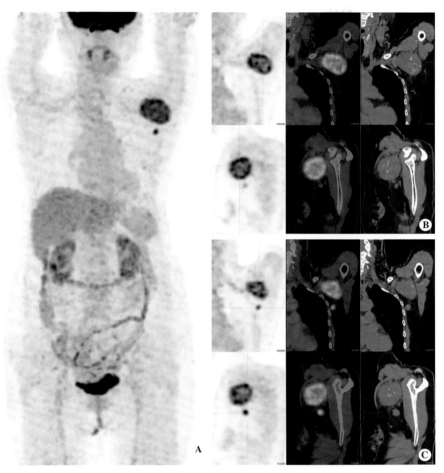

图25-2　病例一：左侧腋窝结节、肿块^{18}F-FDG PET/CT影像表现
A. MIP图；B、C.左侧腋窝肿块、结节密度不均匀，伴钙化，FDG摄取增高，SUV$_{max}$为6.9～7.1

病例二：MRI平扫+增强显示左侧腋窝见一大小约5.2cm×4.8cm×6.0cm、形态不规则的囊实性占位，实性为主，边界不清，呈多个结节堆积，周围见多个大小不等的结节灶，T$_1$WI呈等低信号，T$_2$WI呈高信号，ADC值明显降低，时间-信号强度曲线（TIC）呈廓清型，增强后呈明显不均匀强化（图25-3）。^{18}F-FDG PET/CT显示左侧腋窝结节、肿块伴FDG摄取增高，SUV$_{max}$为33.2（图25-4）；CT平扫显示软组织密度结节、肿块，密度尚均匀，较大肿块似由多个结节堆积而成。

最终诊断

病例一病理：（左腋窝）上皮样血管内皮瘤。免疫组化：肿瘤细胞CK（－），ERG（＋），CD34（＋），CD31（＋），FⅧ（＋），SATB-2（＋），S-100（－），Ki-67（5%＋）。

病例二病理：（左腋窝肿块穿刺标本）弥漫大B细胞淋巴瘤，非特指，非生发中心型。免疫组化：肿瘤细胞CK（－），CAM5.2（－），LCA（＋），CD20（＋），CD79α（＋），CD3（－），CD5（－），BCL-2（－），BCL-6（＋），CD15（－），CD30（－），Cyclin-D1（－），MUM1（＋），κ（灶＋），λ（－），CD10（－），CD23（－），C-myc（10%＋），CD43（－）。

病例讨论

腋窝肿块鉴别诊断：①副乳来源，包括副乳腺纤维腺瘤、原发副乳腺癌、副乳腺颗粒细胞瘤；②淋巴结转移；③间叶源性肿瘤，包括血管瘤、血管肉瘤、腺泡状软组织肉瘤、脂肪肉瘤等；④淋巴瘤。根据腋窝肿块的具体部位考虑，位于胸大肌前的以副乳最常见，位于胸大肌背侧的多为肿大的腋窝淋巴结，2例患者肿块均位于胸大肌背侧，暂不考虑副乳来源。^{18}F-FDG PET/CT全身显像2例患者均无全身其他恶性肿瘤征象，故暂不考虑转移。病例一^{18}F-FDG PET/CT显示左侧腋窝肿块、结节密度不均匀，伴钙化，FDG摄取增高，SUV_{max}为6.9～7.1，结合患者病程较长，首先考虑中低度间叶源性恶性肿瘤，上皮样血管内皮瘤可能性大；病例二^{18}F-FDG PET/CT显示左侧腋窝结节、肿块密度尚均匀，较大肿块似由多个结节堆积而成，FDG摄取增高，SUV_{max}为33.2，符合淋巴瘤影像学表现。

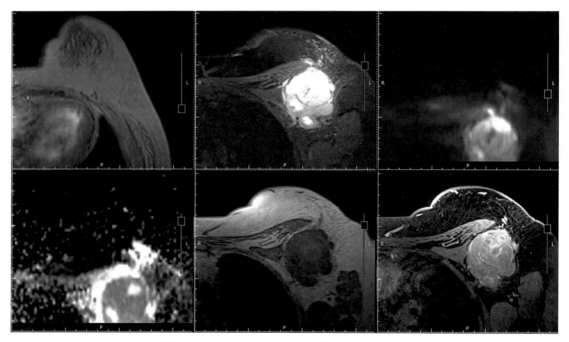

图25-3　病例二：左侧腋窝肿块MRI影像表现

左侧腋窝见一囊实性占位，大小约5.2cm×4.8cm×6.0cm，实性为主，边界不清，呈多个结节堆积，T_1WI呈等低信号，T_2WI呈高信号，ADC值明显降低，增强后呈明显不均匀强化

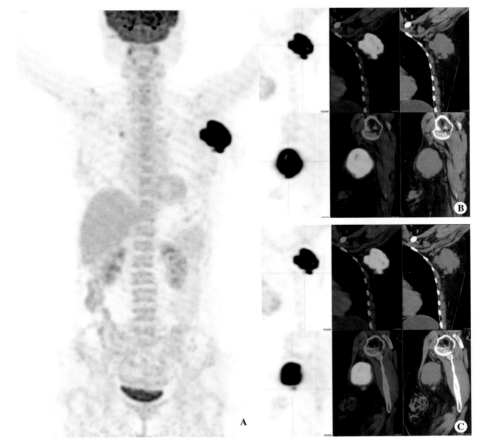

图25-4　病例二：左侧腋窝结节、肿块 ^{18}F-FDG PET/CT影像表现

A. MIP图；B、C. 左侧腋窝结节、肿块，密度尚均匀，较大肿块似由多个结节堆积而成，FDG摄取增高，SUV_{max} 为 33.2

上皮样血管内皮瘤（epithelioid hemangioendothelioma，EHE）是一种起源于血管内皮细胞的罕见肿瘤，由 Weiss 等于 1982 年首先命名（Weiss，et al.，1982），其恶性程度介于良性血管瘤与侵袭性血管肉瘤之间。2015年，WHO肺部肿瘤分类明确将EHE归类为低级别至中等级别恶性血管肿瘤，具有潜在转移能力（Travis et al.，2015）。EHE发病机制仍不清楚。经典型EHE形态学表现为上皮样内皮细胞呈短条索状和（或）小巢状排列，背景为黏液软骨样基质或透明变性基质。免疫组化显示，EHE细胞对CD31、CD34、FⅧ和ERG具有较高敏感度和反应强度（Mentzel et al.，1997）。EHE可发生于任何年龄，好发于中年女性，罕见于儿童；多见于四肢远端皮下软组织，也可发生于躯干、肺、肝、骨等处，内脏EHE通常为多灶，发生于皮肤、淋巴结、脑、脑膜、腹膜者少见，由于其临床表现和影像学表现不具有特异性，常被误诊（Jang et al.，2020）。原发于淋巴结内者十分少见，需要检查全身有无原发灶，排除淋巴结转移。^{18}F-FDG PET/CT显示EHE通常是轻到中度FDG摄取，SUV_{max} 较高的患者似乎生存率明显较差，进展率较高（Wang et al.，2020）。治疗上宜将肿瘤完整切除，并保证切缘阴性，必要时辅以放疗和化疗。

肝脏EHE的 ^{18}F-FDG PET/CT主要表现：病灶呈多发弥漫性、大小不等的低密度结节影，主要位于肝包膜附近，呈轻中度FDG摄取，延迟显像呈高摄取。MRI有一定特征性，局部包膜形态"皱缩"，T_2WI见"靶征"，增强后出现"双环征"，门脉期见"棒棒糖征"及"瘤内血管征"对诊断有重要帮助，同时发现病灶近包膜分布，并且相互融合，更有助于诊断。

脾脏EHE的^{18}F-FDG PET/CT影像表现缺乏特征，CT平扫显示脾脏增大，实质内见低或稍低密度结节或肿块，其内可有钙化、出血、坏死，增强扫描动静脉期呈不均匀强化，延迟扫描对比剂消退或持续强化，但密度仍低于脾脏，FDG摄取轻中度增高。

肺EHE的^{18}F-FDG PET/CT主要表现：病灶呈结节状、团块状，密度不均匀，部分病灶内见坏死，FDG摄取轻度增高，结节内钙化并沿血管分布是肺EHE的特征性CT表现；增强CT多见病灶不均匀强化，强化程度不明显，介于肺炎与肺癌之间。

骨EHE的^{18}F-FDG PET/CT影像表现缺乏特异性，多中心病灶是该病一个重要的影像学表现。全身多发骨骼骨质破坏，FDG摄取轻中度增高，多为皂泡状或蜂窝状溶骨性骨质破坏，伴或不伴硬化边，硬化边可完整或不完整。蜂窝状病灶内可见残存完整或不完整的骨嵴，骨嵴边缘多光整。肿瘤骨周边多无骨膜反应，除非发生病理性骨折。病灶可穿破患骨骨皮质，形成骨旁软组织肿块，累及邻近组织。邻近关节受侵犯常见，但椎间盘受累少见。"浮冰征"是脊柱EHE一个较常见的影像学表现，指病灶CT平扫呈低密度，其内密度欠均匀，其内可见散在的斑点状高密度影，推测可能与肿瘤内钙化、骨化或残存的骨嵴相关。

病例点评

2例病例尽管发病部位和大小相似，但形态特征、代谢特点、MRI信号、强化模式存在差异。淋巴瘤病例分叶更加明显，呈多结节肿块融合样改变，而EHE内部有多发的留空血管影使其内部信号压脂T_2WI上呈高低混杂信号，低信号区呈斑点状分布，DWI呈筛孔样改变，增强后持续明显强化，同时CT可见斑点状、条索状钙化灶；淋巴瘤大部分区域呈压脂T_2WI结节团块状等高信号，内部分隔样线条状高信号，ADC值更低，增强后轻中度强化，CT平扫没有钙化。腋窝单发肿块，除了根据PET/CT检查的糖代谢特点进行鉴别以外，应紧密结合MRI的信号特点做出更精准的诊断。

（病例提供：卢改霞　张晓莹　同济大学附属第十人民医院）

（病例点评：张　建　上海大学附属全景医学影像诊断中心）

参 考 文 献

JANG JK，THOMAS R，BRASCHI-AMIRFARZAN M，et al，2020. A review of the spectrum of imaging manifestations of epithelioid hemangioendothelioma. AJR Am J Roentgenol，215（5）：1290-1298.

MENTZEL T，BEHAM A，CALONJE E，et al，1997. Epithelioid hemangioendothelioma of skin and soft tissues：clinicopathologic and immunohistochemical study of 30 cases. Am J Surg Pathol，21（4）：363-374.

TRAVIS WD，BRAMBILLA E，NICHOLSON AG，et al，2015. The 2015 World Health Organization classification of lung tumors: impact of genetic, clinical and radiologic advances since the 2004 classification. J Thorac Oncol, 10 (9): 1243-1260.

WANG W, LIU G, HU P, et al, 2020. Imaging characteristics and prognostic values of hepatic epithelioid hemangioendothelioma on ^{18}F-FDG PET/CT. Clin Exp Med, 20 (4): 557-567.

WEISS SW, ENZINGER FM, 1982. Epithelioid hemangioendothelioma: a vascular tumor often mistaken for a carcinoma. Cancer, 50 (5): 970-981.

多发脑膜瘤

病史简介

患者，女性，62岁，记忆力进行性减退半年，头痛1个月，无发热、恶心呕吐、肢体抽搐、意识不清、二便失禁等症状。血常规、多项肿瘤标志物均未见异常。外院平扫MRI表现：右侧颞叶巨大囊实性占位性病变，中线结构左偏，脑疝不除外；脑内多发缺血灶MRI表现；脑白质缺血性脱髓鞘MRI改变。既往史：左侧甲状腺腺瘤术后8年。

影像描述

^{18}F-FDG PET/CT检查：右侧额叶大脑镰旁、颞叶见多发大小不等混杂密度影，大者位于右侧颞叶，最大截面约5.1cm×4.9cm，呈囊实性，累及并致右侧颞骨骨质破坏，实性部分FDG摄取增高，SUV$_{max}$为5.9（对侧脑本底SUV$_{max}$为11.0），右侧脑室受压变窄，中线略左移（图26-1，图26-2）。

MRI：颅内见多发大小不等强化结节影，明显不均匀强化，部分可见"脑膜尾征"；右侧脑室受压改变；中线结构略左移。

最终诊断

右侧颅内肿瘤切除，病理：右颞叶多灶性肿瘤，脑膜瘤，纤维型，WHO分级Ⅰ级；右额叶脑膜瘤，皮细胞型，WHO分级Ⅰ级。免疫表型：EMA（+），SSTR2（+），PR（+），SMA（−），CD34（−），H3K27me3（+），GFAP（−），E-Cad（+），Ki-67（3%+）。分子病理：无EWSR1基因相关易位，TERT基因启动子未见肯定突变。

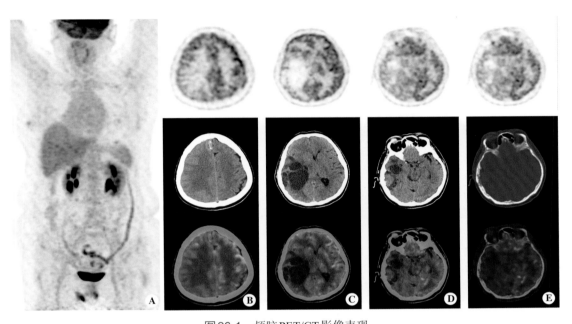

图26-1 颅脑PET/CT影像表现

A. MIP图；B. 右侧额叶大脑镰旁大小约1.7cm×0.6cm混杂密度影，FDG摄取增高，SUV$_{max}$为5.7；C、D. 右侧颞叶最大截面约
5.1cm×4.9cm混杂密度影，FDG摄取不均匀性增高，SUV$_{max}$为5.9；E. 右侧颞骨骨质破坏，FDG摄取增高，SUV$_{max}$为6.0

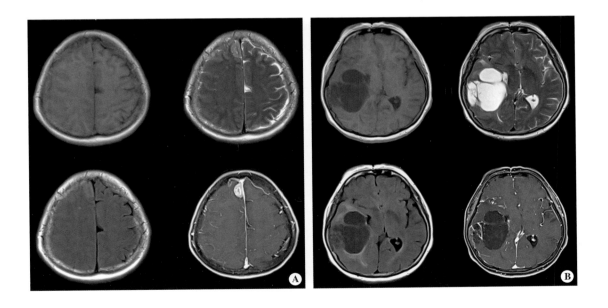

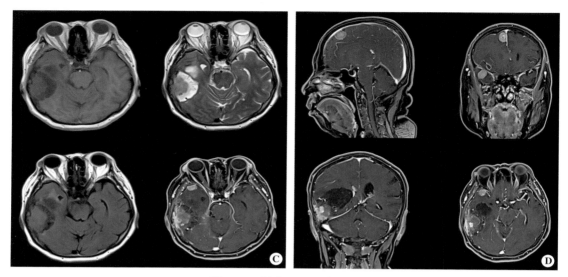

图26-2　颅脑MRI影像表现

A. 右侧额叶大脑镰旁长T_1（左上图）、长T_2（右上图）、T_2-FLAIR（左下图）高信号结节影，增强后（右下图）明显强化。B、C. 右侧颞枕叶长T_1（左上图）、长T_2（右上图）、T_2-FLAIR（左下图）混杂信号肿块影，增强后（右下图）明显强化，大小约6.4cm×5.9cm，增强后不均匀强化，另见右颞叶下极前缘明显强化结节影（图C右下）。D. 增强MRI，左上图为矢状位，显示右侧额叶大脑镰旁强化结节；右上图为冠状位，显示右侧额叶大脑镰旁和右颞叶下极前缘强化结节；左下图为冠状位，显示右侧颞枕叶不均匀强化肿块；右下图为横断位，显示右侧颞枕叶不均匀强化肿块和右颞叶下极前缘强化结节

病例讨论

　　脑膜瘤起源于蛛网膜粒帽细胞，与硬脑膜相连，是中枢神经系统常见的原发性肿瘤（Ostrom et al.，2015），女性多见[女男比例为（2～4）：1]，多数为单发，常见部位为矢状窦旁、大脑镰、大脑凸面、嗅沟、鞍结节、蝶骨嵴、三叉神经半月节、小脑幕、斜坡和颅颈交界处等（Zimny et al.，2011）。脑膜瘤典型影像学表现为肿瘤以宽基底与颅骨或硬脑膜相连，有颅骨增厚、破坏或变薄等脑外肿瘤征象，可有钙化或骨化，少有囊变、坏死和出血，脑膜瘤血供丰富，CT和MRI增强明显强化，约60%肿瘤邻近脑膜发生鼠尾状强化，即"脑膜尾征"（Guermazi et al.，2005）。由于脑膜瘤细胞高表达生长抑素受体亚型2（somatostatin receptor 2，SSTR2），因此，^{68}Ga-奥曲肽（TOC）和^{68}Ga-盐酸奥曲肽（TATE）PET/CT检查可以用于脑膜瘤辅助诊断（Nowosielsk et al.，2017）。

　　根据脑膜瘤细胞特性及病灶局部浸润程度，脑膜瘤可分为WHO Ⅰ级病变（占80%以上，为良性病变）、Ⅱ级或Ⅲ级病变（恶性潜能或恶性脑膜瘤）。但由于大部分脑膜瘤生长缓慢，脑本底摄取FDG代谢程度相对较高，所以脑膜瘤病灶FDG代谢增高程度不明显。一些小样本数据研究表明，^{18}F-氟乙基酪氨酸（FET）PET/CT动态显像中，时间-活度曲线（time-activity curve，TAC）及肿瘤脑比率（tumor to brain ratio，TBR）可以区分高级别和低级别脑膜瘤（Cornelius et al.，2015）。本病例特点为多发脑膜瘤且病理分型具有异质性，颞叶部位脑膜瘤伴较大范围囊变，占位效应明显，给诊断带来困惑。本病例需要与脑转移瘤、淋巴瘤、胶质瘤等肿瘤性疾病鉴别。

病例点评

　　颅内病变的定位诊断是关键，首先要确定病灶是位于脑内还是脑实质外，如果病变定位错误，疾病谱就会发生严重偏差。该病例虽然是相对常见的脑膜瘤，但为不典型囊性脑膜瘤。囊性脑膜瘤可以在脑膜瘤的中央或者边缘发生囊变，囊变机制还不太清楚，该病例的另一个特点是病变多发，形态不一，易干扰诊断。典型的脑膜瘤，就像肝脏血管瘤一样，有常见的表现，较容易做出诊断，但一定要关注一些不典型或少见病例。FDG PET/CT 对脑膜瘤良恶性鉴别可能有一定价值。

（病例提供：马　光　胡四龙　复旦大学附属肿瘤医院）

（病例点评：董爱生　海军军医大学第一附属医院）

参 考 文 献

CORNELIUS JF，STOFFELS G，FILB C，et al，2015. Uptake and tracer kinetics of O-（2-^{18}F-fluoroethyl）-L-tyrosine in meningiomas：preliminary results. Eur J Nucl Med Mol Imaging，42（3）：459-467.

GUERMAZI A，LAFITTE F，MIAUX Y，et al，2005.The dural tail sign--beyond meningioma. Clin Radiol，60（2）：171-188.

NOWOSIELSK M，GALLDIKS N，IGLSEDER S，et al，2017. Diagnostic challenges in meningioma. Neuro Oncol，19（12）：1588-1598.

OSTROM QT，GITTLEMAN H，FULOP J，et al，2015. CBTRUS Statistical Report：Primary Brain and Central Nervous System Tumors Diagnosed in the United States in 2008-2012. Neuro Oncol，17（Suppl 4）：iv1-iv62.

ZIMNY A，SASIADEK M，2011. Contribution of perfusion-weighted magnetic resonance imaging in the differentiation of meningiomas and other extra-axial tumors：case reports and literature review. J Neurooncol，103（3）：777-783.

IgG4相关性肾病

病史简介

患者，女性，50岁，发热、畏寒不适2月余。外院相关检查提示右肾占位。实验室检查提示白细胞计数、血小板计数及中性粒细胞百分比增高，血沉及C反应蛋白升高。血清免疫球蛋白（Ig）G增高。

影像描述

^{18}F-FDG PET/CT检查显示右肾上极、中下极见结节状代谢增高灶，SUV$_{max}$分别为10.9、11.8（图27-1，图27-2），余全身显像代谢未见明显异常。

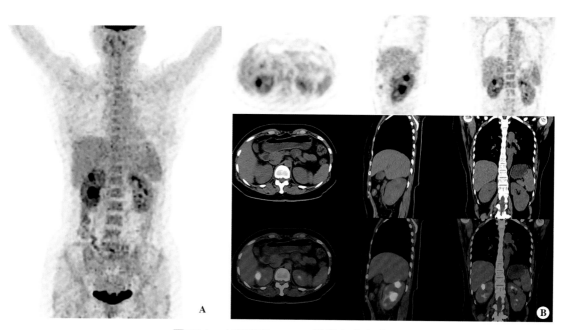

图27-1 右肾病变PET/CT影像表现（1）

A. MIP图。B. 轴位、矢状位、冠状位见右肾上极稍高密度灶伴代谢增高，SUV$_{max}$为10.9；右肾中下极稍高密度影伴结节状代谢增高灶，SUV$_{max}$为11.8

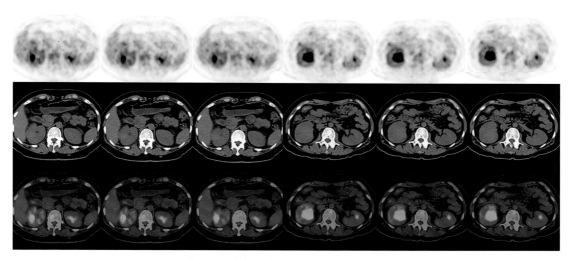

图27-2 右肾病变PET/CT影像表现（2）

横断位显示右肾上极、中部肾门层面见结节状代谢增高灶（SUV_{max}分别为10.9、11.8）

最终诊断

术后病理：考虑炎性病变，IgG4相关性病变可能性大。免疫组化：CK（残存肾小管+），IgG（+），IgG4（+），CD38（+），CD138（+），κ（+），λ（+），CD56（部分+），Ki-67（10%+）。

病例讨论

IgG4相关性疾病（IgG4-related disease，IgG4-RD）是一类新近被认识的系统性免疫疾病，最初是在研究自身免疫性胰腺炎时被发现的，并于2003年首次被命名为IgG4-RD（Kamisawa et al.，2003）。该病是一种以纤维炎性病变为主的疾病，可累及全身多处组织和器官，受累组织常呈瘤样改变，病理上可见大量IgG4阳性浆细胞浸润及席纹状纤维化，临床上常容易与恶性肿瘤、感染及风湿性疾病混淆。此病可以单一受累器官起病，亦可同时或先后合并全身多个器官受累，累及肾脏时即为IgG4相关性肾病（IgG4-related kidney disease，IgG4-RKD）。其主要包括两大类，即IgG4相关性肾小管间质性肾炎（IgG4-related tubulointerstitial nephritis，IgG4-TIN）和IgG4相关性膜性肾病（IgG4-related membranous nephropathy，IgG4-MN）（Saeki et al.，2010；Yamaguchi et al.，2012）。IgG4-RKD多为IgG4-RD的一部分（占1/5～1/3），单独以IgG4-RKD存在的比较少。

IgG4-RKD患者除肾脏受累外，多合并其他器官受累，因此其影像学表现需要兼顾肾脏外表现。IgG4-RKD病灶常多发，易累及肾皮质，多表现为皮质内多发类圆形或楔形低密度灶，也可出现肾实质内或肾周肿块，增强CT扫描病灶一般不强化，MRI上病灶表现为T_1WI低信号、T_2WI高信号。在^{18}F-FDG PET/CT检查受累部位表现为代谢增高灶（杨少习等，2019；Ling et al.，2020）。

本例病例为孤立右肾2处受累，病灶在^{18}F-FDG PET/CT上呈现高代谢（SUV_{max}分别为

10.9、11.8），同机衰减校正CT上病变呈类圆形稍高密度影，余全身其他部位未见异常代谢增高灶。本例病例是以IgG4-RKD单独存在的，容易误诊为肾脏恶性肿瘤。

病例点评

IgG4-RD多为多系统、多器官受累，肾脏多为多器官受累的其中一个器官，单一累及肾脏的比较少见。此外，IgG4-RD泌尿系统临床表现缺乏特异性，实验室检查中血IgG4水平增高及IgG4阳性细胞浸润肾间质，影像学检查中肾脏病变类圆形、楔形改变为特征性表现。该病例表现为右肾2处高代谢灶，余全身其他部位未见代谢增高灶，需要与肾脏脓肿、淋巴瘤及高代谢肾癌进行鉴别。

[病例提供：潘　博　中国科学技术大学附属第一医院（安徽省立医院）]

（病例点评：寿　毅　同济大学附属东方医院）

参 考 文 献

杨少习，李洪生，傅丽兰，等，2019. ^{18}F-FDG PET/CT在IgG4相关性疾病中的应用. 中国临床医学影像杂志，30（12）：875-880.

KAMISAWA T，FUNATA N，HAYASHI Y，et al，2003. A new clinicopathological entity of IgG4-related autoimmune disease. J Gastroenterol，38（10）：982-984.

LING J，WANG H，PAN W，et al，2020. Clinical and imaging features of IgG4-related kidney disease. Abdom Radiol（NY），45（6）：1915-1921.

SAEKI T，NISHI S，IMAI N，et al，2010. Clinicopathological characteristics of patients with IgG4-related tubulointerstitial nephritis. Kidney Int，78（10）：1016-1023.

YAMAGUCHI Y，KANETSUNA Y，HONDA K，et al，2012. Characteristic tubulointerstitial nephritis in IgG4-related disease. Hum Pathol，43（4）：536-549.

原发性脾脏血管肉瘤

病史简介

患者，男性，63岁，因"血小板进行性减少11月余，发热5天（体温最高达39.5℃）"入院。2021年6月22日：血红蛋白47g/L↓，血小板计数18×10⁹/L↓，白细胞计数11.14×10⁹/L↑，C反应蛋白85.6mg/L↑；肿瘤标志物、免疫固定电泳均无特殊。2021年4月13日超声：肝右叶良性低密度灶（2枚），血管瘤可能。2021年6月23日增强CT：脾脏占位，恶性肿瘤可能性大；肝脏多发转移瘤；前列腺增大；左侧肾上腺结节；多处骨转移可能。2021年6月25日骨髓穿刺：骨髓增生低下，骨髓象中粒、红二系增生低下，粒系以中性分叶核为主；红系伴造血紊乱，可见部分异形红细胞及破碎红细胞。

影像描述

¹⁸F-FDG PET/CT检查显示肝脏多发低密度灶，部分FDG摄取降低，SUV_{max}为1.8；脾脏增大，FDG摄取不均匀增高，SUV_{max}为6.5；左侧肾上腺低密度结节，大小约为2.6cm×2.5cm，SUV_{max}为3.0；前列腺增生，左侧外周带FDG摄取略增高，SUV_{max}为3.5；多处骨骼密度增高，FDG摄取异常增高，SUV_{max}为12.4（图28-1，图28-2）。

最终诊断

骨髓活检显示骨髓间充满梭形细胞，免疫组化CD31阳性，考虑为肉瘤。综合病史，考虑为脾脏血管肉瘤伴广泛骨转移，肝脏多发转移。

病例讨论

血管肉瘤是一种罕见的间叶源性恶性肿瘤，占所有恶性肿瘤2%以下，恶性程度高，容易发生早期转移，对化疗敏感，预后差（Frontario et al., 2016）。血管肉瘤临床表现与原发肿瘤及转移瘤的部位密切相关，其常见原发器官包括皮肤、心脏、肝、脾、骨骼等。脾脏血管肉瘤是脾窦血管内皮细胞异常增生形成的一种高度侵袭性恶性肿瘤。既往称为

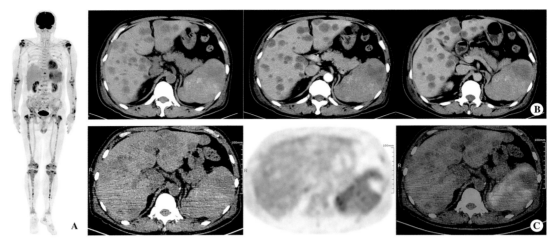

图28-1　肝脏增强CT和PET/CT图像表现

A. MIP图；B. 肝脏多发低密度灶，部分边缘可见轻度强化，脾脏密度不均匀，其内见部分高、低密度灶，增强后未见明显强化；C. 肝脏及脾脏多发低密度灶，部分FDG摄取降低？ SUV_{max} 分别为1.8和6.5

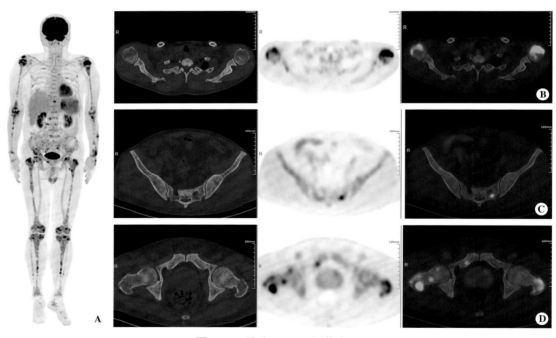

图28-2　骨骼PET/CT图像表现

A. MIP图；B～D. 骨密度弥漫性增高，局部伴FDG摄取异常增高，右侧股骨颈为著，SUV_{max}为12.4

"血管内皮细胞瘤""成血管细胞瘤"（Serrano et al.，2014）。脾脏血管肉瘤发病率低，每年发病率为（0.014～0.025）/10万；平均发病年龄约为59岁（14个月至89岁）；男性略多于女性。发病机制尚不明确，可能与接触某些化学物质如砷、氯乙烯、二氧化钍或电离辐射、淋巴瘤化疗有关，但也有研究认为其是由脾脏良性病变如血管瘤、淋巴血管瘤或血管内皮瘤恶变引起的（Hara et al.，2010）。

由于脾脏血窦丰富，脾脏血管肉瘤极易发生血行转移（69%～100%），较多见的转移部位为肝、肺、淋巴结及骨骼，偶见转移至肾上腺、消化道、腹膜及颅脑；预后差，治疗效果不佳，患者生存时间不足 1 年。症状呈非特异性，80% 的患者出现腹部不适，30% 的患者出现自发性、致命性脾破裂，也有患者出现发热、乏力、体重下降等。实验室检查提示贫血（70%），血细胞减少（91%），白细胞增多（20%），血小板减少（10%～40%），血沉升高（15%）（Hadidy et al.，2010）。

通常该疾病影像学缺乏典型的特征。CT 平扫显示脾脏增大，脾脏内见单发或多发边界不清的类圆形或不规则低密度灶，病灶常出现出血、坏死，伴囊变、纤维化，常呈弥漫性生长，使脾脏失去正常形态，由于病灶无包膜，更易侵犯周围组织。MRI T_2WI 可反映肿瘤内部结构的不均一性，呈不均匀高信号，有时可见 T_1WI 高信号出血灶，影像学上实性成分强化而囊性成分不强化的表现与镜下具有囊性及实性的特点相符合，且囊性区域常伴有出血；通常肿块越大，病灶内部密度/信号越不均匀。增强检查常表现为动脉期病灶边缘或中心环形或不规则强化，静脉期及延迟期有向心性或离心性渐进强化。该患者影像学检查显示短期内病灶明显增多，病情进展迅速（Krol et al.，2015）。^{18}F-FDG PET/CT 通常表现为病灶 FDG 摄取异常增高，可以全面显示病灶累及范围，但影像学表现缺乏特异性，最终诊断需要结合病理诊断（Zheng et al.，2018；Zhao et al.，2017；Abe et al.，2009）。

病例点评

由于 ^{18}F-FDG PET/CT 是全身断层显像，平时工作中多器官受累的病变并不少见。这类疾病的诊断思路可参考以下方法：先分后合的理念。分即病变分布的范围，该病例如果考虑前列腺癌骨转移，肝、脾转移不符合常规前列腺癌转移模式，另外前列腺癌骨转移病灶与该病例中的骨髓改变也不符合，故不考虑前列腺癌转移的诊断。虽然肝脏病灶整体 FDG 摄取不高，但增强 CT 可看到病变周围有强化表现，结合病史更倾向诊断为恶性病变。脾脏影像学上的囊实性病灶，且脾脏病灶伴 FDG 摄取异常增高，多倾向诊断为转移性病变、淋巴瘤或血管母细胞瘤等恶性病变。从分的角度来看，骨髓、肝和脾都倾向恶性病变。最后，如何去合，此时需要综合患者的临床病史、影像学检查等资料进行全局诊断。患者病史中提及血小板进行性下降，提示脾功能亢进，最终影像学考虑脾脏原发病变伴肝脏和骨骼转移更为合理，但最终的诊断仍需要结合病理。

（病例提供：肖　杰　修　雁　复旦大学附属中山医院）

（病例点评：左传涛　复旦大学附属华山医院）

参 考 文 献

ABE T，SATO M，OKUMURA T，et al，2009. FDG PET/CT findings of splenic angiosarcoma. Clin Nucl Med，34（2）：82，83.

FRONTARIO SC，GOLDENBERG-SANDAU A，ROY D，et al，2016. Primary splenic angiosarcoma presenting as idiopathic thrombocytopenic purpura：a case report and review of the literature. Case Rep Surg，

4173060.

HADIDY A，ALSHARIF A，SHEIKH-ALI R，et al，2010. Odontogenic myxofibroma synchronous with primary angiosarcoma of the spleen. Br J Radiol，83（985）：e10-e13.

HARA T，TSURUMI H，KASAHARA S，et al，2010. Long-term survival of a patient with splenic angiosarcoma after resection，high-dose chemotherapy，and autologous peripheral blood stem cell transplantation. Intern Med，49（20）：2253-2257.

KROL JJ，KROL VV，DAWKINS A，et al，2015. Case 213：primary splenic angiosarcoma. Radiology，274（1）：298-303.

SERRANO OK，KNAPP E，HUANG K，et al，2014. Pediatric primary splenic angiosarcoma：an aggressive multidisciplinary approach to the oncologic management of a rare malignancy. World J Surg Oncol，12：379.

ZHAO Q，DONG A，WANG Y，et al，2017. FDG PET/CT in primary splenic angiosarcoma with diffuse involvement of the spleen. Clin Nucl Med，42（10）：815-817.

ZHENG K，LIU Y，CUI R，et al，2018. Primary spleen angiosarcoma with concomitant hepatic hemangiomas on ^{18}F-FDG PET/CT. Clin Nucl Med，43（3）：222，223.

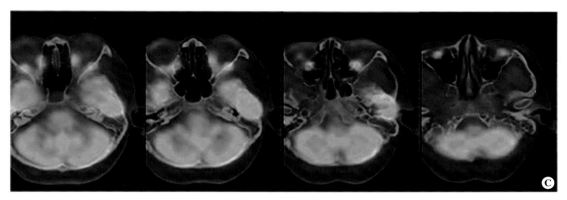

图29-2　左颞部PET/CT影像表现

PET/CT显示左耳道内软组织密度影，FDG摄取异常增高（SUV$_{max}$为17.7），左侧颞骨骨质广泛稀疏破坏（累及颞骨乳突部、鳞部及颞下颌关节周围骨质）；左侧乳突小房见软组织密度影，FDG摄取未见异常增高

最终诊断

左侧颞骨肿物活检："左侧颞骨新生物"病变提示为巨细胞修复性肉芽肿。术后病理："左侧颞骨"病变形态及酶标符合巨细胞修复性肉芽肿，胆脂瘤。

病例讨论

巨细胞修复性肉芽肿（giant cell reparative granuloma，GCRG）是一种少见的良性非肿瘤性溶骨性病变，具有局部侵袭性，好发于上颌骨、下颌骨，偶见于其他部位如颅骨、手及足（Murphey et al.，2001），与骨组织对创伤出血或炎症的修复性反应有关（Chambers et al.，1982），部分病例可无明确外伤史。任何年龄均可发病，其好发于青年和儿童，机制不清。GCRG的临床症状与发病部位有关，发生于颅骨可表现为听力消失、耳鸣、面部不适、吞咽困难等。病理特征之一为纤维间质内出现大量含铁血黄素沉积。侵袭性主要由病变中基质细胞增生扩展所致。GCRG的典型X线表现为骨膨胀性透射影，常为多房性，可混有点状或灶性高密度影。CT表现为非特异性溶骨性病变，骨皮质膨胀变薄，软组织肿块影，可伴有瘤内出血及骨化，骨质破坏较多、显著。MRI表现：T$_2$WI以低信号（含铁血黄素沉积、出血）为主伴高信号（囊性坏死）最为多见，具有一定特异性；T$_1$WI表现为等、稍长信号，增强扫描病变呈不均匀强化，分隔可见强化（Murphey et al.，2001）。

对于本病例定位是关键，病变局限于左侧颞骨，PET呈单发高代谢颞骨病变，虽有乳腺癌病史，但PET/CT仅见左侧颞骨局限性占位，并未见其余部位明显转移灶，结合全身表现，可除外骨转移。因此，在一元论不能解释时，需要二元论思考。本病主要与骨巨细胞瘤鉴别较难，但骨巨细胞瘤表现为膨胀性骨质破坏，肿块内可见散落的成骨碎片，这一点可与本病相鉴别，结合MRI特征性表现，最终需要病理明确。本例另需要与骨转移瘤、骨/软骨肉瘤、朗格汉斯细胞组织细胞增生症、动脉瘤样骨囊肿、棕色瘤、面神经瘤、中耳结核等鉴别（Ung et al.，1998）。

病例点评

　　该病例有乳腺癌病史，影像学表现主要为FDG浓聚在颞下颌关节，局部颞骨骨质缺损；左侧乳突气房密度增高，为乳突炎表现。肿瘤病史伴骨病灶FDG浓聚容易误导阅片经验不足的医师做出乳腺癌复发伴左侧颞骨处转移的错误诊断。对于这种病例，我们不能仅用一元论进行考虑，需要结合孤立性病灶本身的影像学特点及相关临床表现和实验室检查结果综合考虑。该病例最终的诊断结果虽然罕见，但也符合患者主诉和相关影像学特点，也为影像医师在诊断类似病例时提供了另一种诊断思路。

　　　　　　　　（病例提供：刘子豪　吴书其　尹雅芙　上海交通大学医学院附属新华医院）
　　　　　　　　　　　　（病例点评：陈虞梅　上海交通大学医学院附属仁济医院）

参 考 文 献

CHAMBERS TJ，SPECTOR WG，1982. Inflammatory giant cells. Immunobiology，161（3-4）：283-289.

MURPHEY MD，NOMIKOS GC，FLEMMING DJ，et al，2001. From the archives of AFIP. Imaging of giant cell tumor and giant cell reparative granuloma of bone：radiologic-pathologic correlation. Radiographics，21（5）：1283-1309.

UNG F，LI KK，KEITH DA，et al，1998. Giant cell reparative granuloma of the temporal bone：case report and review of the literature. Otolaryngol Head Neck Surg，118（4）：525-529.

脾脏硬化性血管瘤样结节性转化

病史简介

患者，女性，25岁，体检腹部B超发现脾内低回声结节，大小约4.1cm×3.9cm，边界清晰，形态欠规则。超声造影：脾内异常灌注团块（恶性肿瘤可能）。实验室检查无明显异常。平时无腹痛腹胀、恶心呕吐、心悸胸闷及发热等不适，无外伤史。行^{18}F-FDG PET/CT检查明确诊断。

影像描述

^{18}F-FDG PET/CT检查见脾脏不大，中部见稍低密度占位，大小约3.6cm×2.8cm×3.5cm，FDG摄取不均匀轻度增高，SUV$_{max}$为2.5（图30-1）；增强后动脉期见肿块密度明显低于脾脏实质，边缘不规则，伴轻度强化，肿瘤内部见少量条状强化影，门脉期肿块内部呈不均匀强化，较动脉期明显，延迟期肿块密度仍低于脾脏实质（图30-2，图30-3）。

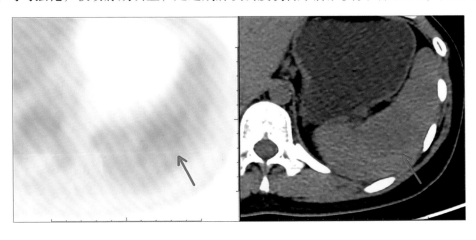

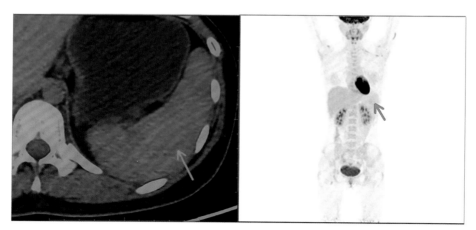

图30-1 脾脏低密度占位PET/CT影像表现

脾脏中部见稍低密度占位（箭），FDG摄取不均匀轻度增高，SUV$_{max}$为2.5

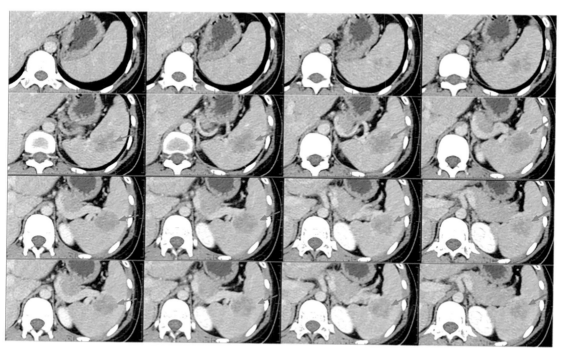

图30-2 脾脏低密度占位增强CT动脉期影像表现

增强后低密度占位边缘轻度强化，内部见少量条状强化

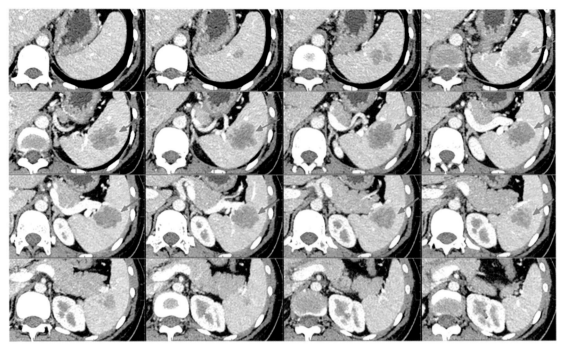

图30-3 脾脏低密度占位增强CT门脉期影像表现

门脉期低密度占位边缘及内部强化更为明显（箭）

最终诊断

术后病理：脾脏硬化性血管瘤样结节性转化。免疫组化结果：CD31（血管＋），CD34（血管＋），CD8（窦组织细胞＋），D2-40（淋巴管＋），Ki-67（约3%＋），ERG（血管＋），SMA（＋），CD68（组织细胞＋）。

病例讨论

脾脏硬化性血管瘤样结节性转化（SANT）是一种罕见的脾脏良性肿瘤，由Krishnan等于1993年首次描述，当时称为"索状毛细血管瘤"。2004年Martel等根据其特征性病理形态、免疫组化特点及良好的临床结局提出该病是脾内一种良性血管性病变，并建议使用"sclerosing angiomatoid nodular transformation"来命名（Martel et al., 2004）。该病的发生机制尚不清楚，临床以中年患者多见，女性多于男性，临床表现无特异性。影像学特点：SANT病灶以单发多见，呈圆形或分叶状肿块。SANT在CT平扫时表现为边界清楚的稍低密度肿块，偶可见钙化灶。文献报道SANT的增强方式主要有2种：①动脉期病灶边缘轻度强化，门脉期和延迟期持续不均匀或均匀强化，但密度仍低于脾实质；②动脉期病灶边缘开始明显强化，并呈现逐渐向心性充填的"轮辐状"强化。相对于CT表现，MRI检查能更多地反映SANT的病理特征。T_1WI呈等或稍低信号，T_2WI可表现为特征性

"轮辐征"（Kim et al.，2012；Raman et al.，2013）。SANT ^{18}F-FDG PET/CT检查目前的文献报道约有10余例，肿瘤直径为1.5～10.2cm，SUV_{max}为2.5～5.4，大部分为不均匀摄取（Imamura et al.，2016）。

　　本病例为青年女性，体检发现脾脏占位，无临床症状，CT平扫呈稍低密度，增强后可见边缘不规则伴轻度强化，肿瘤内部见少量条状强化影，类似"轮辐状改变"，FDG摄取不均匀轻度增高，SUV_{max}为2.5，与之前的文献报道一致。Feng等描述SANT的FDG摄取就像"面包上的梅干"，"梅干"代表血管瘤样结节，"面包"就是脾脏组织（Feng et al.，2013）。SANT摄取FDG的机制是血管瘤样结节中存在炎性细胞和巨噬细胞，FDG摄取程度与血管瘤样结节中的炎性细胞和巨噬细胞的数量呈正相关。SANT需要与脾脏的其他良恶性肿瘤鉴别，如血管瘤、错构瘤、血管肉瘤等。FDG低摄取是SANT和脾脏恶性肿瘤鉴别诊断特征，但难以用来和脾脏其他良性肿瘤进行鉴别。熟悉SANT的影像学特征可以避免不必要的手术治疗（Sharma，2018）。

病例点评

　　脾脏占位性病变在日常工作中较少见，可大致分为囊性病变和实性病变，实性病变分为淋巴造血系统肿瘤、脉管源性肿瘤（血管瘤、错构瘤、窦岸细胞血管瘤、SANT、血管肉瘤）和其他（Gamna-Gandy小体、脾紫癜、结节病、转移瘤等）。该病例为青年女性，脾脏单发占位性病变，增强CT渐进性强化，就可以把囊性病变排除；如FDG轻度摄取，则可排除淋巴造血系统肿瘤、恶性脉管源性肿瘤；如全身其他部位无FDG异常代谢，则基本可排除转移瘤；如无门静脉高压、脾脏不大、病变单发，渐进性强化，Gamna-Gandy小体、脾紫癜、结节病也就可以排除，基本应该考虑良性脉管源性肿瘤，如血管瘤、错构瘤、窦岸细胞血管瘤、SANT，几种病变均可渐进性强化，但该病变患者无发热、贫血、脾脏不大，窦岸细胞血管瘤基本可排除，剩下的就是血管瘤、错构瘤、SANT；这时就需要结合增强MRI检查对该病例进行确切定性，假如病变T_2WI呈明显高信号，血管瘤可能性大；如T_2WI呈低信号，则错构瘤、SANT均有可能，SANT可理解为富纤维组织血管瘤，增强扫描出现特征性"轮辐状改变"（增强CT也可显示），故该病例要考虑SANT可能性大于错构瘤。通过对该病例的学习，可帮助读者熟悉脾脏占位性病变的分析思路及鉴别诊断。

（病例提供：汪太松　邢　岩　上海交通大学医学院附属第一人民医院）

（病例点评：孙贞魁　上海交通大学医学院附属第六人民医院）

参 考 文 献

FENG YM，HUANG YC，TU CW，et al，2013. Distinctive PET/CT features of splenic SANT. Clin Nucl Med，38（12）：e465，e466.

IMAMURA Y，NAKAJIMA R，HATTA K，et al，2016. Sclerosing angiomatoid nodular transformation（SANT）of the spleen：a case report with FDG-PET findings and literature review. Acta Radiol Open，5（8）：

2058460116649799.

KIM HJ，KIM KW，YU ES，et al，2012. Sclerosing angiomatoid nodular transformation of the spleen：clinical and radiologic characteristics. Acta Radiol，53（7）：701-716．

MARTEL M，CHEUK W，LOMBARDI L，et al，2004. Sclerosing angiomatoid nodular transformation（SANT）：report of 25 cases of a distinctive benign splenic lesion. Am J Surg Pathol，28（10）：1268-1279．

RAMAN SP，SINGHI A，Horton KM，et al，2013. Sclerosing angiomatoid nodular transformation of the spleen（SANT）：multimodality imaging appearance of five cases with radiology-pathology correlation. Abdom Imaging，38（4）：827-834.

SHARMA P，2018. ^{18}F-FDG avid Sclerosing Angiomatoid Nodular Transformation（SANT）of spleen on PET-CT-a rare mimicker of metastasis. Nucl Med Rev Cent East Eur，21（1）：53.

肝细胞腺瘤

病史简介

患者，女性，38岁，2个多月前体检发现肝内多发占位。实验室检查：血常规、肝功能、出凝血时间无明显异常；AFP阴性；肝炎病毒组合阴性。否认结核、外伤及家族肿瘤病史。行全身^{18}F-FDG PET/CT检查。

影像描述

^{18}F-FDG PET/CT检查图像显示肝脏实质内及包膜下见多发稍低密度团块及结节影，边界模糊，较大位于右前叶下段，大小约3.4cm×2.5cm，FDG摄取增高，SUV$_{max}$为6.9（图31-1）。上腹部增强CT：肝脏见多发结节状稍低密度影，增强后动脉期可见显著强化，静脉期及延迟期呈相对低密度（图31-2）。上腹部增强MRI：肝脏见多发大小不等类圆形异常信号灶，增强后动脉期见显著强化，门脉期及延迟期对比剂迅速退出（图31-3）。

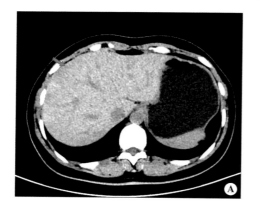
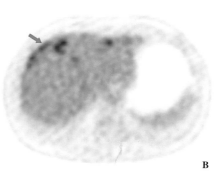

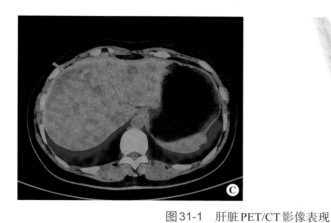
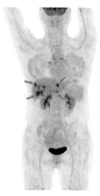

图31-1　肝脏PET/CT影像表现

A～D. CT、PET、融合图像及MIP图像。箭头所示为肝实质内及包膜下见多发稍低密度团块及结节影,边界模糊,FDG摄取增高,SUV_{max}为6.9

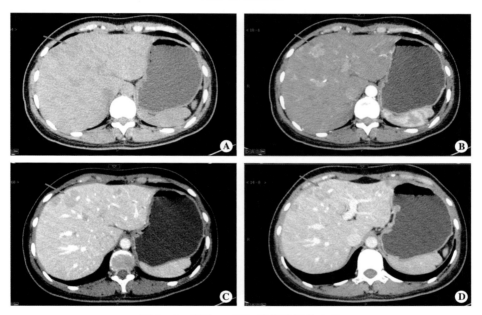

图31-2　肝脏CT平扫及增强影像表现

A～D. 平扫、动脉期、门脉期及延迟期图像。箭头所示为肝脏内见多发结节状稍低密度影,注入对比剂后动脉期可见显著强化,门脉期及延迟期呈相对低密度

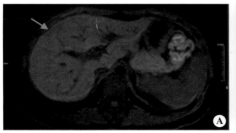
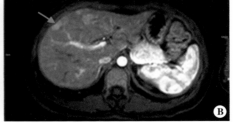

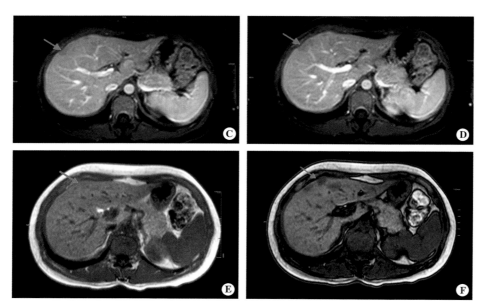

图31-3　肝脏MRI平扫及增强影像表现

A～F. 平扫、动脉期、门脉期、延迟期、正相位及反相位图像。箭头所示为肝脏见多发大小不等类圆形异常信号灶，注入对比剂后动脉期见显著强化，门脉期及延迟期对比剂迅速退出，反相位图像上见病灶明显信号降低。

最终诊断

最终诊断为肝细胞腺瘤。经皮肝穿刺活检病理：肝细胞中度变性，轻度脂肪变性伴局灶轻度淤胆，异型性不明显。扩大左半肝切除手术病理：符合肝细胞腺瘤病，HNF1α失活型（弥漫多结节）；肿瘤细胞 AFP（－）、GPC-3（－）、GS（－）、L-FABP（－）、gp130（－）、β-catenin（－）、Ki-67（5%），结节内未见CK19阳性胆管。

病例讨论

肝细胞腺瘤（hepatocellular adenoma，HCA）是最常见的肝细胞性良性肿瘤。在西方国家，大多数HCA发生于有长期口服避孕药物史的育龄期女性（Rooks et al.，1979）；在中国，大部分女性 HCA 患者并没有长期口服避孕药史（Lin et al.，2011）。肝腺瘤病（liver adenomatosis，LA）是肝细胞腺瘤的一种特殊类型，由Flejou等于1985年提出，指正常肝脏内出现10个及以上腺瘤时的疾病统称（Flejou et al.，1985）。2010年新版WHO肝胆肿瘤组织学分类提出了HCA的4个分子亚型：HNF1α失活型（Ⅰ型）、β-catenin突变激活型（Ⅱ型）、炎症型（Ⅲ型）和未分类型（Ⅳ型）（Bosman et al.，2010）。其中HNF1α失活型占HCA总数的35%～40%，好发于年轻女性，高达50%的该型肿瘤为多发性，约90%的该型患者有口服避孕药物史，最大径小于5cm的该型病变出血破裂的风险很小。在所有的HCA分型中，HNF1α失活型的侵袭性最低，恶变风险要低于其他分子类型。组织病理学上，HNF1α失活型HCA特征表现为明显的肿瘤内肝细胞脂肪沉积。

HNF1α失活型HCA影像学特征为CT平扫肿瘤多为低密度，增强扫描呈动脉期强化，门脉期呈等密度或低密度，即"快进快出"。MRI上T_1WI呈高信号或低信号，反相位图像上有明显的信号降低，提示肿瘤内富含脂肪成分；增强扫描强化方式与CT表现相同。

本例患者为年轻女性，以体检发现肝脏多发占位就诊，无特殊不适主诉，血常规、生化、肿瘤标志物及肝炎病毒指标均正常，初步提示肝内结节存在良性病变的可能。然而本例患者的影像学检查CT及MRI均显示典型肝细胞癌的"快进快出"强化方式，为疾病的诊断带来困难。为了除外恶性病变的可能，患者在笔者医院接受了肝内病灶穿刺活检和扩大手术切除，最终病理证实肿瘤并非恶性，而是HNF1α失活型HCA。在该病的术前诊断上，追问患者的口服避孕药物使用史是必要的，同时在MRI相位图的分析中应敏锐地捕捉到反相位图像特征，种种"蛛丝马迹"可为HNF1α失活型HCA提供诊断依据。近年来，[18]F-FDG PET/CT被应用于肝脏占位性病变的辅助诊断。有报道显示（Young et al.，2021），在[18]F-FDG PET图像上HNF1α失活型HCA病灶的FDG代谢模式高于炎症型HCA，这与本病例中肝内病灶呈高代谢相一致。

临床实践中，遇到类似患者，需要考虑此类肿瘤可能，并详细追问患者既往用药史，结合其他影像学检查（CT/MRI等），分析其强化特征和正反相位图像，有条件的单位可加做[18]F-FDG PET/CT检查，提高对该病的诊断准确率。

病例点评

该病例为年轻女性，体检发现肝内多发占位，最终病理诊断为肝细胞腺瘤，HNF1α失活型。该病例具有特征性，在病史采集时需要注意用药史等相关内容，这有助于临床诊断。整个病例分析过程，尤其是对疾病的鉴别诊断考虑得非常全面。今后当遇到类似病例时，尤其是年轻女性、有口服避孕药物史的肝脏多发占位患者，需要考虑肝细胞腺瘤的可能性；此外，伴有肥胖、代谢性疾病、酒精及雄激素滥用等，都可能与该病相关，患病人群不仅仅限于女性，发生于男性的肝细胞腺瘤多为β-catenin突变激活型，恶变风险高，更需要引起临床关注。

（病例提供：辛　玫　陈虞梅　上海交通大学医学院附属仁济医院）

（病例点评：尹雅芙　上海交通大学医学院附属新华医院）

参 考 文 献

BOSMAN FT，CARNEIRO F，HRUBAN RH，2010. World Health Organization classification of tumors. Pathology and genetics of tumors of the digestive system. 4 ed. Lyon：IARC Press.

FLEJOU JF，BARGE J，MENU Y，et al，1985. Liver adenomatosis. An entity distinct from liver adenoma? Gastroenterology，89（5）：1132-1138.

LIN H，VAN DEN ESSCHERT J，LIU C，et al，2011. Systematic review of hepatocellular adenoma in China and other regions. J Gastroenterol Hepatol，26（1）：28-35.

ROOKS JB，ORY HW，ISHAK KG，et al，1979. Epidemiology of hepatocellular adenoma. The role of oral contraceptive use. JAMA，242，644-648.

YOUNG JR，GRAHAM RP，VENKATESH SK，et al，2021. ^{18}F-FDG PET/CT of hepatocellular adenoma subtypes and review of literature. Abdom Radiol（NY），46（6）：2604-2609.

生殖细胞肿瘤

病史简介

患者，女性，17岁，偶感左腰痛，近2个月疼痛频繁发作，到当地医院检查，睡眠、饮食尚可，体重无变化，月经无异常。血常规、肝功能、血沉无明显异常，人绒毛膜促性腺激素（hCG）未见异常。AFP＞19111μg/L，超声提示左侧肾脏实性占位（10.7cm×9.2cm×6.7cm）。外院穿刺病理：结合HE染色及免疫组化结果提示肾母细胞瘤，穿刺组织少而局限，待手术标本进一步确诊。

影像描述

^{18}F-FDG PET/CT检查显示左上腹腔巨大软组织肿块，肿块自左肾上部延伸至左上腹腔，大部分轮廓光整，大小约15cm×11cm×10.5cm，密度不均匀，内可见斑片状稍低密度灶及条片状钙化，可见环形不均匀^{18}F-FDG摄取明显增高，SUV_{max}为12.75。左肾向外推移，外缘可见部分正常肾组织。胰腺、胃、脾和周围肠管可见明显推压变形、移位。肝右前叶上段见1枚稍低密度结节，大小约为0.9cm×0.8cm，SUV_{max}为3.6；肝右前叶下段见1枚稍低密度结节，大小约1.4cm×0.8cm，SUV_{max}为5.3（图32-1～图32-4）。

最终诊断

手术切除左上腹腔肿块，术后病理：后腹膜混合型生殖细胞肿瘤（卵黄囊成分约占90%，畸胎瘤成分约占10%），伴大片坏死，侵犯肾上腺、胰腺，粘连脾脏、肾脏，侵犯神经，脉管内见癌栓，周围淋巴结2枚，未见转移。肝内转移性结节2枚。

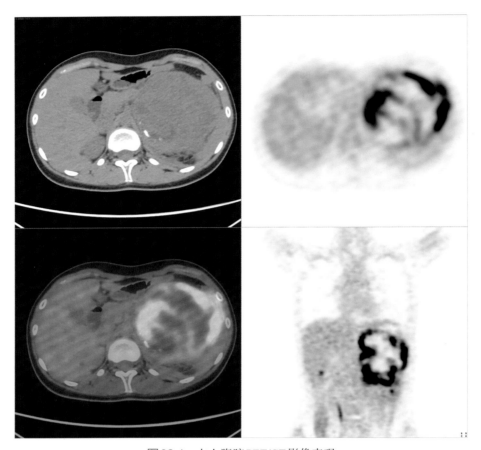

图32-1 左上腹腔PET/CT影像表现

左上腹腔巨大软组织肿块，大小约15cm×11cm×10.5cm，密度不均匀，内可见斑片状稍低密度灶及条片状钙化，[18]F-FDG摄取明显增高，SUV_{max}为12.75

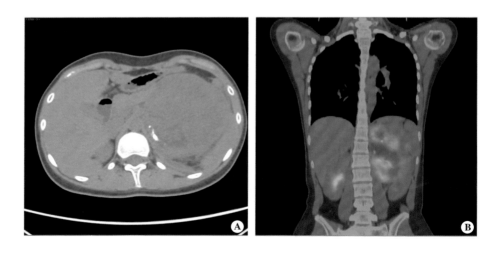

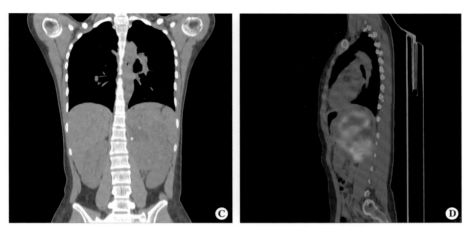

图32-2　CT横断位图（A）、PET/CT融合冠状位图（B）、CT冠状位图（C）、PET/CT融合矢状位图（D）

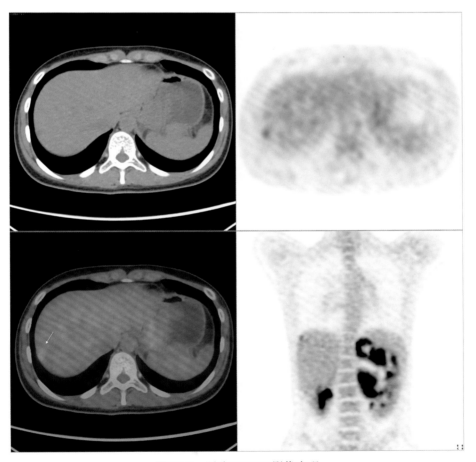

图32-3　肝脏PET/CT影像表现

肝右前叶上段见1枚稍低密度结节，大小约0.9cm×0.8cm，^{18}F-FDG摄取增高，SUV$_{max}$为3.6

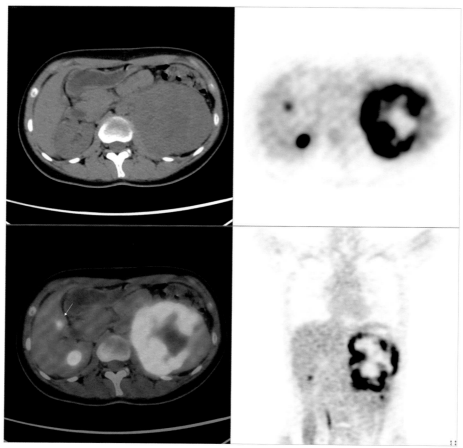

图 32-4　肝脏 PET/CT 影像表现

肝右前叶下段见 1 枚稍低密度结节，大小约 1.4cm×0.8cm，^{18}F-FDG 摄取增高，SUV$_{max}$ 为 5.3

病例讨论

生殖细胞肿瘤是发生于生殖腺或生殖腺外的肿瘤，由原始生殖细胞或多能胚细胞转型而形成。由于生殖细胞肿瘤可发生于任何一个原始生殖腺正常或异位移行的部位，因此生殖细胞肿瘤除了可以原发于卵巢和睾丸外，还可以发生于性腺外，且多位于中线附近，如松果体、骶尾椎、纵隔及腹膜后等。生殖细胞肿瘤分良性与恶性。良性生殖细胞肿瘤仅限于成熟畸胎瘤。良性肿瘤不是致命性的，但是比较大的肿瘤也会带来严重问题。成熟畸胎瘤（mature teratoma）中含有已分化的组织，包括皮肤、毛发、牙齿、骨骼、油脂和神经组织等。恶性生殖细胞肿瘤大致可以分为 2 种：①生殖细胞瘤（germinoma），这些肿瘤可能会分泌碱性磷酸酶、乳酸脱氢酶、人绒毛膜促性腺激素等；②非生殖细胞瘤性生殖细胞肿瘤，包括卵黄囊瘤、绒毛膜癌、胚胎癌、由恶性生殖细胞肿瘤和畸胎瘤混合形成的生殖细胞肿瘤。

卵黄囊瘤（yolk sac tumor）又称内胚窦瘤，是一种由胚外内胚层——卵黄囊发生的高度恶性生殖细胞肿瘤，多见于婴儿和儿童的睾丸及卵巢，性腺外卵黄囊瘤少见，可发生于骶尾部、腹膜后、肺、胃底、阴道、腹壁、脐部及松果体等。患者血清AFP明显升高，其对卵黄囊瘤的诊断有重要指导意义。卵黄囊瘤好发于儿童和青少年性腺内，性腺外罕见，但可以发生于全身各个部位，大多数患者的血清AFP明显升高，AFP是其诊断及随访的主要肿瘤标志物（Takahashi et al.，2014）。CT及MRI检查均表现为单发的实性或囊实性肿块，边界尚清，渐进式、不均匀强化，内部见丰富而迂曲的血管是其特征之一。PET/CT检查表现为高代谢，易于发现，尤其对罕见部位、微小/隐匿的原发病灶及转移病灶的诊断及复发检测更具优势（Raad et al.，2021），治疗上主要是手术+化疗。需要强调的是，即使是Ⅰa期患者，术后不进行化疗也可能会出现复发或转移（Kojimahara et al.，2013）。

　　肾母细胞瘤（nephroblastoma）是一种发展迅速的恶性胚胎性混合瘤，又称Wilms瘤（Wilms tumor，WT），占儿童肾脏肿瘤的95%，多单发，双侧发生者占4%～10%（可同时或先后发生），大多数患儿在3岁前发病。肾母细胞瘤患儿的临床症状一般不典型，好发于5岁以下儿童的肾皮质内；CT平扫显示肿瘤密度不均匀，病变性质为实性、囊性或囊实混合性；增强CT检查显示肿瘤呈渐进性不均匀强化。间叶成分多样，当缺乏胚芽组织和上皮分化时，诊断困难。胚胎性间质的黏液细胞和梭形细胞几乎存在于所有病例，形成胚芽和上皮病灶的基质。可见横纹肌、平滑肌、成纤维细胞和骨骼肌细胞分化，其他间叶成分分化包括脂肪、软骨、成熟的神经节细胞和神经胶质等。这种多样性分化易被误诊为畸胎瘤。

　　鉴别诊断还包括神经母细胞瘤，其肿块较大，边界欠清，包膜常被突破，平扫时肿瘤密度不均匀，可见较多粗大钙化及出血、坏死囊变区。它是肾上腺肿瘤中出现钙化最多的一种，钙化呈粗点状或环形，这种钙化是神经母细胞瘤的重要特征。肿瘤常跨中线向对侧侵犯，具有包绕大血管的倾向，肿瘤强化明显，常不均匀，包膜欠光整（Zhou et al.，2011）。还有未成熟畸胎瘤，其较少见，约占3%，属恶性，含有未成熟的胚胎性组织，最常见的为脑组织，少数为间叶组织或内胚层结构等。未成熟畸胎瘤平均发病年龄为20～30岁，随年龄增大，发病率逐渐降低。未成熟畸胎瘤的特征：年轻女性，血清AFP升高，实性肿块，单发，灶内几乎均有多发散在钙化和脂质肿块内盘曲带状略低密度影（特征性CT征象）。

病例点评

　　该病例良恶性鉴别相对不难，难点为恶性肿瘤类型的判断。该病例主要病灶位于左上腹，肿块呈囊实性，实质成分代谢异常增高，同时肝脏多发高代谢低密度小结节灶，首先考虑恶性肿瘤伴肝转移可能。同时，结合临床表现和实验室检查（血常规、肝功能、血沉无明显异常）提示感染性病变可能性小。但是该例患者病灶较大，与多个器官关系密切，包括肾、肾上腺、胃、胰腺等，定位困难，因此肿瘤来源难以确定。有以下几种肿瘤需要鉴别：尽管外院穿刺病理提示肾母细胞瘤，但该肿瘤好发于5岁以下儿童，该病例患者17岁，年龄偏大，病理准确性存疑。其他如软组织来源肉瘤、胰腺神经内分泌肿瘤、恶性胃肠道间质瘤都可以有相似的影像学表现，需要鉴别。另外，需要注意该肿瘤伴有钙化，血清AFP很高，也需要考虑恶性畸胎瘤，但该肿瘤中没有脂肪成分，也不完全相符。最后病理诊断为卵黄囊瘤，好发年龄、血清AFP升高及影像学表现均与之相符。

（病例提供：平照福　寿　毅　上海美中嘉和医学影像诊断中心）

（病例点评：张　敏　上海交通大学医学院附属瑞金医院）

参 考 文 献

KOJIMAHARA T，NAKAHARA K，TAKANO T，et al，2013. Yolk sac tumor of the ovary: a retrospective multicenter study of 33 Japanese women by Tohoku Gynecologic Cancer Unit（TGCU）. Tohoku J Exp Med，230（4）：211-217.

RAAD RA，HADDAD L，JABBOUR T，et al，2021. Inflammatory myofibroblastic tumor of the liver mimicking metastasis on ^{18}F-FDG PET/CT. Clin Nucl Med，46（1）：47，48.

TAKAHASHI M，KANAMORI Y，TAKAHASHI M，et al，2014. Detection of a metastatic lesion and tiny yolk sac tumors in two teenage patients by FDG-PET: report of two cases. Surg Today，44（10）：1962-1965.

Zhou KG，Yan Fh，Zeng MS，2011. CT diagnosis of the abdomen. Shanghai: Fudan University Press: 898.

肺黏液腺癌

病史简介

患者，男性，24岁，自述近期体检发现右肺下叶结节，2年前胸部X线片曾提示右肺结节样影，未予以治疗。血常规及肿瘤标志物基本正常。

影像描述

平扫及增强CT检查（图33-1～图33-3）：右肺下叶外基底段中外带见一类圆形结节，大小约2.3cm×2.0cm×2.0cm，边缘浅分叶、稍毛糙，病灶外缘见少许晕征，密度欠均匀，中央大部分平扫CT值为−2HU左右，周缘部分密度较高处CT值约为36HU，增强扫描病灶周缘轻微强化（CT值为50HU左右），中央部分基本无强化，病灶内见一小血管穿行，血管走行基本正常。

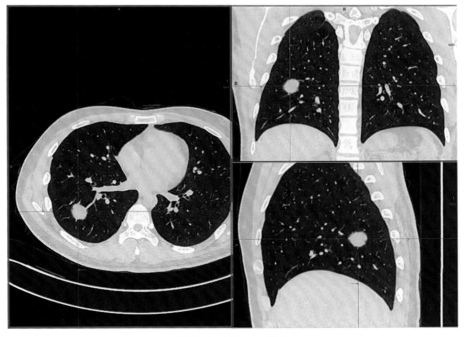

图33-1　平扫CT图像

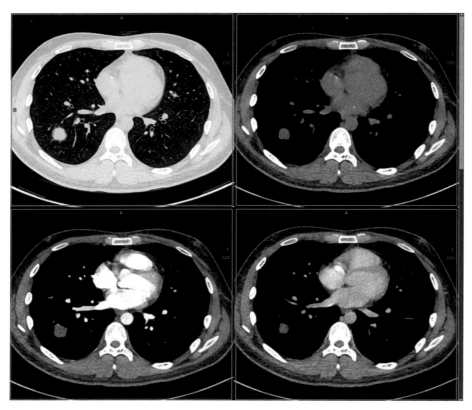

图33-2　增强CT图像

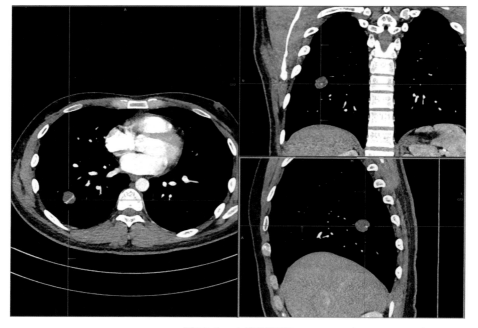

图33-3　血管漂浮征

^{18}F-FDG PET/CT：右肺下叶外基底段见大小约2.4cm×2.0cm×2.1cm软组织结节，边界清晰，边缘尚光整，FDG摄取稍高，SUV_{max}为2.1。双侧胸膜未见增厚，双侧胸腔无积液。气管居中，气管及各叶、段支气管通畅。双侧肺门及纵隔未见明显肿大淋巴结（图33-4）。

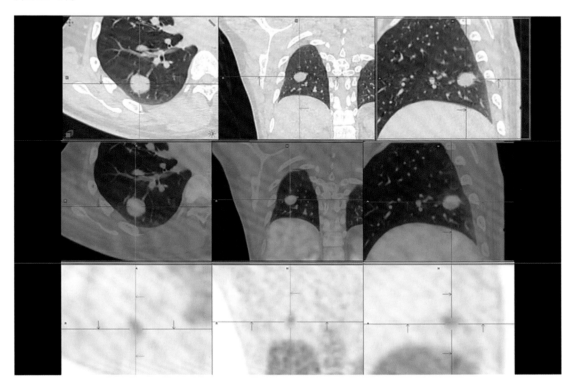

图33-4　^{18}F-FDG PET/CT

最终诊断

右肺下叶肺段楔形切除手术，术后病理为肺黏液腺癌。

病例讨论

肺黏液腺癌是一种罕见的腺癌类型，归入肺腺癌变异型中，其伴有丰富黏液（50%～90%，一般要求＞50%），黏液充满肺泡腔并破坏肺泡壁（许海敏等，2019）。本病虽然属于低度恶性肿瘤，临床转移少见或出现较晚，但因其发病率低、缺乏典型临床特征，而易被误诊为肺炎、肺结核等，延误诊断和治疗（Masai et al.，2016）。

肺黏液腺癌影像学表现无明显特征性，主要表现为肺内孤立、边界清晰的结节或肿块，部分边缘可见分叶、毛刺。因病灶内部充满黏液成分，平扫CT多为囊实性或囊性密度。增强扫描实性成分轻微强化，大部分无明显强化。PET/CT表现与之对应，FDG摄取程度与黏液含量呈负相关。由于其FDG代谢程度仅轻度增高，从而可能会被误诊为良性肿瘤（如错构瘤）。弥漫性病灶易被误诊为炎症，病灶强化不明显及迁延不愈是其诊断要点（张洁等，2009）。本病主要依靠手术治疗，术后应定期随诊除外转移。

　　本例患者病灶呈一孤立性类圆形改变，边界清楚，边缘光滑，增强后可见血管漂浮征，一定程度上可提示其偏恶性病变，为今后工作提供经验教训。

病例点评

　　孤立性肺结节的良恶性鉴别是日常PET/CT阅片工作中的一大重点。该例患者为青年男性，无症状，体检发现孤立性肺结节，平扫CT显示病灶边缘光滑，增强后轻度强化，PET表现为FDG轻度摄取，以上征象提示良性病灶可能；但增强后可见血管漂浮征，应考虑偏低度恶性可能。在判断孤立性肺结节性质时，需要结合PET、平扫CT及增强CT等多方面信息进行综合判读。

（病例提供：韩天壮　张　建　上海大学附属全景医学影像诊断中心）

（病例点评：邢　岩　上海交通大学医学院附属第一人民医院）

参 考 文 献

许海敏，陈晓炎，张静，等，2019. 肺胶样腺癌4例临床病理分析及文献复习. 诊断学理论与实践，18（6）：649-654.

张洁，陈昶，郑卉，等，2009. 57例原发性肺黏液腺癌的临床分析. 中华肿瘤杂志，1：66-68.

MASAI K，SAKURAI H，SUZUKI S，et al，2016. Clinicopathological features of colloid adenocarcinoma of the lung：a report of six cases. J Surg Oncol，114（2）：211-215.

股内肌结节性筋膜炎

病史简介

患者，男性，28岁，发现左侧大腿内侧痛性肿块1月余。体格检查提示左侧大腿内侧肿块，质硬伴疼痛。否认既往结核、外伤等病史。实验室检查：血常规、生化、肿瘤指标均未见异常。

影像描述

^{18}F-FDG PET/CT检查见左侧股内肌中下段内软组织结节，FDG摄取异常增高，SUV$_{max}$为12.9；病灶大小2.5cm×2.3cm×2.3cm，CT值为24HU，边界欠清（图34-1）。MRI见左侧股内肌内软组织肿块，T$_1$WI呈等信号、T$_2$WI呈高信号，T$_2$压脂可见病灶周围晕征，肿块呈不均匀环状强化，DWI显示病灶呈环形弥散受限（图34-2）。

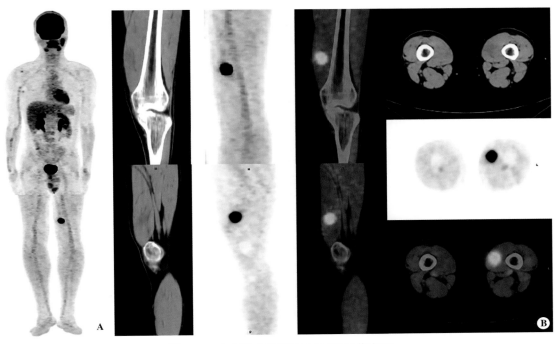

图34-1　左侧股内肌病灶PET/CT影像表现

A. MIP图（拼接后）；B. 左侧股内肌内见大小约2.5cm×2.3cm×2.3cm软组织密度灶，FDG摄取均匀增高，SUV$_{max}$为12.9

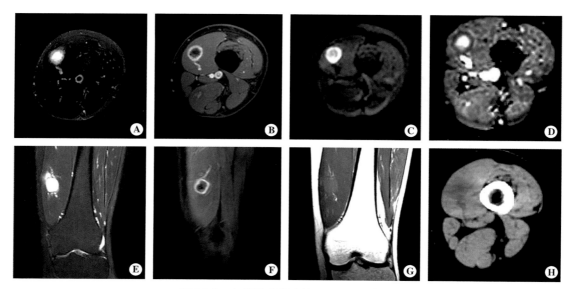

图 34-2　左侧股内肌病灶 MRI 及 CT 表现

A. T_2 轴位；B. T_1+C 轴位；C. DWI；D. ADC；E. T_2 冠状位；F. T_1+C 矢状位；G. T_1 冠状位；H. CT 平扫轴位

最终诊断

患者行左侧大腿软组织病灶切除术，病理提示病灶内细胞呈肌成纤维细胞样，部分区域细胞丰富，可见多核巨细胞，SMA（＋），CD34（血管＋），*USP6* 基因易位阳性，病理诊断为结节性筋膜炎。

病例讨论

结节性筋膜炎（nodular fasciitis，NF）又称浸润性筋膜炎、假肉瘤性筋膜炎、假肉瘤性纤维瘤病，是一种以（肌）成纤维细胞增生为主的良性软组织病变，为最常见的纤维组织起源的软组织疾病。2013 年 WHO 骨与软组织肿瘤分类将其定义为一种自限性且形成肿块的纤维增生性疾病。2020 年 WHO 骨与软组织肿瘤分类中其属于成纤维细胞/肌成纤维细胞性肿瘤中的良性分类。NF 病因尚不明确，但 5%～10% 的患者可能与创伤引起的反应性增殖有关（Leung et al.，2002）。NF 病理上可分为黏液型、细胞型和纤维瘤型，通常对应不同的疾病发展阶段。镜下主要表现为（肌）成纤维细胞增生排列形成半旋涡状或 "S" 形构型，病灶内有疏松的黏液样基质、丰富的血管及不规则裂隙或小囊。NF 病理诊断误诊率较高，其中约 20% 的患者被误诊为肉瘤。临床上，NF 多见于 20～40 岁青壮年，无性别差异。其可发生于上肢（50%，前臂多见）、躯干（20%）、头颈（15%～20%）、下肢（15%）。病变表现为孤立性、迅速生长的肿块，伴疼痛或压痛，少数患者出现神经压迫症状（崔植野，2018）。病程短（一般 2～3 周，很少超过 3 个月）、体积较小（大部分肿块＜3cm，很少超过 5cm）是 NF 的特点。NF 诊断主要遵循 "三不" 诊断原则，即体积大、多发、复发不诊断。

NF在PET/CT上表现为皮下或肌内高代谢软组织肿块，但无特异性，进行诊断时需要结合CT及MRI表现做出综合判断。按照发生部位，NF可分为皮下型、肌内型和筋膜型。皮下型一般边缘清晰，周围结构受压移位而受侵少见；肌内型和筋膜型边界不清，呈浸润性生长，似软组织恶性肿瘤表现，较难与软组织恶性肿瘤鉴别。CT表现为略低于肌肉密度的软组织结节或肿块，增强后明显强化，部分病灶表现为边缘强化。MRI表现与病理类型相关（Coyle et al.，2013）。黏液型：T_1WI低信号、T_2WI高信号、强化不明显；细胞型：T_1WI与肌肉信号相等，T_2WI显著高于肌肉信号，强化明显；纤维型：T_1WI、T_2WI均低于周围肌肉信号，强化不明显，病灶内出血、坏死、囊变罕见。MRI上几个征象可提示NF诊断（Wu et al.，2020）：①筋膜尾征，肿块紧贴筋膜面，筋膜呈线样延伸，增强后肿块附近的筋膜有轻度强化，此征象诊断NF敏感度为89.5%，特异度为88.7%（刘壮盛等，2015）；②云征，病灶沿筋膜生长，呈云雾状改变；③反靶征，病灶中心T_2WI呈高信号，无强化，病灶边缘明显强化；④太阳晕征，病变无或仅有轻度强化，周围筋膜呈明显不规则强化，形成太阳晕征。

NF是一种罕见的良性软组织病变，较难与软组织肿瘤鉴别，诊断时需要考虑以下鉴别诊断（Hakozaki et al.，2014；Choi et al.，2014）。①神经纤维瘤：表现为皮下多发、生长缓慢的软组织结节，与邻近血管神经束关系密切，其密度或信号多不均匀。②未分化高级别多形性肉瘤：中老年男性多见，好发于四肢深部软组织，肿瘤直径多大于5cm，钙化、坏死、出血较多见，增强后肿瘤内实性部分可见明显强化。③硬纤维瘤/韧带样纤维瘤病：女性多见，常由肌膜和腱膜生长，发生于肌肉、腱膜、深筋膜等处，十分坚硬，可发生于全身各处，多见于腹壁，可发生于腹内及骨骼肌内；部分特征与纤维型NF相似，其病理特点为基质多、细胞少、质地硬、呈浸润性生长。临床症状多不明显，生长较慢，出血、钙化、囊变较少见。MRI表现为T_1低信号，T_2序列为低信号或稍高信号，增强后病灶大多明显均匀强化；而纤维型NF常不具有侵袭性生长的特点，病变纤维成分的信号在任何序列均呈低信号。④纤维肉瘤：发病年龄较大，大腿及膝部常见，肿块较大时可见坏死、出血、钙化。⑤黏液型脂肪肉瘤：无痛性肿块，体积较大，肿块形态不规则，可见脂肪成分，易复发和转移。⑥血管肉瘤：肿块多显著强化，内部可因出血产生液-液平面，深部病灶周围可见弯曲强化血管影。此外，NF也可见于既往合并恶性肿瘤的患者，此种情况下，NF较难与肿瘤复发或转移进行鉴别，在诊断时应十分谨慎，须全面综合临床病史及影像学检查进行诊断（Kim et al.，2015）。

根据PET/CT特点，本例病灶边界不清，FDG摄取增高，提示为下肢软组织恶性肿瘤可能，但MRI显示病灶呈环形强化、T_2压脂病灶有晕征表现，且边界清晰，同时结合患者病史分析，符合良性病变表现，明确诊断仍需依据病理检查。因此，一些在PET/CT上具有恶性征象的软组织肿块，在诊断时仍需综合其他影像学表现及病史具体分析。

病例点评

NF少见，工作中其常被误诊为恶性肿瘤。对于该病例，病变位于左侧大腿软组织肌内，具有典型筋膜尾征、云征、反靶征、太阳晕征，且病史短、生长快、单发、实性软组织肿块、病变体积较小。根据"三不"诊断原则，即体积大、多发、复发不诊断，可排他性诊断NF。但NF影像学表现形态多样，PET/CT检查缺乏特异性，当出现典型的临床表现或MRI上述征象时，须考虑该病的可能，与恶性肿瘤鉴别困难时需要做软组织活检进一步明确诊断。

（病例提供：席　阗　孙贞魁　上海交通大学医学院附属第六人民医院）

（病例点评：张　建　上海大学附属全景医学影像诊断中心）

参 考 文 献

崔植野，2018.结节性筋膜炎28例临床分析.实用手外科杂志，32（4）：401-403，406.

刘壮盛、黄云海、王建明，等，2015.MRI筋膜尾征诊断结节性筋膜炎的价值.中华放射学杂志，7：531-534.

CHOI YY，KIM JY，YANG SO，2014. PET/CT in benign and malignant musculoskeletal tumors and tumor-like conditions. Semin Musculoskelet Radiol，18（2）：133-148.

COYLE J，WHITE LM，DICKSON B，et al，2013. MRI characteristics of nodular fasciitis of the musculoskeletal system. Skeletal Radiol，42（7）：975-982.

HAKOZAKI M，TAJINO T，YAMADA H，et al，2014. Radiological and pathological characteristics of giant cell tumor of bone treated with denosumab. Diagn Pathol，9：111.

KIM JY，PARK J，CHOI YY，et al，2015. Nodular fasciitis mimicking soft tissue metastasis on ^{18}F-FDG PET/CT during surveillance. Clin Nucl Med，40（2）：172-174.

LEUNG LY，SHU SJ，CHAN AC，et al，2002. Nodular fasciitis：MRI appearance and literature review. Skeletal Radiol，31（1）：9-13.

WU SY，ZHAO J，CHEN HY，et al，2020. MR imaging features and a redefinition of the classification system for nodular fasciitis. Medicine（Baltimore），99（45）：e22906.

脾脏结核

病史简介

患者，女性，46岁，体检发现脾脏多发占位。实验室检查：血沉25mm/h，血常规、C反应蛋白、肿瘤标志物未见异常。

影像描述

PET/CT检查见右侧颈部、左侧锁骨区、左侧腋窝多发淋巴结增大伴FDG摄取增高，SUV_{max}为5.8～15.1（图35-1）；脾脏增大，见多处FDG摄取增高病灶，局部见密度稍降低，SUV_{max}为9.3（图35-2）。

最终诊断

病理：左侧腋窝淋巴结活检提示慢性肉芽肿性病变，可见类上皮细胞、朗格汉斯细胞及凝固性坏死，提示结核可能。而后患者行2年正规抗结核治疗，定期规律复查，全身病灶均逐渐缩小至消失。

病例分析

本例结核病理本质是干酪样坏死性肉芽肿。结核发病率近年有所升高，通常发生于免疫力下降的情况下，如糖尿病、疲劳、应用免疫抑制剂、应用激素、自身免疫性疾病、肿瘤及获得性免疫缺陷综合征（AIDS）患者等，其累及范围广，影像形态、时相不一，鉴别诊断较难（不仅要与不同器官、不同时相的结核病比较，还要与其他肉芽肿病变、肿瘤比较）。脾脏结核CT平扫表现为脾脏内多发低密度影，边界不清楚，增强扫描通常为环状强化。[18]F-FDG PET/CT因有炎性细胞浸润多表现为低密度改变伴FDG摄取增高，在结核增殖期，可表现为弥漫性FDG摄取增高，结核干酪样坏死区较大时，可能表现为环状FDG摄取增高，干酪样坏死区可能因缺乏细胞成分表现为糖代谢缺损。结核病灶的不同时期可能有不同糖代谢表现。肺外结核可为原发结核或继发于肺结核，原发结核在临床上较少见，多继发于结核杆菌的血行播散，血行播散型肺结核多合并多器官结核。本病例除脾脏结核外，同时存在淋巴结受累，可能来源于血行播散。本病例颈部、腋窝及脾脏病变，CT上未见明显坏死密度表现，FDG摄取弥漫性增高，可能为结核病变的同一时期。多数患者会有不同时期的结核病灶，FDG摄取可能有不同表现，可在更多病例中观察，并联合病理进行验证。

　　本病例同时需要与淋巴瘤、转移瘤、结节病、其他特殊感染等进行鉴别诊断。

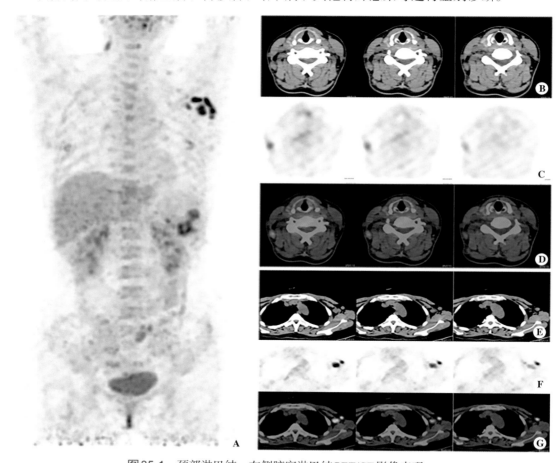

图35-1　颈部淋巴结、左侧腋窝淋巴结PET/CT影像表现

MIP图像（A）；颈部淋巴结病灶横断面CT、PET、PET/CT融合图像（B～D），SUV_{max}为5.8；左侧腋窝淋巴结病灶横断面CT、PET、PET/CT融合图像（E～G），SUV_{max}为15.1

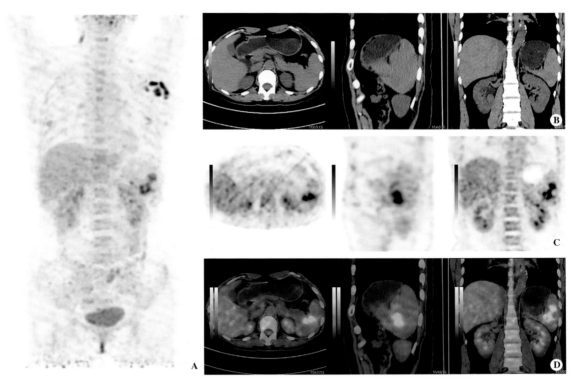

图 35-2　脾脏 PET/CT 影像表现

A. MIP 图像；B～D. 脾脏结节 CT、PET、PET/CT 融合图像，SUV_{max} 为 9.3

病例点评

近年来，结核发病率有上升趋势，尤其是肺外结核，通常发生于免疫力降低的情况，如糖尿病、疲劳、应用免疫抑制剂、长期应用激素、自身免疫性疾病、肿瘤、AIDS 患者等；结核病理本质是结核杆菌引起的干酪样坏死性肉芽肿，通常病变累及范围广，影像形态、时相各异，鉴别诊断较难。在日常影像学诊断中，不仅要与不同器官、不同时期的结核病比较，还要与其他肉芽肿性病变、良恶性肿瘤进行鉴别，充分认识结核病多灶性、多态性的特点，提高影像学诊断水平。

（病例提供：刘　英　刘思敏　张晓莹　同济大学附属第十人民医院）

［病例点评：潘　博　中国科学技术大学附属第一医院（安徽省立医院）］

参 考 文 献

ACEVES-SÁNCHEZ MJ，FLORES-VALDEZ MA，SHANLEY C，et al，2018. Vaccination of guinea pigs with BCG Delta BCG1419c transiently reduces hematogenous spread of M. tuberculosis to the spleen. Pathog Dis，76（9）：1572-1582.

CEGLA P，SPYCHALA A，MARSZALEK A，et al，2018. Atypical spleen tuberculosis in a melanoma patient accidentally detected during a ^{18}F-FDG PET/CT study: Case report. Mol Clin Oncol, 8(1): 89-92.

DALAL AK, DALAL U, SINGAL R, et al, 2010. Tuberculosis of the spleen with pleural effusion: a rare but important clinical entity. Ann Trop Med Parasitol, 104(8): 675-678.

DIDILESCU C, LUGOJI D, OLTEANU S, et al, 2009. Tuberculosis of the spleen—very rare site of extrapulmonary TB. Pneumologia, 58(2): 114-117.

FAN P, CHEN S, XIONG Z, et al, 2014. A case report of disseminated tuberculosis involving the lung, liver, spleen, bone and spine. Zhonghua Gan Zang Bing Za Zhi, 22(7): 551.

GARCÍA-BASTEIRO AL, ISMAIL MR, CARRILHO C, et al, 2015. "Pomegranate" Spleen in Disseminated Tuberculosis. Am J Respir Crit Care Med, 192(3): 387, 388.

GUPTA PP, FOTEDAR S, AGARWAL D, et al, 2008. Tuberculosis of spleen presenting with pyrexia of unknown origin in a non-immunocompromised woman. Lung India, 25(1): 22-24.

JAIN SK, KAZA RC, VINDAL A, 2009. Pseudocyst of the spleen caused by tuberculosis: a rare entity. BMJ Case Rep.

KAKAJE A, MAHMOUD Y, HOSAM ALDEEN O, et al, 2020. Isolated tuberculosis of the spleen presenting with fever of unknown origin in a vaccinated child. Oxf Med Case Reports, 2020(10): omaa09.

KUMAR S, PAI AG, TUNGENWAR PN, et al, 2017. Isolated primary tuberculosis of spleen-A rare entity in the immuno-competent patient. Int J Surg Case Rep, 30: 93-96.

LESTARI DA, RAHADIANI N, SYAIFUL RA, 2021. Isolated spleen tuberculosis in an immunocompetent patient, a rare case report. Int J Surg Case Rep, 83: 105966.

MISHRA H, PRADEEP R, RAO GV, et al, 2013. Isolated tuberculosis of the spleen: a case report and review of literature. Indian J Surg, 75(3): 235, 236.

PRIETO-NIETO MI, PÉREZ-ROBLEDO JP, DÍAZ-SAN ANDRÉS B, et al, 2014. Inflammatory pseudotumour of the spleen associated with splenic tuberculosis. World J Gastrointest Surg, 6(12): 248-252.

RIBECHINI E, ECKERT I, BEILHACK A, et al, 2019. Heat-killed Mycobacterium tuberculosis prime-boost vaccination induces myeloid-derived suppressor cells with spleen dendritic cell-killing capability. JCI Insight, 5(13): e128664.

SINGH AK, SAMANTA J, KOCHHAR R, et al, 2020. Tuberculosis and nodular calcifications in the spleen. QJM, 113(2): 135, 136.

WANG LX, LU XY, LI H, et al, 2007. Study on the cytotoxicity of spleen lymphocytes and immune mechanisms in mice immunized by Mycobacterium tuberculosis H37Ra. Xi Bao Yu Fen Zi Mian Yi Xue Za Zhi, 23(2): 164-167.

胃角异位胰腺

病史简介

患者，男性，30岁，上腹部隐痛2月余。实验室检查：未查。平素身体健康，无特殊病史。外院胃镜：胃角隆起性病变。活检病理：慢性非萎缩性胃炎，部分腺体低级别上皮内瘤变。

影像描述

CT检查：胃恶性肿瘤可能，cT4aN0可能（图36-1）。超声胃镜：胃角黏膜下隆起性病变：恶性肿瘤？不除外转移性，建议必要时行超声内镜引导细针穿刺抽吸术（EUS-FNA）或深

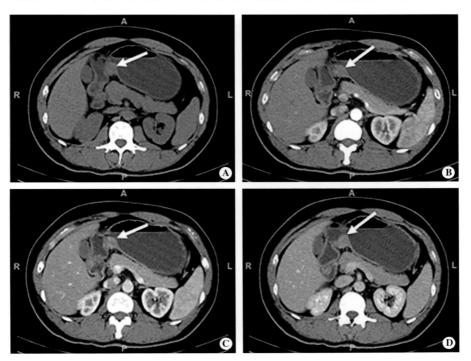

图36-1　胃角病灶CT影像表现

A. 平扫期，CT值为44HU；B. 动脉期，CT值为58HU；C. 静脉期，CT值为92HU；D. 延迟期，CT值为83HU。箭头所示为病灶

凿活检。^{18}F-FDG PET/CT检查：胃角小弯侧胃壁增厚，大小为1.6cm×2.2cm，未见FDG代谢增高（图36-2，图36-3）。

最终诊断

超声内镜引导下深挖活检：胃角隆起处探及胃壁层次清晰，病变起源于固有肌层，呈类圆形等回声改变，直径约2cm，深挖活检，组织病理提示胰腺异位。

病例讨论

异位胰腺（heterotopic pancreas，HP）又称迷走胰腺，指与正常胰腺无解剖和血管联系的孤立胰腺组织。其发生机制尚不明确，可能与基因缺失和通路传导异常有关。异位胰腺并不少见，文献报道尸检中的发现率为0.6%～13.7%。上腹部手术时，每500例中可发现1例。异位胰腺好发于胃肠道，90%的病灶位于胃、十二指肠及空肠近端，消化道外少见。诊

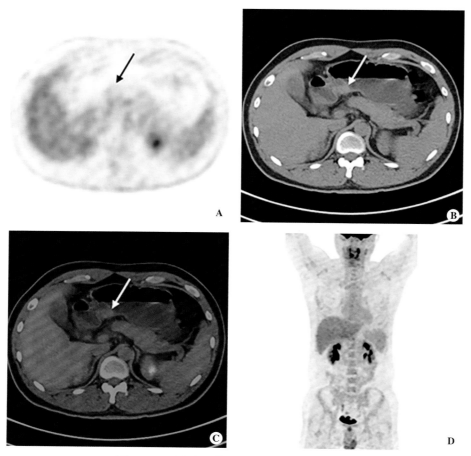

图36-2　胃角病灶^{18}F-FDG PET/CT影像表现

A～C. PET、CT及PET/CT融合图像；胃角小弯侧胃壁增厚（箭），未见FDG代谢增高。D. MIP

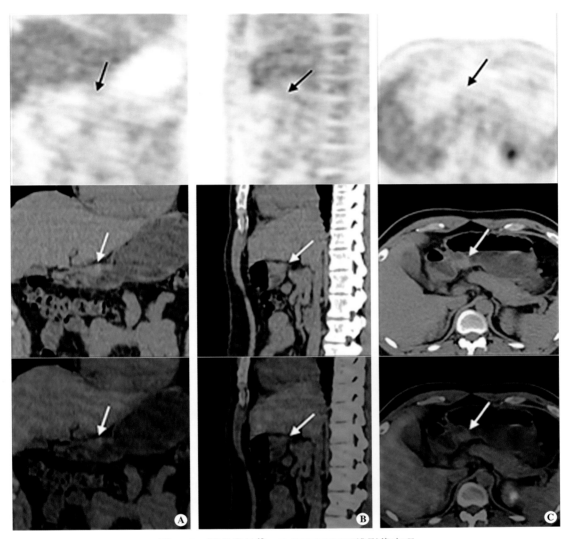

图36-3　胃角病灶 ^{18}F-FDG PET/CT三维影像表现

A. 从上到下分别为冠状位CT、PET和PET/CT融合图像；B. 从上到下分别为矢状位CT、PET和PET/CT融合图像；C. 从上到下分别为横断位CT、PET和PET/CT融合图像。箭头所示为病灶，胃角小弯侧胃壁增厚，未见FDG摄取增高

断异位胰腺最常用的检查为超声内镜和增强CT，"脐凹征"为其典型表现，以胰腺腺泡组织为主的异位胰腺呈明显强化，而以胰腺导管及增生的平滑肌为主的异位胰腺强化不明显。异位胰腺影像学表现与胃息肉、平滑肌瘤、间质瘤等黏膜下肿瘤相似，难以鉴别，确诊需要依靠活检或手术病理。正常部位胰腺的任何疾病均可发生于异位胰腺，如胰腺炎、囊肿、肿瘤等，异位胰腺通常FDG摄取不高，但当并发炎症或肿瘤时，FDG摄取可异常增高。

　　CT对异位胰腺诊断与鉴别诊断有较大的价值，文献报道，异位胰腺的典型位置（幽门前窦和十二指肠）、腔内生长模式、边界不清、上覆黏膜明显强化、病灶长径/短径（LD/SD）大于1.4对异位胰腺与其他肿瘤的鉴别有重要意义。当这5项标准中至少有2项结合使用时，诊断异位胰腺的敏感度和特异度分别为100%和82.5%（Kim et al., 2009）。

本病例中，超声胃镜活检病理证实为胃异位胰腺，PET/CT影像学表现易被误诊为间质瘤等胃部其他肿瘤。结合本例患者增强CT表现，其病灶位于胃角处，呈腔内生长模式生长，其上覆黏膜光整，病灶强化方式与胰腺类似，本例病例LD/SD为1.42，且^{18}F-FDG PET/CT未见明显FDG高摄取，需要意识到存在异位胰腺的可能性。

病例点评

该例患者为30岁男性，以腹部隐痛2月余就诊。结合胃镜提示，从影像学来看，最基本的征象就是条形皱襞黏膜线完整，病变位于黏膜下，这可能是该病例诊断的"钥匙"。胃黏膜下肿瘤常见疾病谱包括间质瘤、神经鞘瘤、血管球瘤、神经内分泌肿瘤、平滑肌源性肿瘤、异位胰腺等。从增强CT图像上看，该病变位于黏膜下，增强以后呈渐进性强化方式，静脉期密度不太均匀，类似相对低密度的管道结构，即"中央导管征"，与胰腺的强化方式非常类似，从PET/CT的表现来看，病变没有明显代谢增高，说明此病变是偏良性的，再结合细微征象如"脐凹征""中央导管征"，可以提示异位胰腺。鉴别诊断包括间质瘤、神经源性肿瘤，但强化方式、坏死囊变等表现不太支持这两种诊断；另外，该部位平滑肌瘤不常见。综合影像的诊断方式非常关键。

（病例提供：刘　菲　胡四龙　复旦大学附属肿瘤医院）

（病例点评：孙贞魁　上海交通大学医学院附属第六人民医院）

参 考 文 献

KIM JY，LEE JM，KIM KW，et al，2009. Ectopic pancreas：CT findings with emphasis on differentiation from small gastrointestinal stromal tumor and leiomyoma. Radiology，252（1）：92-100.

多系统 Erdheim-Chester 病

病史简介

患者，男性，38岁，2年前无明显诱因出现步态不稳、持物不稳，伴视物模糊；4个月前出现言语不清、饮水呛咳。曾被诊断"中枢性尿崩症"，长期口服去氨加压素（弥凝）控制。查体见胸前褐色丘疹和背部深红色斑块。增强MRI见中枢神经系统多发异常信号；腹盆CT见外周骨多发骨质异常改变。腰椎穿刺脑脊液生化及感染、自身免疫性脑炎、脱髓鞘、副肿瘤相关指标均未见明显异常。

影像描述

患者接受了头颅+脊髓增强MRI、颅顶至大腿 ^{18}F-FDG PET/CT和双下肢X线片检查。增强MRI可见双侧小脑半球形态萎缩，颈髓、脑干、脑桥、中脑多发异常信号灶伴斑片状强化。^{18}F-FDG PET/CT提示双侧小脑形态萎缩伴代谢降低；中脑、脑桥、脑干、颈髓增强MRI所示区域不均匀放射性摄取增高；垂体柄上段稍增粗伴轻度放射性摄取增高，SUV$_{max}$为7.5（图37-1）。与此同时，躯干部位PET/CT发现患者全身骨骼多处溶骨性骨质破坏，累及右侧上颌头、右侧肱骨头、双侧肩胛骨、T$_6$椎体、T$_9$椎体、L$_1$椎体、骨盆多处、股骨

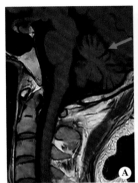
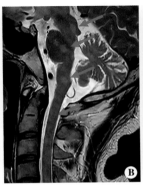
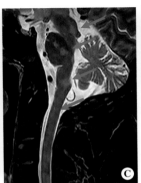
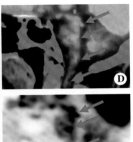
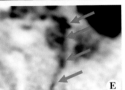

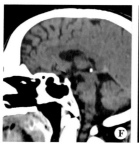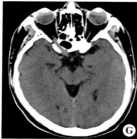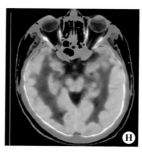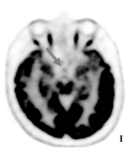

图37-1　中枢神经系统病变影像表现

MRI矢状位上，T_1WI显示小脑萎缩（A）；中脑、脑桥、脑干、颈髓多发T_2WI斑片状高信号灶（B），增强可见强化（C），^{18}F-FDG PET/CT显像时，PET/CT融合（D）和PET（E）图像中上述病变均可见不均匀放射性摄取增高。头颅CT矢状位（F）和横断面（G）均可见垂体柄稍增粗，PET与CT融合图像（H）和PET图像（I）中可见增粗的垂体柄放射性摄取轻度增高，SUV$_{max}$为7.5

上段，其中脊柱病变伴硬化带形成，其余骨病变周围骨质可见明显硬化；肩胛骨、骨盆及四肢骨病变的代谢高于脊柱病变。双下肢X线片见骨盆、双下肢股骨及胫骨骨质不均，伴散在斑片、结节状高低密度影（图37-2）。颈背部皮疹区域在PET/CT图像上表现为局部表皮增厚伴轻度放射性摄取增高，SUV$_{max}$为4.1（图37-3）。

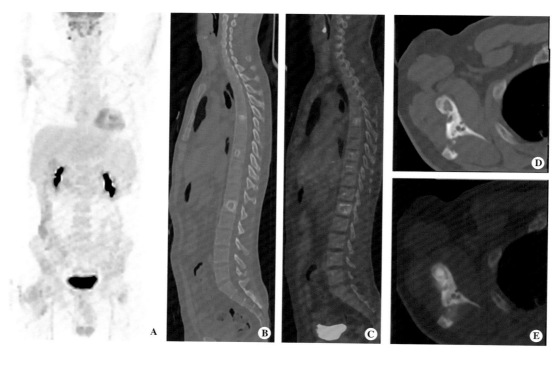

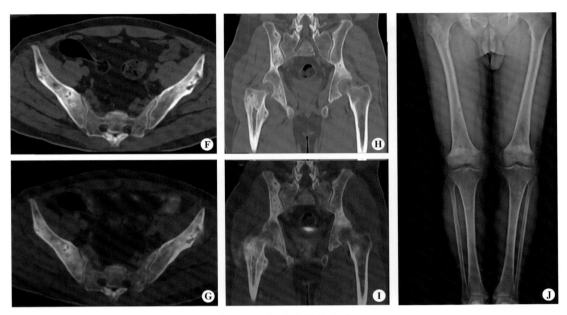

图37-2　骨病变影像表现

^{18}F-FDG PET/CT全身最大密度投影图可见多处异常放射性浓聚（A），在脊柱矢状位CT上，T_6椎体、T_9椎体、L_1椎体溶骨性骨质破坏伴硬化带形成（B），在PET与CT融合图像中，上述骨病变周围轻度放射性浓聚，SUV_{max}为3.9（C）；右侧肩胛骨、双侧髂骨、双侧股骨近端在CT图像上（D～H）均可见弥漫性骨硬化和溶骨性破坏并存的表现，在PET与CT融合图像上（E～I）上述病变放射性摄取弥漫性增高，SUV_{max}为9.6。双下肢X线片上，骨盆、双下肢股骨及胫骨骨质不均，伴散在斑片、结节状高低密度影（J）

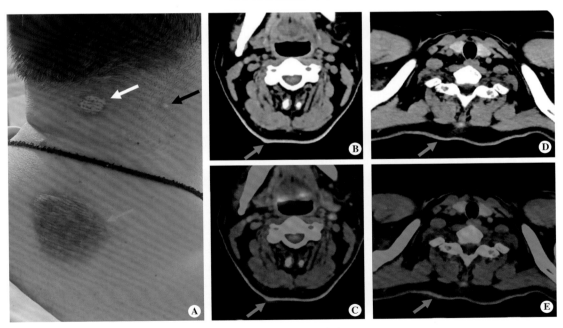

图37-3　皮肤病变相关表现

患者背部皮肤多处皮疹，背部见边界清晰深红色斑块伴黄色脂样物质沉积（A，红色箭头）、颈部粉色斑块（A，白色箭头）和黄色丘疹（A，黑色箭头）。颈部粉色斑块在CT上可见局部表皮稍增厚（B），对应PET与CT融合图像（C）见轻度放射性摄取增高，SUV_{max}为3.7；背部较大的深红色斑块在CT（D）上可见表皮稍增厚，对应PET与CT融合图像（E）呈轻度放射性摄取增高，SUV_{max}为4.1

最终诊断

最终诊断为 Erdheim-Chester 病（累及中枢神经系统、垂体、皮肤、骨）。背部皮肤活检：真皮内见大量泡沫细胞和图顿巨细胞浸润；免疫组化：组织细胞 CD68（＋），CD163（＋），PGM-1（＋），CD4（＋），Ki-67（个别＋），S-100（－），CD123（－），Langerin（－），CD1α（－）。

病例讨论

Erdheim-Chester 病（ECD）又称骨硬化性组织细胞增生症，是一种罕见的多系统性非朗格汉斯细胞组织细胞增生症，1930 年首次由 Jakob Erdheim 和 William Chester 提出，至今为止文献报道的 ECD 病例不足 800 例。该病主要见于成年人，儿童病例鲜有报道，平均发病年龄为 50～60 岁，以男性患者居多（Goyal et al.，2020）。病变组织活检病理是诊断 ECD 的主要方法，镜下表现为泡沫样组织细胞浸润，常见图顿巨细胞；免疫组化中 CD68 阳性，而 S-100、Langerin、CD1α 表达阴性可以很好地将 ECD 与朗格汉斯细胞组织细胞增生症（Langerhans cell histiocytosis，LCH）和 Rosai-Dorfman 病（RDD）区别开（Goyal et al.，2019）。值得注意的是，ECD 也可伴发 LCH 或 RDD，称为混合性组织细胞增生症，因此当不典型表现出现时，需要进行多部位活检（Hervier et al.，2014）。

骨骼是 ECD 最常见的累及部位，占所有病例的 91%～95%，绝大多数为四肢长骨，并呈对称性分布，且多数累及长骨骨干和干骺端，中轴骨也可累及但相对较少（Ding et al.，2015）；部分 ECD 也可以浸润骨髓，伴发骨髓增生异常综合征或慢性髓系白血病等，在诊疗过程中需要格外关注（Goyal et al.，2019）。肾脏是 ECD 第二常见的累及部位，约占所有 ECD 病例的 81%，表现为肾周软组织增厚，呈"毛肾"表现；也可浸润肾实质致肾皮髓质分解不清伴包膜钙化，呈"鹅蛋肾"外观。中枢神经系统受累的 ECD 患者比例接近 50%，常表现为肿瘤性病变或神经退行性改变；也常影响下丘脑-垂体轴，导致中枢性尿崩症（Cohen Aubart et al.，2021）。此外，皮肤、心血管系统、肺和胸膜也是常见的受累部位；少数情况下，眼及眼周、睾丸、乳腺、淋巴结等也可浸润（Das et al.，2019；Young et al.，2018；Chasset et al.，2016）。

2020 年 *Blood* 刊登的 ECD 诊治专家共识推荐将扫描范围从头顶到足底的 ^{18}F-FDG PET/CT 检查作为 ECD 患者基线评估和疗效监测的首要影像学方法（Goyal et al.，2020）。Kirchner 等研究发现，与传统影像学方法（CT、MRI）相比，^{18}F-FDG PET/CT 可以显著提高病灶的检出率；与基于解剖学实体瘤疗效评估（RECIST）标准相比，实体瘤疗效评估的 PET 标准（PERCIST）可以多检出 60% 的病灶（Kirchner et al.，2021）。各系统 ECD 摄取 ^{18}F-FDG 程度差异较大：以 SUV_{max} 作为半定量指标，颅内病灶的 SUV_{max} 最大，约为 21.9 ± 11.2；躯干部位的 SUV_{max} 最大处为肺和淋巴结，脊柱和心血管的 SUV_{max} 最小，因此全身骨显像和心脏专用 MRI 也被推荐作为 ^{18}F-FDG PET/CT 局部病变评估的补充方法（Pegoraro et al.，2020）。

目前针对 ECD 的一线治疗方案为应用干扰素（INF）-α 或 BRAF 抑制剂（如维莫非

尼）治疗。在 INF-α 治疗 ECD 期间，与仅进行一次 PET/CT 评估单病灶代谢变化相比，多次 PET/CT 检查在评估治疗疗效方面更为准确；也有研究发现 $BRAF^{V600E}$ 突变阳性患者体内 ^{18}F-FDG 摄取阳性的病灶更多、程度更高，以中枢神经系统 ^{18}F-FDG 摄取阳性病灶预测 $BRAF^{V600E}$ 突变的阳性预测值可高达 92%（Young et al.，2018）。

综上所述，ECD 是一种罕见的异质性较强的组织细胞增生性疾病，在诊断和治疗上存在一定的难度。影像学检查尤其是全身 ^{18}F-FDG PET/CT 检查，对准确评估全身多系统累及情况和治疗疗效监测具有重要价值。

专家点评

该病例是多系统病变，累及中枢神经系统、皮肤、骨骼。首先需要甄别是否为肿瘤伴转移：由于该患者是慢性病程，且 PET/CT 未探及可疑的原发病灶，因此肿瘤的可能性较低。非肿瘤性多系统病变常规需要考虑肉芽肿性病变，包括 ECD、RDD、LCH 和结核病，以及 IgG4 相关性疾病。该患者的骨病变新旧不一，伴随缓慢骨修复的过程；溶骨性病变较多的区域代谢较高，而成骨性病变区域骨修复较为彻底，代谢较低。结合尿崩症病史和特征性骨病变，首先考虑 ECD 诊断。

（病例提供：周金鑫　张　敏　李　彪　上海交通大学医学院附属瑞金医院）

（病例点评：胡四龙　复旦大学附属肿瘤医院）

参 考 文 献

CHASSET F，BARETE S，CHARLOTTE F，et al，2016. Cutaneous manifestations of Erdheim-Chester disease（ECD）：Clinical，pathological，and molecular features in a monocentric series of 40 patients. J Am Acad Dermatol，74（3）：513-520.

COHEN AUBART F，IDBAIH A，EMILE JF，et al，2021. Histiocytosis and the nervous system：from diagnosis to targeted therapies. Neuro Oncol，23（9）：1433-1446 .

DAS JP，XIE L，RIEDL CC，et al，2019. Cardiothoracic manifestations of Erdheim-Chester disease. Br J Radiol，92（1104）：20190473.

DING H，LI Y，RUAN C，et al，2015. Chinese Erdheim-Chester disease：clinical-pathology-PET/CT updates. Endocrinol Diabetes Metab Case Rep，2015：150055.

GOYAL G，HEANEY ML，COLLIN M，et al，2020. Erdheim-Chester disease：consensus recommendations for evaluation，diagnosis，and treatment in the molecular era. Blood，135（22）：1929-1945 .

GOYAL G，YOUNG JR，KOSTER MJ，et al，2019. The Mayo Clinic Histiocytosis Working Group Consensus Statement for the Diagnosis and Evaluation of Adult Patients With Histiocytic Neoplasms：Erdheim-Chester Disease，Langerhans Cell Histiocytosis，and Rosai-Dorfman Disease. Mayo Clin Proc，94（10）：2054-2071.

HERVIER B，HAROCHE J，ARNAUD L，et al，2014. Association of both Langerhans cell histiocytosis and Erdheim-Chester disease linked to the BRAFV600E mutation. Blood，124（7）：1119-1126.

KIRCHNER J，HATZOGLOU V，BUTHORN JB，et al，2021. ^{18}F-FDG PET/CT versus anatomic imaging for evaluating disease extent and clinical trial eligibility in Erdheim-Chester disease：results from 50 patients in a registry study. Eur J Nucl Med Mol Imaging，48（4）：1154-1165.

PEGORARO F，PAPO M，MANISCALCO V，et al，2020. Erdheim-Chester disease：a rapidly evolving disease model. Leukemia，34（11）：2840-2857.

YOUNG JR，JOHNSON GB，MURPHY RC，et al，2018. ^{18}F-FDG PET/CT in Erdheim-Chester Disease：Imaging Findings and Potential BRAF Mutation Biomarker. J Nucl Med，59（5）：774-779.

系统性红斑狼疮

病史简介

患者，女性，14岁，主诉为无明显诱因出现间断性发热3月余，最高体温为39.2℃，伴淋巴结肿大、关节痛、皮疹，外院曾给予抗感染治疗，效果不佳。既往体健。实验室检查：三系降低，补体水平低下，抗双链DNA抗体、抗核小体抗体显著升高，抗Sm抗体阳性，尿蛋白定量3.59g/d，尿隐血3+。

影像描述

^{18}F-FDG PET/CT检查显示鼻咽顶后壁黏膜增厚伴FDG摄取增高，SUV$_{max}$为9.5；双侧颈部、锁骨区、双侧腋窝、纵隔、双肺门、腹膜后、盆腔及双侧腹股沟多发肿大淋巴结伴FDG摄取增高，SUV$_{max}$为15.2（图38-1）；脾脏及骨髓弥漫性FDG摄取增高，SUV$_{max}$为2.8；双肺散在斑片影，未见FDG摄取增高；双侧胸腔积液；双肾FDG排泄延迟（图38-1）。

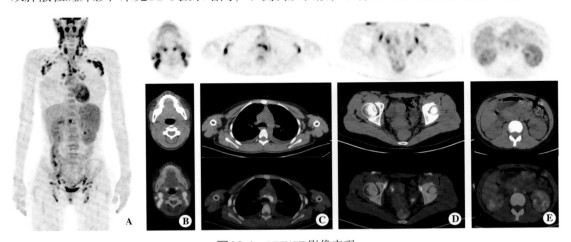

图38-1　PET/CT影像表现

A. MIP图；B～D. 双侧颈部、双侧腋窝、纵隔、盆腔及双侧腹股沟多发肿大淋巴结伴FDG摄取增高，SUV$_{max}$为15.2；E. 双肾FDG排泄延迟

最终诊断

最终诊断为系统性红斑狼疮。肾穿刺提示为狼疮性肾炎Ⅳ型。右侧颈部淋巴结活检提示淋巴组织反应性增生。骨髓穿刺涂片及流式细胞学未见异常。

病例讨论

系统性红斑狼疮（SLE）是一种病因不明的慢性自身免疫性疾病，几乎可影响所有器官（Kiriakidou，et al.，2020）。SLE显著特征为免疫异常，尤其是生成大量抗核抗体。患者可表现为不同的临床特点，从轻微的关节和皮肤病变到危及生命的肾脏、血液系统或中枢神经系统病变。SLE有临床异质性且缺乏有诊断意义的特征或检查，患者可能仅出现SLE的一些临床特征，这些特征可能与其他自身免疫性疾病、感染性疾病或血液系统疾病相似，从而增加了诊断难度，在排除其他疾病后，根据临床和实验室检查，若患者满足1997年美国风湿病学会（ACR）标准、2012年系统性红斑狼疮国际合作组（SLICC）标准或2019年欧洲抗风湿病联盟/美国风湿病学会（EULAR/ACR）标准，通常即可确诊SLE。

SLE患者的[18]F-FDG PET/CT影像表现通常缺乏特征性，活动性狼疮患者多表现为淋巴结肿大伴FDG摄取增高，主要分布于颈部，其次为腋窝、肠系膜及腹股沟部位。脾脏和骨髓弥漫性FDG摄取增高。[18]F-FDG PET/CT的优势在于：①可帮助临床排除恶性肿瘤（淋巴瘤等）及感染病变的可能；②为临床提供适宜的活检部位；③可显示疾病活动程度；④脑显像可提高对神经精神性狼疮的认识（Curiel et al.，2011）。

病例点评

该病例以发热起病，病灶累及全身多系统，易误诊为血液系统疾病、恶性肿瘤累及全身等，诊断时需要结合临床病史、体格检查、实验室检查及活检病理等资料进行详细鉴别，避免误诊、误治。[18]F-FDG PET/CT检查虽在SLE患者中常无特征性表现，但对判断疾病累及部位、指导活检穿刺部位、协助鉴别诊断等具有一定的临床价值。

（病例提供：姜东朗　苗　青　张慧玮　复旦大学附属华山医院）

（病例点评：邢　岩　上海交通大学医学院附属第一人民医院）

参 考 文 献

CURIEL R，AKIN EA，BEAULIEU G，et al，2011. PET/CT imaging in systemic lupus erythematosus. Ann N Y Acad Sci，1228：71-80.

KIRIAKIDOU M，CHING CL，2020. Systemic lupus erythematosus. Ann Intern Med，172（11）：ITC81-ITC96.

血管肉瘤

病史简介

患者，女性，85岁，主诉右颌面部及颈部皮疹伴疼痛进行性加重2月余。就诊时颈部皮肤发紫，肿胀明显，皮肤有破溃、疱疹。否认结核、外伤等病史。实验室检查：贫血及血小板减少，C反应蛋白升高，凝血功能降低。T-SPOT阴性，肿瘤标志物未见异常。

影像描述

^{18}F-FDG PET/CT检查显示颅面部、双侧颈部（右侧为主）及前胸壁广泛皮肤肿胀，部分皮下软组织肿块形成，伴FDG摄取异常增高，SUV$_{max}$为14.1（图39-1）；双侧颈部及双

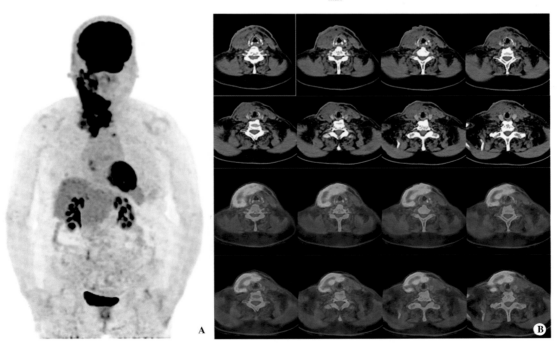

图39-1　双侧颈部及前胸壁皮肤PET/CT影像表现

A. MIP图；B. 双侧颈部（右侧为主）及前胸壁广泛皮肤肿胀，部分皮下软组织肿块形成，伴FDG摄取异常增高，SUV$_{max}$为14.1

侧锁骨区见多发肿大淋巴结影，大者约2.0cm×1.2cm，伴FDG摄取异常增高，SUV$_{max}$为4.4（图39-2）；双肺内见多发不规则斑片影，部分内见空洞，伴FDG摄取不同程度异常增高，SUV$_{max}$为5.8（图39-3）。

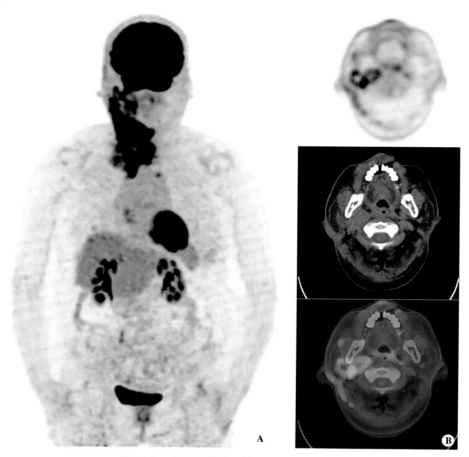

图39-2　双侧颈部淋巴结PET/CT影像表现

A. MIP图；B. 双侧颈部多发肿大淋巴结影，大者约2.0cm×1.2cm，伴FDG摄取异常增高，SUV$_{max}$为4.4

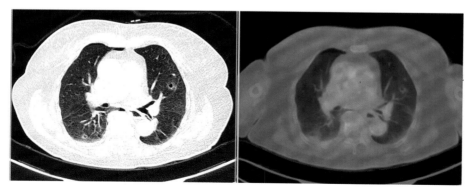

图39-3　双肺PET/CT影像表现

双肺内见多发不规则斑片影，部分内见空洞，伴FDG摄取不同程度异常增高，SUV$_{max}$为5.8

最终诊断

经颈部皮肤活检，病理结果：血管肉瘤。免疫组化：CD31（＋），CD34（＋），ERG（＋），Vim（＋），D2-40（部分弱＋），LCA（－），CD163（－），CK（－），FⅧ（－），FⅩⅢ（－），S-100（－），EMA（－），Fli-1（＋），INI-1（＋），HHV8（－），Ki-67（40%～60%＋）。皮肤组织培养：见鲍曼不动杆菌。

病例讨论

血管肉瘤（AS）是一种罕见的高度恶性的血管或淋巴管内皮细胞来源软组织肿瘤，占软组织肿瘤的1%～2%，预后较差，可以发生于身体的任何部位，最常见的是侵犯表皮、真皮及皮下组织的皮肤血管肉瘤（cAS），约占AS的60%，占体表肉瘤的5%（Dossett et al.，2015）。在cAS中，约50%涉及头面部皮肤，特别是头皮（Shustef et al.，2017）。AS的临床表现和影像学表现常具有非特异性，大多数早期表现为头面部皮肤逐渐增厚，老年人头面部AS表现差异较大，早期病变无特异性，主要为暗红色瘀斑样斑片，也可表现为高出皮肤表面的紫红色、蓝紫色结节斑块，后期结节、肿块可出现溃疡、坏死、出血，继发细菌感染，CT或MRI通常以皮肤增厚、水肿表现为主。^{18}F-FDG PET/CT可用于评估AS患者的全身情况，特别是远处转移情况，其中肺转移较为常见的表现为薄壁空洞伴壁FDG代谢轻度异常增高，以及局部复发的监测，为临床治疗方案的制订提供帮助（Xiao et al.，2021）。目前主要治疗方法为手术根治切除加放疗、化疗，如以蒽环、异环磷酰胺和紫杉烷为主的细胞毒性化疗是转移性cAS和不可切除体内AS的治疗选择，靶向治疗、免疫治疗现也用于紫杉醇耐药的AS治疗。

该病例中，患者颈部皮肤活检病理证实为AS，该例患者PET/CT表现为广泛皮肤肿胀肿块、双侧颈部及锁骨区肿大淋巴结、双肺多发不规则斑片影伴FDG代谢异常增高，需要与感染、淋巴瘤、恶性黑色素瘤及卡波西肉瘤等进行鉴别。^{18}F-FDG PET/CT在确定治疗方案中发挥重要作用，可避免不必要的手术和放疗。

病例点评

AS是一种罕见的恶性肿瘤，在所有软组织肉瘤中的比例不到1%，以老年人群较为多见，报道的中位年龄为60～71岁。本病多数预后不良，总体生存期仅为6～16个月，因此早期准确诊断对改善患者预后非常关键。AS患者常可伴随慢性淋巴水肿或局部放疗史。该例患者既往病史中未提及，在临床问诊过程中应注意相关病史的完整性。如果问诊发现上述相关病史，对AS的诊断具有很高的提示价值。AS中以头颈部表皮部位最为常见，占所有病例的60%左右。该例患者以头颈部病灶为主，符合肿瘤的常见发病部位。病变以蔓延性分布为主，较难与感染性疾病鉴别，最终诊断为AS。AS在不同部位可有不同表现，提示在今后的临床工作中如遇到头面部皮肤增厚、皮肤颜色改变伴空洞，应考虑AS可能。

AS的播散基本以血行转移为主，肺部是最常见的转移部位，该例患者的转移也符合典型AS的转移表现。^{18}F-FDG PET/CT最重要的诊断价值在于对患者全身病情的评估及分期，同时可为病理活检提供准确的参考依据。

（病例提供：姜东朗　徐　蒨　张慧玮　复旦大学附属华山医院）

（病例点评：寿　毅　上海美中嘉和医学影像诊断中心）

参 考 文 献

DOSSETT LA，HARRINGTON M，et al，2015. Cutaneous angiosarcoma. Curr Probl Cancer，39（4）：258-263.

SHUSTEF E，KAZLOUSKAYA V，PRIETO VG，et al，2017. Cutaneous angiosarcoma：a current update. J Clin Pathol，70（11）：917-925.

XIAO L，ZHANG W，LI L，2021. Diffuse cutaneous angiosarcoma in the scalp and face demonstrated on FDG PET/CT imaging. Clin Nucl Med，46（9）：779，780.

病史简介

患者，女性，8岁，发现阴道低回声肿块2月余。2个多月前患儿阴道内出现淡黄色分泌物，逐渐增多。增强MRI：子宫颈形态异常，先天性发育异常？肿瘤？双侧股骨、髂骨、骶骨多发异常信号影，盆腔多发肿大淋巴结，盆腔积液。超声提示阴道内低回声包块，横纹肌肉瘤可能性大，盆腔多发低回声结节，考虑转移淋巴结；泌尿系统超声未见异常。实验室检查：中性粒细胞百分比36.6%，淋巴细胞百分比56.8%，红细胞计数5.11×10^{12}/L，谷草转氨酶90.4U/L，碱性磷酸酶248U/L，肿瘤标志物及其他检验结果均未见明显异常。为进一步明确病变性质及全身情况行^{18}F-FDG PET/CT检查。

影像描述

PET/CT检查显示膀胱直肠间软组织密度肿物，最大截面约38mm×57mm，FDG摄取增高（SUV_{max}为4.9）（图40-1）；腹膜后多发代谢稍高淋巴结（SUV_{max}为2.7），其中之一截面大小约8mm×5mm；盆腔双侧壁髂血管走行区多发淋巴结肿大，大者截面约18mm×7mm，FDG摄取增高（SUV_{max}为3.9）；全身骨多处局灶性代谢稍高灶（SUV_{max}为2.6），以左侧肩胛骨、左侧坐骨、左侧股骨为著，CT平扫密度未见明显异常（图40-2）。

最终诊断

阴道内肿块活检术："阴道"小细胞恶性肿瘤，结合免疫组化结果，符合淋巴造血系统恶性肿瘤（髓系来源），提示为粒细胞肉瘤。

病例讨论

髓系肉瘤（myeloid sarcoma，MS）是由髓系原始细胞或未成熟髓系细胞在髓外增生或浸润所形成的局限性肿瘤。因肿瘤在髓过氧化物酶作用下呈绿色，又称为绿色瘤，也因肿瘤细胞起源于粒细胞而称为粒细胞肉瘤。MS常伴随各种骨髓增生性疾病而发生，可见于急性髓系白血病（AML）、慢性粒细胞白血病（CML）、骨髓增殖性疾病（MPD）及骨髓增生异常综合征（MDS），可作为AML的首发症状或复发时的表现，也可与AML、MPD、MDS伴随发生，或作为CML急变的表现（Almond et al.，2017）。MS是少见的血液系统恶性肿瘤（儿童AML中的MS发病率约为10%），可发生于各年龄段人群，并累及全身各部位，常见于儿童及青年。肿块可为单个、多个或播散性。最常侵犯皮肤、骨骼、头颈部软组织，较少侵犯泌尿生殖系统、中枢神经系统及骨髓（Campidelli et al.，2009）。

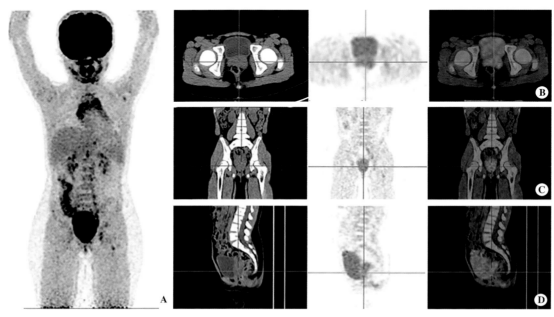

图40-1　盆腔PET/CT影像表现

A. MIP图；B. 横断面；C. 冠状面；D. 矢状面。PET/CT显示膀胱直肠间软组织密度肿物，最大截面约38mm×57mm，FDG摄取增高（SUV_{max}为4.9）

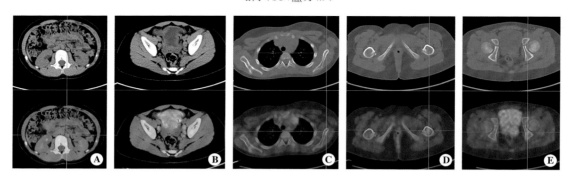

图40-2　PET/CT影像表现（淋巴结和骨）

PET/CT显示腹膜后淋巴结（A）、髂血管旁淋巴结（B）、左侧肩胛骨（C）、左侧股骨（D）、左侧坐骨（E）局灶性FDG摄取增高，SUV_{max}为2.6～3.9

MS发病率低，全身各部位均可发病，缺乏特异性临床表现，影像学表现根据其发病部位而不同，易被误诊为其他原发癌或淋巴瘤。若患者患有白血病或其他类型骨髓增殖性疾病，则强烈提示本病。MS先于上述基础疾病发生时（孤立性MS），要做出正确的诊断较为困难，确诊需要依靠病理和实验室检查。PET/CT可用于MS诊断，特异度高，其还可以监测治疗反应，怀疑MS时推荐行PET/CT检查（Stölzel et al.，2011；Ueda et al.，2010）。

本病例为幼儿，且缺少MRI影像，由于幼儿子宫较小，诊断时也易考虑是否为盆腔肿物压迫子宫阴道引起的影像学表现，如横纹肌肉瘤等间叶组织肿瘤，生殖系统易考虑生殖细胞肿瘤，如内胚窦瘤，或阴道透明细胞癌。最终该患儿行膀胱镜及阴道镜检查、阴道内肿块活检术，术后病理提示小细胞恶性肿瘤，结合免疫组化，符合淋巴造血系统恶性肿瘤（髓系来源），提示为MS。因病程较短，发病时并无急性白血病常有的骨髓移植导致的临床表现，给本病的诊断造成了一定困难。

病例点评

该病例有以下几个特点：①腹膜后、双侧髂血管走行区都有多发小淋巴结，FDG摄取轻微升高；②肿块位于膀胱直肠间隙处，FDG摄取中等程度增高；③同时观察到全身骨骼局灶性FDG摄取增高，但无明显骨质破坏；④MIP图像显示脾脏代谢较肝脏增高；⑤颅内有不均匀FDG摄取增高灶，但无MRI图像，颅内占位需要进一步明确。以上特点结合实验室检查，除考虑盆腔局部横纹肌肉瘤伴多发淋巴结转移以外，要发散诊断思维，考虑全身性、系统性疾病的可能性。在不存在基础疾病的情况下，诊断MS有一定困难，此时需要结合各项临床检查及病理结果综合考虑。但若患者有基础病变，如白血病、骨髓增生异常综合征等造血功能异常性疾病，发现纵隔、腹腔、盆腔及骨骼有肿块，需要考虑此病。PET/CT在监测该病治疗疗效方面特异度非常高，可作为首选。

（病例提供：黄　硕　苟金玉　尹雅芙　上海交通大学医学院附属新华医院）

（病例点评：张晓莹　同济大学附属第十人民医院）

参 考 文 献

ALMOND LM，CHARALAMPAKIS M，FORD SJ，et al，2017. Myeloid sarcoma：presentation，diagnosis，and treatment. Clin Lymphoma Myeloma Leuk，17（5）：263-267.

CAMPIDELLI C，AGOSTINELLI C，STITSON R，et al，2009. Myeloid sarcoma：extramedullary manifestation of myeloid disorders. Am J Clin Pathol，132（3）：426-437.

STÖLZEL F，RÖLLIG C，RADKE J，et al，2011. ^{18}F-FDG-PET/CT for detection of extramedullary acute myeloid leukemia. Haematologica，96（10）：1552-1556.

UEDA K，ICHIKAWA M，TAKAHASHI M，et al，2010. FDG-PET is effective in the detection of granulocytic sarcoma in patients with myeloid malignancy. Leuk Res，34（9）：1239-1241.

病例 41

胸 腺 癌

病史简介

患者，男性，55岁，1月余前出现低热、全身无力、干咳。实验室检查：CYFRA21-1 7.95ng/ml↑。胸部增强CT：前纵隔软组织肿块，包绕侵犯邻近血管，心包及左心房壁受累，恶性肿瘤，淋巴瘤？建议穿刺活检。现拟术前分期行^{18}F-FDG PET/CT检查。

影像描述

^{18}F-FDG PET/CT检查见前中纵隔软组织密度肿块影，最大横截面约为7.7cm×5.9cm，包绕周围大血管，部分血管形态欠清，与心包及左心房壁分界不清，FDG摄取增高，SUV_{max}为6.0（图41-1）；前上纵隔、双内乳另见多发淋巴结影，最大者约1.8cm×1.4cm，

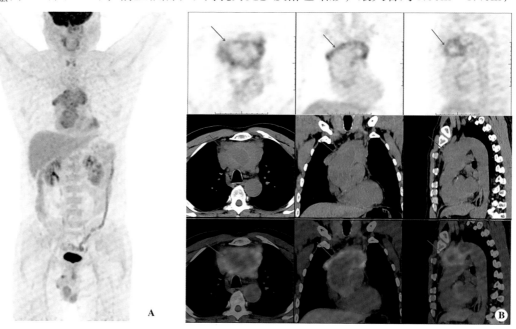

图41-1　前中纵隔肿块PET/CT表现

A.MIP图；B. PET/CT融合图像显示前中纵隔软组织密度肿块影，最大横截面约为7.7cm×5.9cm，包绕周围大血管，部分血管形态欠清，与心包及左心房壁分界不清，FDG摄取增高，SUV_{max}为6.0

FDG摄取轻度增高，SUV_{max}为4.3（图41-2）。

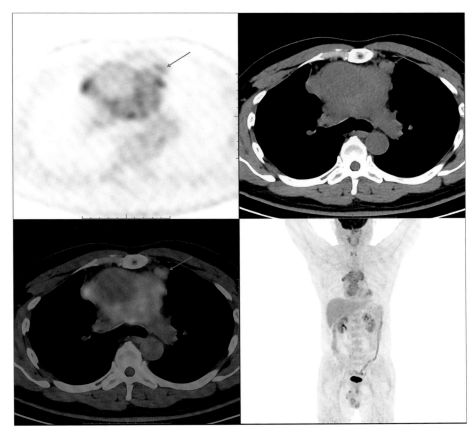

图41-2　前上纵隔淋巴结PET/CT表现

前上纵隔见多发淋巴结影，最大者约1.8cm×1.4cm，FDG摄取轻度增高，SUV_{max}为4.3

最终诊断

超声引导下行纵隔肿物穿刺活检：病理显示（纵隔肿物）胸腺肿瘤，倾向于胸腺鳞状细胞癌。免疫组化结果：CK19（+），P63（+），Ki-67（20%+），CK18（+），CgA（-），Syn（-），CD56（-），TTF-1（-），CK7（少数+），Napsin-A（-），CD5（+），CD117（+），TDT（-），CD3（-），Vim（-），CK（+）。

病例讨论

胸腺瘤病理学上分为A型、AB型、B型和C型（胸腺癌），临床常合并重症肌无力、纯红细胞再生障碍、肾病综合征、类风湿关节炎、皮肌炎等自身免疫性疾病。胸腺癌临床罕见，起源于胸腺上皮细胞，以鳞状细胞癌最多见，也可见淋巴上皮瘤样癌、基底细胞样癌、黏液表皮样癌、肉瘤样癌、小细胞未分化细胞混合癌、透明细胞癌和未分化癌。胸腺癌多见于成年男性，临床表现与侵袭性胸腺瘤相似，但其生物学行为较侵袭性胸腺瘤的恶性程度更高，预后更差（Scorsetti et al.，2016）。大多数患者表现为胸痛或胸部不适，部分患者可有消瘦、盗汗、咳嗽、呼吸困难等症状。若肿瘤较大，可出现上腔静脉阻塞表现。胸腺瘤的胸腺内淋巴细胞无肿瘤细胞生物学特性。而胸腺癌与胸腺瘤不同，其细胞异型性明显，丧失胸腺的特殊结构，确诊依赖病理及免疫组化检查。

胸腺癌侵袭性强，易发生局部侵犯、区域淋巴结转移及远处血行转移，常伴有肺、骨或胸膜转移。胸腺癌CT表现为前纵隔肿块，边界不清，形态不规则、分叶，内可见坏死、囊变和出血。^{18}F-FDG PET/CT 在胸腺癌诊断方面的价值尚有争议。既往多项研究表明胸腺癌呈FDG高摄取，低危胸腺瘤呈FDG低摄取，但高危胸腺瘤可见不同程度的 ^{18}F-FDG 摄取，因此 ^{18}F-FDG PET/CT 仅可对胸腺肿瘤的恶性程度进行评估，但无法确诊胸腺癌（Terzi et al.，2011；Treglia et al.，2014；Ishibashi et al.，2019；Ito et al.，2021）。临床诊断胸腺癌时需要结合临床症状及多种影像学资料，如发现中老年患者前纵隔存在巨大混杂密度肿块伴大血管侵犯、淋巴结增大、胸外转移及膈神经麻痹等，则应考虑胸腺癌可能。此外，由于胸腺癌常伴远处转移，因此 ^{18}F-FDG PET/CT 在胸腺癌的分期方面要明显优于CT。

本病例中，肿瘤病灶位于前中纵隔，包绕并侵犯周围大血管，且与心包及左心房壁分界不清，同时伴纵隔、双内乳多发淋巴结，FDG摄取增高，考虑为恶性肿瘤。大血管受侵是胸腺癌相对特征性表现，可用于与侵袭性胸腺瘤和淋巴瘤的鉴别，但最终确诊仍需依赖病理诊断。

病例点评

胸腺瘤是较常见的成人前纵隔肿瘤，其中恶性者约占10%。根据胸腺瘤的细胞组成不同可分为不同的组织学类型，其中B3型胸腺瘤即上皮型、非典型、类鳞状上皮胸腺瘤或分化好的胸腺癌，肿瘤一般较大，具有侵袭性，属于中度恶性肿瘤。C型胸腺瘤即胸腺癌，以鳞状细胞癌最常见。前纵隔常见的肿瘤除胸腺肿瘤外，还有淋巴瘤。B3型胸腺瘤、胸腺癌和侵袭性淋巴瘤在PET/CT图像上均表现为不同程度FDG摄取异常增高，胸腺癌较B3型胸腺瘤更容易侵犯大血管及发生纵隔淋巴结转移、远处转移，淋巴瘤一般包绕大血管而非侵犯。增强CT或MRI可以更好地显示病灶和周围组织的关系，在诊断和鉴别诊断方面具有一定优势；PET/CT检查在胸腺癌的分期及疗效评估等方面具有优势。

（病例提供：孙　娜　邢　岩　上海交通大学医学院附属第一人民医院）

（病例点评：修　雁　复旦大学附属中山医院）

参 考 文 献

ISHIBASHI M，TANABE Y，YUNAGA H，et al，2019. Usefulness of preoperative ^{18}F-FDG PET/CT for patients with thymic epithelial tumors. Yonago Acta Med，62（1）：146-152.

ITO T，SUZUKI H，SAKAIRI Y，et al，2021. ^{18}F-FDG-PET/CT predicts grade of malignancy and invasive potential of thymic epithelial tumors. Gen Thorac Cardiovasc Surg，69（2）：274-281.

SCORSETTI M，LEO F，TRAMA A，et al，2016. Thymoma and thymic carcinomas. Crit Rev Oncol Hematol，99：332-350.

TERZI A，BERTOLACCINI L，RIZZARDI G，et al，2011. Usefulness of ^{18}F FDG PET/CT in the pretreatment evaluation of thymic epithelial neoplasms. Lung Cancer（Amsterdam，Netherlands），74（2）：239-243.

TREGLIA G，SADEGHI R，GIOVANELLA L，et al，2014. Is ^{18}F-FDG PET useful in predicting the WHO grade of malignancy in thymic epithelial tumors? A meta-analysis. Lung Cancer（Amsterdam，Netherlands），86（1）：5-13.

病例42

膀胱黏膜相关淋巴组织淋巴瘤

病史简介

患者，女性，68岁，无明显诱因出现肉眼血尿，伴排尿后腹部不适3周。入院后查白细胞计数5.64×10^9/L、血红蛋白119g/L；尿隐血+++、尿红细胞计数253/μl、尿白细胞计数243/μl、尿细菌计数16/μl；NSE 17.6ng/ml↑，AFP、CEA、CA19-9、CA12-5、CA15-3、CYFRA21-1均未见异常。既往糖尿病10余年，长期服用拜糖平及胰岛素皮下注射治疗。现拟行^{18}F-FDG PET/CT协助诊断。

影像描述

^{18}F-FDG PET/CT检查（图42-1）显示膀胱壁弥漫性不规则增厚，局部呈团块状突入膀胱腔内，早期相膀胱内显像剂生理性积聚，延迟相显示增厚的膀胱壁糖代谢增高不明显，SUV$_{max}$为2.0。化疗3个疗程后^{18}F-FDG PET/CT（图42-2）显示膀胱壁略增厚，早期相显

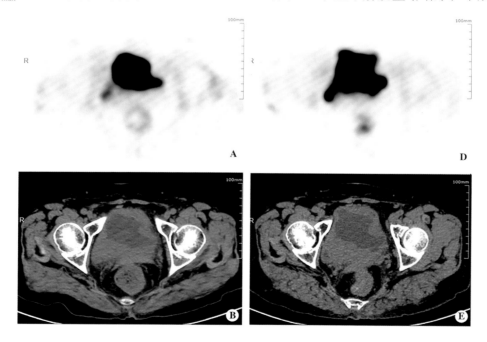

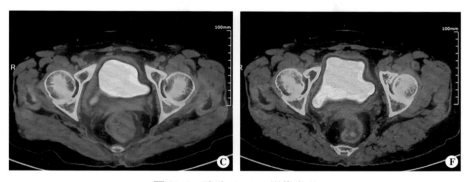

图42-1 膀胱PET/CT影像表现

A～C. 早期相轴位PET、CT、PET/CT融合图像显示膀胱壁弥漫性不规则增厚，局部呈团块状突入膀胱腔内，膀胱内显像剂生理性积聚；D～F. 延迟相轴位PET、CT、PET/CT融合图像显示增厚的膀胱壁FDG摄取增高不明显，SUV$_{max}$为2.0

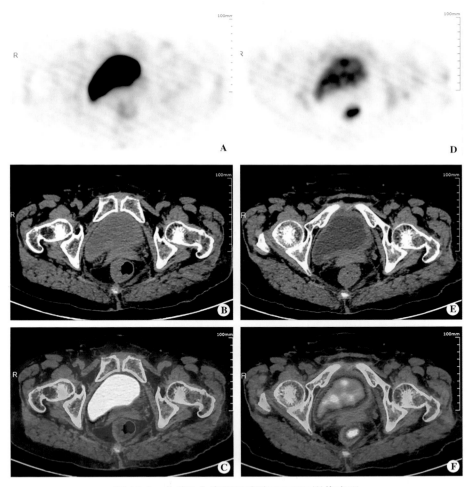

图42-2 化疗3个疗程后膀胱PET/CT影像表现

A～C. 化疗3个疗程后早期相轴位PET、CT、PET/CT融合图像显示膀胱壁略增厚，早期相显示膀胱内大量显像剂生理性积聚；D～F. 化疗3个疗程后延迟相轴位PET、CT、PET/CT融合图像显示略增厚的膀胱壁未见明显FDG摄取异常增高，SUV$_{max}$为1.4

示膀胱内大量显像剂生理性积聚，延迟相显示略增厚的膀胱壁未见明显FDG摄取异常增高，SUV_{max}为1.4。

最终诊断

经尿道膀胱肿瘤等离子电切活检术，病理：免疫组化显示CD20（＋），CD79α（＋），CD21（＋），CD3（－），CD5（部分＋），CD10（－），CD23（－），CD68（KP1）（－），Cyclin-D1（－），BCL-2（＋），BCL（灶＋），Ki-67（约10%＋），考虑为非霍奇金淋巴瘤，符合黏膜相关淋巴组织边缘区B细胞淋巴瘤。

病例讨论

黏膜相关淋巴组织淋巴瘤是一种低级别的B细胞非霍奇金淋巴瘤，发生于膀胱的淋巴瘤多为继发性淋巴瘤，而原发于膀胱的黏膜相关淋巴组织淋巴瘤较为少见，占所有膀胱肿瘤的不足1%。其好发于中老年女性，患者临床症状与其他膀胱恶性肿瘤相似，常表现为肉眼血尿、排尿困难、尿频或夜尿增多（Sellman et al.，2018）。本病与慢性抗原刺激及持续性淋巴细胞活化密切相关，22%～33%的患者会存在隐性膀胱炎，这可能是缺乏造血和淋巴组织器官发生淋巴瘤的原因所在。目前，临床上并没有标准的治疗方案，膀胱淋巴瘤的治疗过去主要依赖全膀胱切除术或部分膀胱切除，然而研究发现术后复发率与非侵入手段治疗无明显差异，因而放疗及化疗逐渐成为当前膀胱淋巴瘤的主要治疗手段。尽管膀胱黏膜相关淋巴组织淋巴瘤的预后较好，但部分病例存在转归为恶性弥漫大B细胞淋巴瘤的倾向，因此及时诊断和治疗仍是关键（王海燕等，2007）。

膀胱黏膜相关淋巴组织淋巴瘤诊断较为困难，大部分患者常因血尿、发热及尿路刺激征等就诊，CT平扫常表现为膀胱壁弥漫性增厚，局部伴外生型或内生型肿块形成，呈广基无蒂型，一般不侵犯输尿管，增强扫描病灶呈低、中度强化，且强化较均匀，与膀胱炎症较难鉴别，最终需要依据膀胱镜检查明确诊断。^{18}F-FDG PET/CT肿瘤显像主要基于肿瘤较高的FDG摄取，多数的淋巴瘤具有较高的FDG摄取，然而研究表明黏膜相关淋巴组织淋巴瘤对FDG的摄取较低（Enomoto et al.，2008；Davidson et al.，2020），因此PET/CT在膀胱黏膜相关淋巴组织淋巴瘤中诊断价值较为有限，其优势主要在于疾病分期、再分期及疗效评价（岑壮顶等，2021）。

本病例治疗前PET/CT显示膀胱壁弥漫性增厚，局部呈软组织肿块突入膀胱腔内，早期相和延迟相膀胱内显像剂生理性积聚明显，对病灶SUV测量的准确性影响较大，故可应用利尿剂加速尿液排出后进行延迟显像以提高准确性。发生于膀胱的恶性肿瘤最常见为膀胱癌，好发于中老年男性，多以无痛性肉眼血尿就诊，大部分为移行上皮癌，病灶多位于膀胱三角区及双侧壁，常表现为膀胱壁结节或肿块伴FDG摄取异常增高，病灶的CT表现及FDG摄取均与本病例不符。基于本病例CT表现，膀胱炎症不能排除。膀胱炎多发生于女性，多表现为尿急、尿频、尿痛等膀胱刺激征，CT表现为膀胱壁普遍增厚，但膀胱外膜光滑，且无盆腔淋巴结肿大，与本病例较难鉴别。由于行PET/CT检查前已行膀胱镜下活检确诊黏膜相关淋巴组织淋巴瘤，首次行PET/CT检查的目的在于肿瘤分期，化疗3个疗程后再次行PET/CT检查的目的在于评价疗效，通过治疗前后PET/CT图像比较，显示经治疗后膀胱病灶较前明显缩小，提示治疗有效。

膀胱黏膜相关淋巴组织淋巴瘤较为罕见，大部分病灶对^{18}F-FDG摄取较低，加之膀胱内显像剂的生理性积聚导致膀胱病灶显示不佳，因此发生于膀胱的黏膜相关淋巴组织淋巴瘤诊断困难。本病例旨在提高对膀胱淋巴瘤的认识，为临床工作中鉴别膀胱占位提供新的思路。

病例点评

该例病例膀胱壁增厚特别像膀胱癌，但代谢不高，与我们平时常见的移行上皮癌不同，移行上皮癌通常是高级别的，代谢较高。其他代谢较低的肿瘤有黏液腺癌、神经内分泌肿瘤，另外也考虑淋巴瘤，但是膀胱淋巴瘤发生率特别低。此外，炎症也可以引起血尿、膀胱壁弥漫性增厚，但通常增厚相对均匀，很少像肿块样凸起，所以该例病例更倾向肿瘤性病变，而非炎症。

（病例提供：呼　岩　修　雁　复旦大学附属中山医院）

（病例点评：董爱生　海军军医大学第一附属医院）

参 考 文 献

岑壮顶，石从整，王伟，等，2021. 原发性膀胱黏膜相关淋巴组织淋巴瘤一例并文献复习. 白血病·淋巴瘤，30：236-238.

王海燕，高鹏，谢毅，等，2007. 膀胱原发性淋巴瘤五例临床分析. 中华内科杂志，46（12）：1034，1035.

DAVIDSON T，AVIGDOR A，OKSMAN Y，et al，2020. PET/CT in disease detection and follow-up of subcutaneous involvement in marginal zone lymphoma. Cl Lymph Myelom Leuk，20（4）：252-259.

ENOMOTO K，HAMADA K，INOHARA H，et al，2008. Mucosa-associated lymphoid tissue lymphoma studied with FDG-PET：a comparison with CT and endoscopic findings. Ann Nucl Med，22（4）：261-267.

SELLMAN DP，SIMPSON WG，KLAASSEN Z，et al，2018. Characterization and outcomes of local treatment for primary bladder lymphoma：a population-based cohort analysis. Urol Annals，10（3）：249-253.

低级别阑尾黏液性肿瘤

病史简介

患者，男性，55岁，2个月前洗澡时无意中发现腹部脐下一枣子大小肿物，无疼痛，无腹胀、腹泻，无便血及黑便。血常规、血肿瘤标志物未见异常。外院超声提示腹腔及腹壁多发肿物。笔者所在医院盆腔增强MRI：右下腹及盆腔囊实性病灶，中心呈不规则T_1WI低信号、T_2WI高信号，增强后明显强化，囊性部分未见强化并向右腹股沟区延伸，膀胱直肠窝区腹膜见异常强化结节，考虑转移可能。为明确诊断及全身评估行 ^{18}F-FDG PET/CT检查。

影像描述

^{18}F-FDG PET/CT检查见右下腹囊实性肿物，较大横截面约10.7cm×7.2cm，中心实性部分伴钙化点，实性部分代谢增高，SUV_{max}为4.6，囊性部分代谢不高（图43-1）；肝尾状叶局部包膜代谢增高，SUV_{max}为4.8；脐下直径约1.9cm囊性结节伴FDG轻度摄取，SUV_{max}为1.5；腹盆腔多发低密度囊性液体向右侧腹股沟区延伸，右侧腹股沟局部代谢轻度增高，SUV_{max}为3.4（图43-2）。

最终诊断

剖腹探查：右下腹腔有大量胶冻样黏液，腹盆腔广泛转移，布满黏液，肿物位于阑尾远端，约8cm×6cm×3cm大小，表面破溃，布满黏液。术后大体病理：阑尾黏液性囊腺瘤伴低级别异型增生及腹膜低级别黏液性肿瘤，并累及脐部皮下。免疫组化病理：（阑尾）黏液性囊腺瘤伴腹膜低级别黏液性肿瘤。

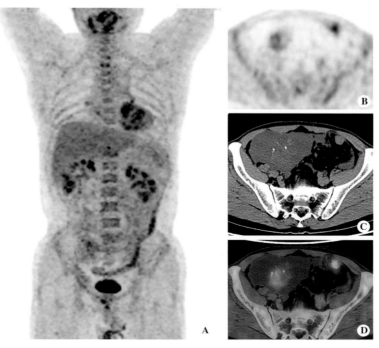

图43-1　右下腹PET/CT影像表现

A. MIP图；B～ D. 轴位PET、CT、PET/CT融合图像显示右下腹囊实性肿物，较大横截面约10.7cm×7.2cm，中心实性部分伴钙化点，实性部分代谢增高，SUV$_{max}$为4.6，囊性部分代谢不高

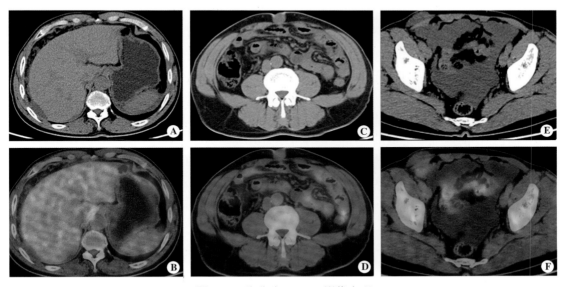

图43-2　腹盆腔PET/CT影像表现

A、B. 轴位CT、PET/CT融合图像显示腹腔系膜见多发絮状物伴FDG轻度摄取，肝尾状叶局部包膜代谢增高，SUV$_{max}$为4.8；C、D. 轴位CT、PET/CT融合图像显示脐下直径约1.9cm囊性结节伴FDG轻度摄取，SUV$_{max}$为1.5；E、F. 轴位CT、PET/CT融合图像显示腹盆腔多发低密度囊性液体向右侧腹股沟区延伸，右侧腹股沟局部代谢轻度增高，SUV$_{max}$为3.4

病例讨论

阑尾黏液性肿瘤是阑尾特有的一类肿瘤，是一种没有浸润性侵犯、呈推挤样生长的黏液性肿瘤，近年来其发生率有上升趋势。依据肿瘤细胞异型性程度，阑尾黏液性肿瘤分为低级别阑尾黏液性肿瘤（low grade appendiceal mucinous neoplasm，LAMN）和高级别阑尾黏液性肿瘤（high grade appendiceal mucinous neoplasm，HAMN）（Carr et al.，2016）。阑尾黏液性肿瘤可产生大量黏液在腹膜腔集聚，形成腹膜假黏液瘤（pseudomyxoma peritonei，PMP）。

LAMN同义词有阑尾黏液性囊腺瘤、阑尾黏液囊肿、恶性潜能未定黏液性肿瘤、阑尾交界性肿瘤等，这些命名均已不再推荐使用（张祥宏等，2021）。LAMN是引起腹腔假黏液瘤的主要原因，但一般不会引起局部淋巴结或腹膜外远处转移（Carr et al.，2017）。LAMN预后与分期密切相关，肿瘤局限于阑尾者预后良好。LAMN早期一般采用原发部位切除，晚期患者可行高温腹腔内化疗联合完全性细胞减灭术，生存率能够明显提高（中国医师协会结直肠肿瘤专业委员会，2021）。

LAMN的CT表现为阑尾管径增宽呈囊状增大、增粗，圆形、椭圆形或长茄子形囊性包块，单房或多房分隔样改变，其中病灶的大小与病程相关。LAMN囊内容物多由黏液组成，根据黏液蛋白及组织碎屑的含量，在CT上表现为液体到软组织密度不等的囊性病灶，多数密度均匀。囊壁常伴有弧线状、点状或蛋壳样钙化，通常边界清楚，病灶与周围组织粘连或黏液外溢可致边界不清。当腹膜假黏液瘤形成时，腹膜及网膜不均匀增厚，肝脾周围可形成"扇贝样"压迹。增强扫描时囊壁及分隔轻度强化，囊性内容物无明显强化（彭春艳等，2021）。MRI可以探测阑尾腔外黏液，在发现腹膜疾病方面优于CT。

^{18}F-FDG PET/CT可以发现代谢降低的黏液区和代谢增高的黏液周围区，腹腔内分布以右下腹盲肠周围分布为主，正常阑尾结构消失，有助于LAMN的诊断，根据FDG代谢水平不能对其进行良恶性评价，确诊常依赖病理。血清CEA水平增高有助于阑尾黏液性囊腺癌的诊断（许明芳等，2021）。有文献报道[18]F-FDG PET/CT图像上，LAMN较阑尾黏液腺癌具有更小的短径、更低的囊壁代谢水平（李敬等，2020）。由于阑尾肿瘤腹膜转移癌对[68]Ga-FAPI具有更高的放射性摄取，因此[68]Ga-FAPI PET/CT检测阑尾肿瘤腹膜转移癌的性能优于[18]F-FDG PET/CT，这可能与肿瘤葡萄糖转运蛋白低表达和成纤维细胞激活蛋白高表达有关（Qiu et al.，2021）。本病还需要与胃肠道黏液腺癌和印戒细胞癌进行鉴别，对于女性患者，尚需要与卵巢来源的黏液性肿瘤鉴别。

病例点评

该病例是1名中老年男性患者，无任何临床症状，无意间偶然摸到脐部肿物，临床检查肿瘤标志物均阴性，这是此患者的临床特征。从影像学上看，腹腔的囊实性病变如果代谢比较高，首先考虑上皮来源黏液癌，而该病例整体代谢不是特别高，则考虑低级别黏液性肿瘤。如果是女性患者，应想到附件卵巢来源可能。该病例患者为男性，则首先考虑阑尾来源。阑尾来源黏液性肿瘤在日常工作中罕见，且患者症状不明显，阑尾位置隐蔽，在CT上肝脏"扇贝样"切迹提示黏液张力比较高，对肝脏有压迫，也提示低级别阑尾黏液性肿瘤的诊断。

（病例提供：肇　博　董爱生　左长京　海军军医大学附属第一医院）

（病例点评：尹雅芙　上海交通大学医学院附属新华医院）

参 考 文 献

李敬，郜莹，李建南，2020.[18]F-FDG PET/CT对阑尾黏液性肿瘤的诊断价值.中华核医学与分子影像杂志，40（9）：528-532.

彭春艳，汤蓓，王慧，等，2021.阑尾低级别黏液性肿瘤的CT及内镜诊断价值.中华胃肠内镜电子杂志，8（1）：24-28.

许明芳，蹇丹，彭红，等，2021.原发性阑尾黏液腺癌30例临床特征分析.解放军医学杂志，46（1），42-48.

张祥宏，吴文新，李月红，等，2021.阑尾上皮性肿瘤的病理诊断和临床意义.中华肿瘤杂志，43（9）：906-911.

中国医师协会结直肠肿瘤专业委员会，2021.中国阑尾肿瘤多学科综合治疗专家共识（2021版）.中华结直肠疾病电子杂志，10（3）：225-231.

CARR NJ，BIBEAU F，BRADLEY RF，et al，2017. The histopathological classification，diagnosis and differential diagnosis of mucinous appendiceal neoplasms，appendiceal adenocarcinomas and Pseudomyxoma peritonei. Histopathology，71（6）：847-858.

CARR NJ，CECIL TD，MOHAMED F，et al，2016. A Consensus for Classification and Pathologic Reporting of Pseudomyxoma Peritonei and Associated Appendiceal Neoplasia：The Results of the Peritoneal Surface Oncology Group International（PSOGI）Modified Delphi Process. Am J Surg Pathol，40（1）：14-26.

QIU L，CHEN Y，2021. ^{68}Ga-FAPI PET/CT depicted non-fdg-avid metastatic appendiceal mucinous adenocarcinoma. Radiology，301（1）：45.

肝、肺嗜酸性粒细胞浸润

病史简介

患者，男性，52岁，1年前体检发现右下肺多发磨玻璃密度影；2个月前复查右下肺发现结节变实。无咳嗽、咳痰不适。实验室检查：嗜酸性粒细胞绝对值1.15×10⁹/L↑，嗜酸性粒细胞百分比12.9%↑，余血常规无特殊；CYFRA21-1 4.35↑，CEA、CA19-9、SCC、NSE均未见异常。1年前行甲状腺全切＋Ⅵ区淋巴结清扫，病理为乳头状癌。术后未行碘-131治疗，服用左甲状腺素片（优甲乐）至今。既往慢性乙型肝炎病史。行全身^{18}F-FDG PET/CT检查评估。

影像描述

^{18}F-FDG PET/CT检查见右肺下叶外基底段一大小约1.4cm×1.0cm实性结节影，边缘见浅分叶，FDG摄取增高，SUV$_{max}$为7.1（图44-1）。肝脏形态、大小正常，肝左叶见大小约2.8cm×2.6cm稍低密度结节影，边界尚清，FDG摄取增高，SUV$_{max}$为6.4（图44-2）。甲状腺左叶、右叶癌术后，双侧残余甲状腺组织内未见明显异常密度及FDG摄取异常（图44-3）。胸部CT见右肺下叶外基底段一大小约1.5cm×1.0cm结节影，边界清，形态不规则，内见小支气管穿行，强化比较明显（图44-4）。腹部增强CT见肝左外叶一范围约2.8cm×2.7cm稍低密度斑片影，边界尚清，形态尚规则，延迟期边缘有强化（图44-5）。腹部增强MRI见肝左外叶一直径约3.0cm异常信号影，T$_1$为低信号，T$_2$压脂相为稍高信号，DWI局部轻度受限，增强后边缘环形强化（图44-6）。

最终诊断

术后病理："右肺下叶"慢性炎症伴较多嗜酸性粒细胞浸润，肉芽肿性炎。"肝穿刺"显示慢性炎症伴较多嗜酸性粒细胞浸润，脓肿形成。

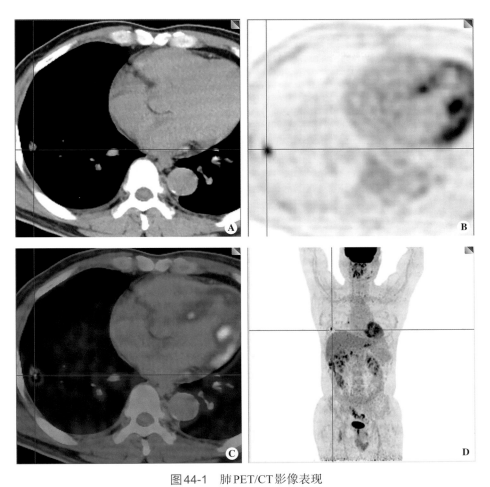

图44-1 肺PET/CT影像表现

A. CT；B. PET；C. CT、PET融合图像；D. MIP图。右肺下叶外基底段实性结节影，边缘见浅分叶，FDG摄取增高，SUV$_{max}$为7.1

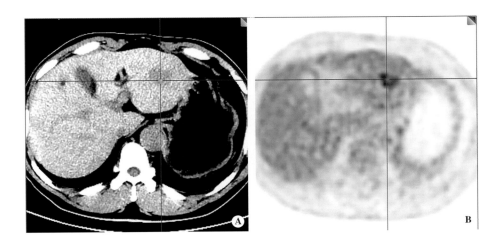

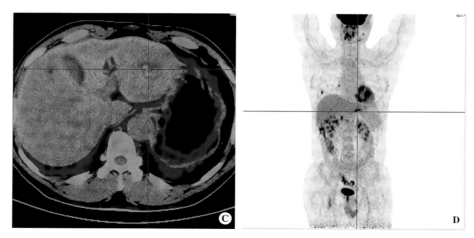

图44-2 肝PET/CT影像表现

A. CT；B. PET；C. CT、PET融合图像；D. MIP图。肝左叶稍低密度结节影，FDG摄取增高，SUV_{max}为6.4

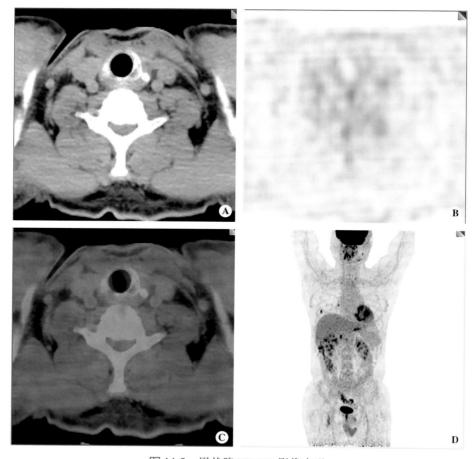

图44-3 甲状腺PET/CT影像表现

A. CT；B. PET；C. CT、PET融合图像；D. MIP图。甲状腺左叶、右叶癌术后，双侧残余甲状腺组织内未见明显异常密度及
FDG摄取异常

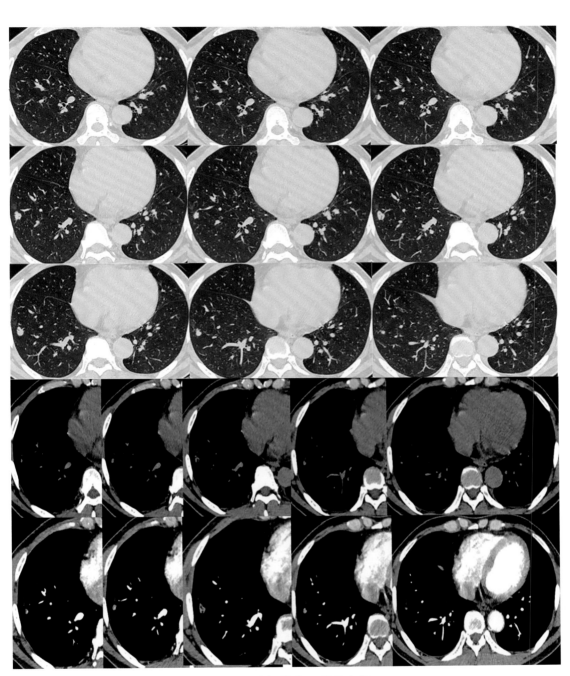

图44-4　胸部增强CT影像表现

右肺下叶外基底段结节影，边界清，形态不规则，内见小支气管穿行，比较明显强化

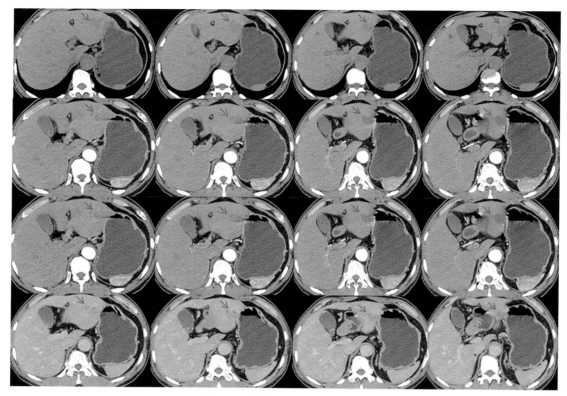

图44-5　腹部增强CT影像表现

肝左外叶稍低密度斑片影，边界尚清，形态尚规则，延迟期边缘强化

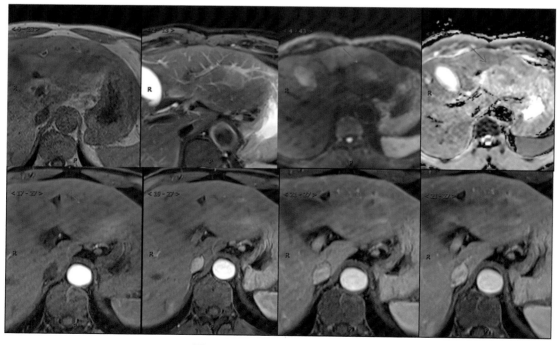

图44-6　腹部增强MRI影像表现

肝左外叶异常信号影，T_1为低信号，T_2压脂相为稍高信号，DWI局部轻度受限，增强后边缘环形强化

病例讨论

嗜酸性粒细胞浸润指一组原因不明，外周血或骨髓中嗜酸性粒细胞持续增多，组织中嗜酸性粒细胞浸润的疾病，以肝脏和肺脏受累为主（郭保亮等，2017；时旭等，2017）。诊断标准：①外周血、骨髓或累及器官病变穿刺检查显示嗜酸性粒细胞增多；②排除其他疾病；③治疗后病情好转（Kim.et al.，1993）。肺嗜酸性肉芽肿是嗜酸性粒细胞增多累及肺部的一种少见的间质性病变。其病因不明，可能与感染、免疫反应、吸烟等有关，好发于青中年男性。常见临床症状主要有咳嗽、胸痛、呼吸困难、发热等，部分患者可无任何症状。病灶分布以中上肺为主，对称或不对称分布、散发或广泛分布。主要的CT表现是结节和囊变。多数结节和囊变灶直径＜1.0cm。结节边缘不规则，常表现为均一的软组织密度，可明显强化。临床确诊主要依据活检。治疗方法主要为应用激素治疗（Weissler，2017）。肺嗜酸性肉芽肿主要与其他孤立性肺结节进行鉴别诊断：①肺癌的临床表现主要为咳嗽、痰中带血；肿瘤标志物常升高；影像学上表现为深分叶、细短毛刺、胸膜凹陷、空泡征、支气管空气征、厚壁偏心性空洞、强化明显；FDG高摄取。②肺硬化性血管瘤多为体检发现，临床表现缺乏特异性；多为单发孤立结节，圆形，境界清楚，无毛刺，密度均匀；增强表现为明显强化；病变与周围血管关系密切；常见典型征象有贴边血管征、空气新月征；FDG摄取多增高。③肺炎性假瘤是一种增生性炎症，由多种细胞组成，并有纤维化，增生的组织形成一个肿瘤样团块；单发为主，多位于肺的表浅部位，多以广基底贴于脏胸膜或叶间胸膜下；增强后显著高度强化，CT值多超过120HU。

肝嗜酸性粒细胞浸润（eosinophilic hepatic infiltration，EHI）是一种临床少见的以嗜酸性粒细胞持续过量增殖为特征，浸润局部肝组织所致的肝脏良性病变。嗜酸性粒细胞计数越高，嗜酸性粒细胞及其释放的产物作用导致肝组织损害、坏死的发生率越高，包括局部嗜酸性粒细胞浸润、嗜酸性脓肿、局灶性嗜酸性坏死（Ahn et al.，2011）。影像学表现：病灶数目与嗜酸性粒细胞计数呈正相关。病灶主要分布于肝包膜或门静脉周围的肝实质内，少量位于深部肝实质。病灶形态主要为楔形、不规则形、圆形或类圆形。平扫CT以等、低密度为主，三期增强扫描病灶呈渐进性强化；表现为动脉期轻度强化，部分病灶可边缘强化；门脉期轻、中度强化，但低于同期肝实质，病灶此时显示最清晰，边界相对清晰，病灶以低密度为主；延迟期病灶进一步强化，强化程度与肝实质相仿或稍低于肝实质（张忠林等，2009）。MRI表现为T_1WI等、低信号，T_2WI等、高信号，以高信号为主。增强扫描显示渐进性轻度强化（Kim et al.，2005）。本病应主要与其他肝脏恶性肿瘤进行鉴别诊断：①肝细胞肝癌。常有肝炎、肝硬化病史；AFP升高；影像学上表现为低密度肿块，较大者可伴中央坏死；增强呈"快进快出"，假包膜强化，门静脉癌栓；FDG高摄取、低摄取或与肝脏本底相仿。②胆管细胞癌。常伴有CA19-9升高；影像学上表现为不均匀低密度肿块，边界欠清、坏死相对少见；多呈不均匀渐进性、花环样强化；伴有远端胆管扩张、邻近肝叶萎缩；易侵犯肝门部胆管，较少侵犯门静脉；FDG摄取多增高。③转移性恶性肿瘤。多有原发肿瘤病史，或PET/CT发现其他部位原发肿瘤；临床上可呈单发或多发肿块，影像学表现与原发肿瘤类似；增强表现为牛眼征（Kim et al.，2009）。

　　本病例特点为中年男性，1年前体检发现右下肺磨玻璃密度影；2个月前复查右下肺结节变实。嗜酸性粒细胞绝对值和百分比增高，CYFRA21-1增高。PET/CT提示右下肺孤立性结节伴FDG摄取增高；肝左外叶结节伴FDG摄取增高；胸部增强CT提示右下肺孤立性病灶，有明显强化。腹部增强CT及MRI提示肝左外叶病灶边缘延迟强化。患者既往有甲状腺癌病史，而且这两个病灶FDG为高摄取，所以可能造成肝、肺转移病灶干扰。但是就单一病灶来看，该患者胸部结节形态虽然不规则，但是没有分叶、胸膜牵拉等恶性征象；边缘没有模糊渗出影，病灶明显强化，比较符合炎性肉芽肿表现。肝的病灶有边缘延迟强化，内部液性坏死区，也要考虑脓肿形成。临床实践中遇到既往有恶性肿瘤病史的患者，PET/CT又提示多器官FDG摄取增高，需要考虑转移的可能性，但也要就单病灶进行相关实验室检查分析，并结合增强CT/MRI检查，分析其强化特点，提高诊断的准确率。

病例点评

　　该病例为少见病例，并且病史复杂（既往甲状腺癌史），肺部磨玻璃结节，肺和肝多发病灶。肝脏病灶在MRI弥散图像上呈高信号且轻度延迟强化，高度提示炎性肉芽肿性病变。虽然其他疾病也会表现出充填趋势的延迟强化，如上皮样血管内皮瘤，但此病强化程度更高。而肺的结节，虽然边缘有长毛刺，但与肺癌的细短毛刺不同，典型恶性征象不足，因为既往甲状腺癌病史，还需要与甲状腺癌转移结节进行鉴别，因为转移结节可表现为多种形态。从该病例我们可以看出，多器官疾病的鉴别诊断非常重要，并且应尽量用一元化来解释。

（病例提供：俞小凤　陈虞梅　上海交通大学医学院附属仁济医院）

（病例点评：张　建　上海大学附属全景医学影像诊断中心）

参 考 文 献

郭保亮，欧阳富盛，张斌，等，2017. 肝脏嗜酸性粒细胞浸润的CT和MRI征象分析. 中华放射学杂志，51：132-135.

时旭，黄夏飞，谢佳星，等，2017. 肺嗜酸性粒细胞浸润症临床特点的回顾性分析. 中国呼吸与危重监护杂志，16（2）：147-154.

张忠林，梁长虹，李景雷，等，2009. 肝脏嗜酸性粒细胞浸润的多层螺旋CT表现. 中华放射学杂志，43（8）：840-843.

AHN SJ，CHOI JY，KIM KA，2011. Focal eosinophilic infiltration of the liver：gadoxetic acid-enhanced magnetic resonance imaging and diffusion-weighted imaging. J Comput Assist Tomogr，35（1）：81-85.

KIM GB，KWON JH，KANG DS，1993. Hypereosinophilic syndrome：imaging findings in patients with hepatic involvement. AJR Am J Roentgenol，161（3）：577-580.

KIM TH，KIM JK，LEE JH，et al，2009. Focal eosinophilic infiltration versus metastasis in the liver：comparison of MRI findings. Hepatogastroenterology，56（94-95）：1471-1476.

KIM YK，KIM CS，MOON WS，et al，2005. MRI findings of focal eosinophilic liver diseases. AJR Am J Roentgenol，184（5）：1541-1548.

WEISSLER JC，2017. Eosinophilic lung disease. Am J Med Sci，354（4）：339-349.

髋部假肌源性血管内皮瘤

病史简介

患者，女性，12岁，因"右髋阵发性疼痛多日"就诊，发现右髂骨占位后行"右髂骨上缘骨肿瘤切除＋局部骨移植"手术，病理结果未出。睡眠、饮食可，体重无变化。骨扫描：右肩胛骨、右髂骨、右第12后肋、右耻骨联合显像剂浓聚异常增高，考虑为肿瘤样病变。现行PET/MR辅助定性及分期。

影像描述

^{18}F-FDG PET/MR检查见右顶骨、左肱骨头、右肩胛骨内后缘、第7颈椎椎体、左第5前肋、右第2后肋、第7前肋、第12后肋、第5腰椎椎体棘突、右髂骨体、右髋臼、右耻骨近耻骨联合处、左股骨头、右前臂及掌腕部等处见散在斑片状、结节状T_2WI等高混杂信号，T_1WI等低信号，DWI高信号，以右髋臼为甚，FDG摄取异常增高，SUV_{max}为17.4（图45-1，图45-2）。

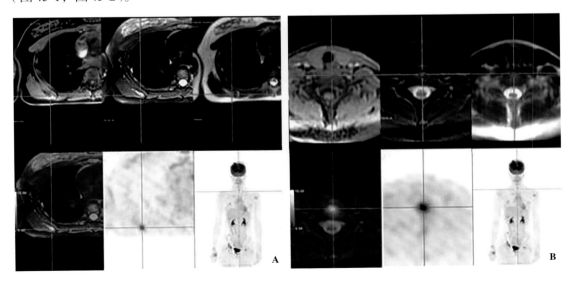

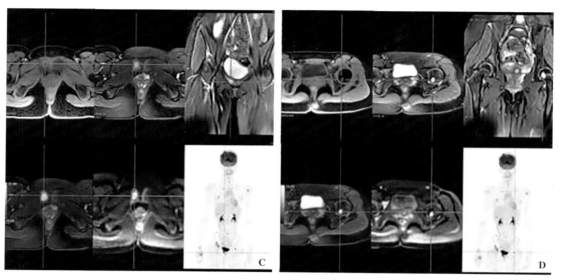

图45-1　右第12后肋（A）、第7颈椎椎体（B）、右耻骨近耻骨联合处（C）、左股骨头（D）的病变 T_1WI 呈等低信号，T_2WI 呈等高混杂信号，DWI 呈高信号，FDG 摄取异常增高，SUV_{max} 为16.6（右耻骨近耻骨联合处）

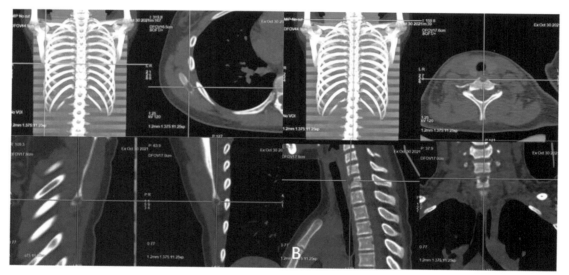

图45-2　右第12后肋（A）、第7颈椎椎体（B）病变呈溶骨性骨质破坏

最终诊断

最终诊断为（右髋肿物）假肌源性血管内皮瘤（PHE）。免疫组化：AE1/AE3（部分＋）、ERG（少量＋）、CD31（部分＋）、CD34（－）。

病例讨论

假肌源性血管内皮瘤（pseudomyogenic hemangioendothelioma，PHE）与上皮样肉瘤

有相似的组织学形态和免疫表型，故又称上皮样肉瘤样血管内皮瘤。WHO 软组织肿瘤新分类将其作为独立的病理学类型收录，其是一种罕见的中间型血管源性肿瘤，局部易复发，罕见转移（Hornick，et al.，2011）。

PHE 好发于青年男性下肢，常发生于真皮、皮下组织和肌肉，合并骨受累者约占 20%（Inyang et al.，2016）。原发于骨内的 PHE 更为罕见。CT 表现为以溶骨性骨质破坏为主，边界清楚，病灶常同时累及骨皮质和骨髓腔。增强 MRI 强化明显，部分病灶可坏死和出血。PET 表现为 FDG 高摄取。PHE 影像学诊断较困难，主要依据病理免疫组化明确诊断（Sbaraglia et al.，2021）。

多发性骨 PHE 需要与以下肿瘤鉴别（Shah et al.，2015）。①转移瘤：多见于中老年人，有原发肿瘤史，好发于中轴骨区。发生于长骨者，多表现为骨松质且边缘模糊的骨破坏，常并发病理性骨折。②甲状旁腺功能亢进症引起的纤维囊性骨炎：发病年龄多为50～60 岁，常出现广泛性骨质疏松，骨膜下骨吸收，破坏区多边界清楚，轻度膨胀性生长。MRI 表现为 T_1WI 低信号，T_2WI 混杂信号。③多发性骨髓瘤：发病年龄较大，好发于中轴骨，四肢骨较少，全身骨痛症状明显，尿本周蛋白多呈阳性。影像学表现为骨质疏松背景下虫噬样、穿凿状骨质破坏，少有硬化边及骨膜反应。④骨上皮样血管内皮瘤：多灶性骨破坏，边界清晰、锐利，与 PHE 影像相似。病变属于恶性肿瘤，易发生其他器官转移，预后差。⑤朗格汉斯细胞组织细胞增生症（LCH）多骨受累：LCH 可发生于全身多个系统，好发部位为骨骼、肺、中枢神经系统、淋巴结、肝等。骨病变是 LCH 患者主要表现之一，其病理表现主要为肉芽肿从骨髓腔长出，破坏骨质，并伴随软组织浸润形成局限性软组织肿块，多分布于椎体、扁骨及长骨，大多数表现为溶骨性骨质破坏。而表现为多骨病变的 PHE 多无软组织肿块形成，可加以鉴别（Zhao et al.，2020）。

对于中青年患者，四肢骨骨端，尤其是下肢单发或多发病灶，边界清晰、锐利，偏心性纵行生长，增强扫描明显强化，应考虑骨假肌源性血管内皮瘤可能。本病例旨在提高对 PHE 的认识，为临床工作中鉴别多骨病变提供新的思路。

病例点评

PHE 多发骨病变临床比较罕见，从名称和病理特征来看，病变具有部分血管瘤的特征，在影像学尤其是增强 MRI 及 T_2 序列上有一定的特点，如 T_2 高信号是比较明显的特征性表现，诊断思路上可以考虑血管源性肿瘤可能，从而缩小诊断范围，为精确诊断提供依据。影像学检查可为临床诊疗提供病变范围、活检部位、后期疗效等方面的评估。针对有些特征性影像学表现，从影像学细节和特征出发，就能缩小范围，做出准确诊断。

（病例提供：张　峰　寿　毅　上海美中嘉和医学影像诊断中心）

[病例点评：潘　博　中国科学技术大学附属第一医院（安徽省立医院）]

参 考 文 献

HORNICK JL，FLETCHER CD，2011. Pseudomyogenic hemangioendothelioma：a distinctive，often multicentric tumor with indolent behavior. Am J Surg Pathol，35（2）：190-201.

INYANG A，MERTENS F，PULS F，et al，2016. Primary pseudomyogenic hemangioendothelioma of bone. Am J Surg Pathol，40（5）：587-598.

SBARAGLIA M，BELLAN E，DEI TOS AP，2021. The 2020 WHO classification of soft tissue tumours：news and perspectives. Pathologica，113（2）：70-84.

SHAH AR，FERNANDO M，MUSSON R，et al，2015. An aggressive case of pseudomyogenic haemangioendothelioma of bone with pathological fracture and rapidly progressive pulmonary metastatic disease：case report and review of the literature. Skeletal Radiol，44（9）：1381-1386.

ZHAO D，TANG F，MIN L，et al，2020. Intercalary Reconstruction of the "Ultra-Critical Sized Bone Defect" by 3D-Printed Porous Prosthesis After Resection of Tibial Malignant Tumor. Cancer Manag Res，12：2503-2512.

骶骨血管源性肿瘤

病史简介

患者，女性，64岁，主诉右下肢疼痛半年，加重1月余。外院CT提示骶骨右侧占位，脊索瘤可能。血常规、肿瘤标志物基本正常。既往无特殊病史。

影像描述

^{18}F-FDG PET/CT检查：骶骨右侧见不规则骨质破坏，内见不定形条索、小斑片状高密度影，周围伴软组织肿块形成，右侧骶孔及骶管受累，邻近肠管受压推移。肿块最大截面约为6.4cm×5.8cm，平均CT值约为187HU，FDG摄取不均匀轻度增高，SUV_{max}为1.6（图46-1）。

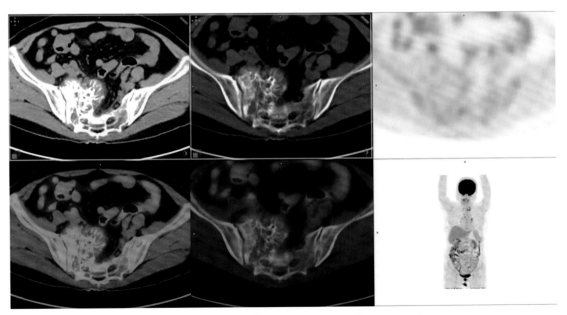

图46-1　^{18}F-FDG PET/CT图像

增强MRI：骶骨右侧（$S_{1\sim3}$水平）见不规则肿块，大小约7.7cm×6.8cm，T_1WI呈低信号，T_2WI呈高信号，内见不均匀线条状及斑点状低信号。增强后病灶明显强化，呈类扇形，内见散在无强化低信号分隔，肿块侵犯相邻骶孔，突入骶管内；右侧骶髂关节部分显示欠清（图46-2，图46-3）。

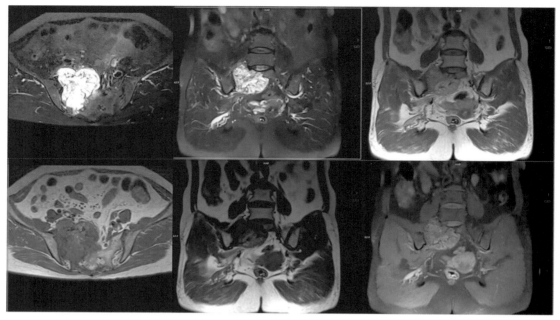

图46-2 平扫MRI T_1WI、T_2WI图像

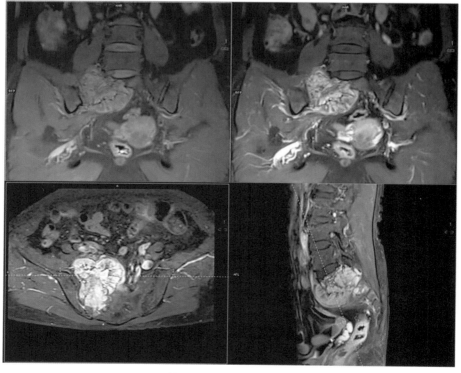

图46-3 增强MRI图像

最终诊断

腰椎后路骶骨肿瘤切开活检提示血管源性肿瘤。肿瘤血供丰富，拟先行术前放疗。

病例讨论

脊柱血管瘤是发生于脊柱的最常见的良性肿瘤，最常见发病部位为胸椎（Slon et al.，2015）。大部分血管瘤无临床症状，在有症状的血管瘤中，约55%表现为疼痛，其余则为侵袭性血管瘤，其可突破骨间室向周围生长，造成压迫症状（Fox, et al.，1993）。在影像学检查中，血管瘤有诸多典型表现，如栅栏样改变、横断位圆点征等，而侵袭性血管瘤在此基础上还可表现为椎体膨胀性溶骨性骨质破坏（或伴有病理性骨折），内见残存条状高密度影，特殊病例可累及附件、上下椎体或邻近椎间盘。当周围有软组织肿块形成时，偶可见钙化灶或边缘壳样骨性密度影。其在MRI上具有典型表现：T_2WI压脂呈高信号，增强后明显强化（Bernard et al.，2013）。

2013年WHO首次将上皮样血管内皮瘤与血管肉瘤并列纳入血管性恶性肿瘤中（方三高，周晓军，2014）。恶性血管源性肿瘤在影像学表现上不同于良性血管瘤，常累及相邻椎体，且两椎体骨质破坏形式可不同。CT可表现为椎体内多发圆点状高密度影。部分较大病灶内可见增粗骨小梁呈"日光放射状"改变。MRI一般呈T_1WI中等至稍高信号，T_2WI高信号。增强后一般强化较明显。恶性血管源性肿瘤周围通常见软组织肿块，强化方式与椎体病灶相似（Nabavizadeh et al.，2016）。

本例病灶较大，内部可见多发残存骨棘，病灶周围见少许硬化性改变，可在一定程度上提示为良性或低度恶性肿瘤。MRI T_2WI压脂呈明显高信号，增强后强化明显，以上表现均指向血管源性肿瘤的诊断。

病例点评

该病例最终诊断为血管源性肿瘤，影像学表现较典型，其膨胀性生长方式在发生于肋骨、颅骨、骶骨等部位的血管源性肿瘤中较为常见。PET/CT检查中一般代谢轻度增高，CT检查中软组织肿块内的高密度影与残存骨棘类似，与其他恶性骨肿瘤中的瘤骨或不规则钙化灶有所区别，而此点表现需要与浆细胞瘤的典型影像学表现"微脑征"进行鉴别，但是浆细胞瘤FDG摄取程度会高一些，另外结合临床病史和血液学实验室检查指标可辅助排除浆细胞瘤。

发生于骶骨的血管源性肿瘤还需要与以下几类肿瘤进行鉴别。①脊索瘤：好发于脊柱两端，即颈椎上部近颅底及下骶椎，可见明显骨质破坏，内部可见不规则钙化，FDG摄取呈不同程度增高（轻中度增高居多），基本与该病例表现不相符。②神经源性肿瘤：会有沿神经走行的形态特点，骶管或骶孔扩大的表现，根据其内细胞密度分布不同会有不均匀的代谢增高，致密区（Antoni A区）会有明显的FDG摄取增高。

（病例提供：韩天壮　张　建　上海大学附属全景医学影像诊断中心）

[病例点评：米宝明　苏州大学附属第四医院（苏州市独墅湖医院）]

参 考 文 献

方三高，周晓军，2014. 解读新版WHO（2013）骨肿瘤分类. 临床与实验病理学杂志，30（2）：119-122.

BERNARD SA，BRIAN PL，FLEMMING DJ，2013. Primary osseous tumors of the spine. Semin Musculoskelet Radiol，17（2）：203-220.

FOX MW，ONOFRIO BM，1993. The natural history and management of symptomatic and asymptomatic vertebral hemangiomas. J Neurosurg，78（1）：36-45.

NABAVIZADEH SA，MAMOURIAN A，SCHMITT JE，et al.2016. Utility of fat-suppressed sequences in differentiation of aggressive vs typical asymptomatic haemangioma of the spine. Br J Radiol，89（1057）：20150557.

SLON V，STEIN D，COHEN H，et al，2015. Vertebral hemangiomas：their demographical characteristics，location along the spine and position within the vertebral body. Eur Spine J，24（10）：2189-2195.

组织细胞肉瘤

病史简介

患者，男性，53岁，主诉乏力伴食欲缺乏、消瘦2个月。现病史：2021年4月起无明显诱因出现乏力，伴食欲缺乏及消瘦。当时未予以重视，5月起全身出现多处皮下结节，质地硬，不可推动。否认其他不适主诉，为明确诊断至笔者所在科室行PET/CT检查。既往史：2型糖尿病数年，血糖控制可。否认手术外伤史、肿瘤病史。

影像描述

^{18}F-FDG PET/CT检查：左侧颌下、双侧锁骨区、右侧腋下、腹膜后、右侧坐骨旁、双侧腹股沟区多发肿大淋巴结，较大者位于左侧颌下，大小约1.7cm×3.0cm，SUV_{max}为8.4；肝右前叶及左外叶稍低密度灶，SUV_{max}为4.9；颌面部、胸腹盆部皮下多发小结节，SUV_{max}为3.2；右侧肱骨中上段、右侧尺骨近端、左侧股骨中上段髓腔密度增高，左侧第4肋骨溶骨性骨质破坏，SUV_{max}为5.0（图47-1）。腹部增强CT：肝左右叶散在稍低密度灶，

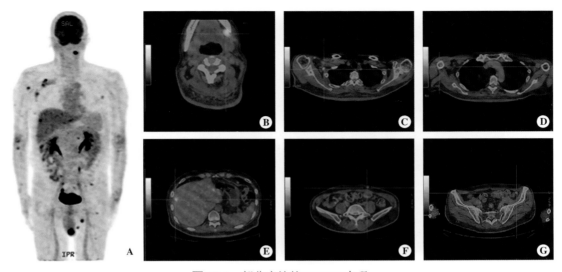

图47-1　部分病灶的PET/CT表现

A. 全身MIP图。B～G. PET与CT融合图像：左侧颌下肿大淋巴结（B）；右侧腋下淋巴结（C）；右侧肱骨中上段髓腔密度增高（D）；肝右前叶稍低密度灶（E）；盆部皮下小结节（F）；盆腔内腹膜小结节（G）

增强后轻度强化，较大者位于右叶，大小约2.4cm×2.2cm（图47-2）；腹盆腔内及胸腹壁皮下多发强化小结节（图47-3）。

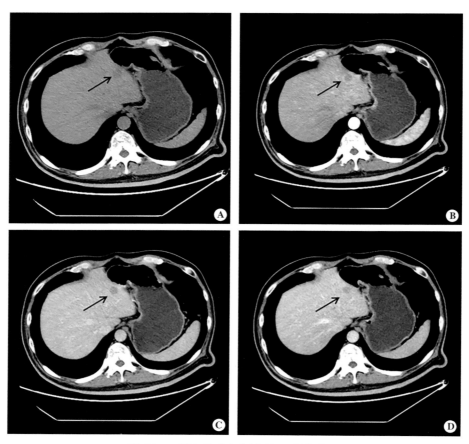

图47-2 肝左外叶占位增强CT影像表现

平扫显示稍低密度灶，增强后病变呈轻度强化，边缘环状强化。CT值：平扫41HU（A）、动脉期66HU（B）、静脉期68HU（C）、延迟期75HU（D）

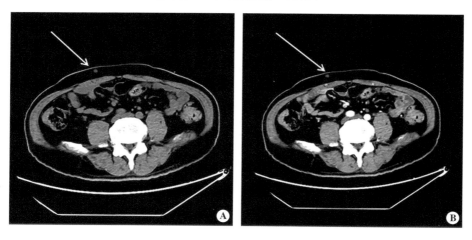

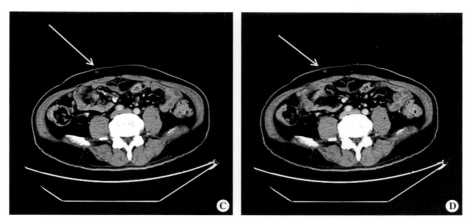

图47-3　盆部皮下小结节增强CT影像表现

平扫显示软组织密度结节，增强后轻度强化。CT值：平扫27HU（A）、动脉期34HU（B）、静脉期35HU（C）、延迟期46HU（D）

最终诊断

（1）（颈部淋巴结）穿刺活检：组织细胞增生性病变，结合免疫组化结果，符合组织细胞肉瘤。免疫组化结果：CK（－），CK20（－），CK7（－），Villin（－），vimentin（＋），Syn（－），CD56（－），CA19-9（－），Ki-67（20%＋），KP1（弱＋），CD31（＋），CD34（－），Langerlin（－），P53（＋），S-100（弱＋），SOX10（－），CD21（－），CD1α（－），Clusterin（－），CD23（－），EMA（－），ALK（－），CD117（－）。

（2）（腹壁结节）穿刺活检：组织细胞增生性病变，结合免疫组化结果，符合组织细胞肉瘤。免疫组化结果：CD61（＋），CD163（＋），LCA（＋），ERG（＋），CD4（部分＋），CD7（＋），PCM1（＋）。

病例讨论

组织细胞肉瘤（histiocytic sarcoma，HS）是一种高度恶性并极其罕见的造血系统肿瘤，继发性则被认为与淋巴瘤或白血病相关，定义为一种形态和免疫表型均与成熟组织细胞相似的组织细胞恶性增生，表达一种或一种以上组织细胞标志物，但不表达树突状细胞标志物，并且不伴有急性单核细胞白血病。在2021年WHO造血系统肿瘤分类中，HS依然被作为一种独立的罕见疾病归于组织细胞和树突状细胞肿瘤大类。其发病率极低，可独立发病，也可伴随淋巴瘤发病，在非霍奇金淋巴瘤中＜1%，任何年龄均可发病，男性多见，中位发病年龄为46岁（Skala et al.，2018）。病变常累及结外部位，包括胃肠道、浅表和深层软组织、肺和鼻腔，也可累及淋巴结、皮肤、骨髓、脾等。临床主要表现为发热、肝脾大及消瘦，躯干、四肢皮疹，多个孤立性皮下肿物，如果累及胃肠道，则造成肠梗阻，如累及骨骼，则造成溶骨性病变（Hung，et al.，2020）。

HS发病隐匿，无特异性临床表现及影像学表现，且进展迅速，多数患者确诊时已广泛扩散。目前对HS的诊断多依据其核仁显著、核分裂象多见的组织形态学表现及至少表达CD68、CD163、溶菌酶中一种的免疫组化表现。手术切除、放化疗是HS较为常见的治疗方式，但目前尚无疗效确切、统一的治疗方案，且预后较差。

病例点评

HS极为罕见，可以是局部病变，也可以同时多个系统受累，诊断中可能会误判为其他类似病变，并因此导致临床误诊、误治。HS的鉴别诊断需要考虑诸多形态学类似的肿瘤，具体涉及淋巴瘤、低分化或未分化癌、肉瘤、树突状细胞瘤等。同时还需要注意和其他组织细胞病变的鉴别，如朗格汉斯细胞组织细胞增生症、朗格汉斯细胞肉瘤。该病例是一个多系统侵犯的病例，病灶主要是淋巴结，也有肝、骨骼、皮下等结外侵犯。可以从淋巴结伴多系统侵犯的方向考虑，在排除淋巴瘤、淋巴结核、转移瘤等疾病后提示我们要考虑其他的可能性。通过对这个病例的学习，有助于拓宽读者对淋巴结病变伴多系统侵犯病变的鉴别诊断思路。

（病例提供：孙贞魁　王　阳　上海交通大学医学院附属第六人民医院）

（病例点评：胡四龙　复旦大学附属肿瘤医院）

参 考 文 献

HUNG YP，QIAN X，2020. Histiocytic sarcoma. Arch Pathol Lab Med，144（5）：650-654.

SKALA SL，LUCAS DR，DEWAR R，2018. Histiocytic sarcoma：review，discussion of transformation from B-cell lymphoma，and differential diagnosis. Arch Pathol Lab Med，142（11）：1322-1329.

肩部骨淋巴瘤

病史简介

患者，女性，19岁，左肩疼痛1年，体检发现肿块5个月。专科检查：左肩触及一巨大包块，压痛不明显，移动度差，皮温正常，左上肢活动可。既往史：10个月前人工流产术。实验室检查：NSE 22.00ng/ml（参考范围＜16.3ng/ml），铁蛋白240ng/ml（参考范围13～150ng/ml），其余肿瘤标志物均在正常范围内。血常规：白细胞计数10.78×10^9/L（参考范围3.5×10^9～9.5×10^9/L），中性粒细胞计数7.43×10^9/L（参考范围1.8×10^9～6.3×10^9/L），血小板400×10^9/L（参考范围125×10^9～350×10^9/L），血小板压积0.38%（参考范围0.11%～0.27%）。血清β$_2$微球蛋白1.82mg/ml（参考范围0.7～1.8mg/ml）。

影像描述

MRI显示左侧肩胛骨体部（近关节盂）骨髓腔内多发斑片状稍长T$_1$稍长T$_2$信号，骨皮质不连续，增强后明显不均匀强化；周围肌内和肌间隙混杂信号肿块，增强见多发斑片状低信号，边缘明显环状强化（图48-1）。PET/CT检查显示左侧肩胛骨局部溶骨性骨质破坏，周边伴软组织肿块形成，SUV$_{max}$为21.0（图48-2）。双侧附件区见软组织肿块影，大小约48.3mm×34.4mm（右）、59.5mm×49.8mm（左）；SUV$_{max}$分别为19.7（右）、16.7（左）（图48-3）。盆腔少量积液。

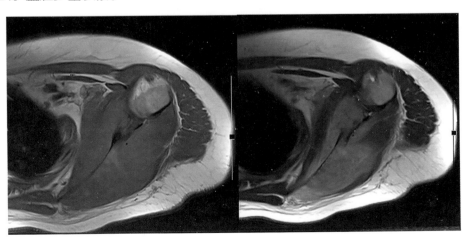

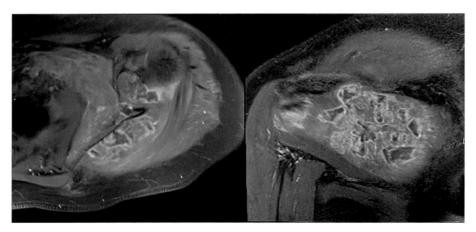

图48-1 左侧肩胛骨增强MRI影像表现

左侧肩胛骨体部（近关节盂）骨髓腔内多发斑片状稍长T₁稍长T₂信号，骨皮质不连续，增强后明显不均匀强化；周围肌内和肌间隙混杂信号肿块，增强见多发斑片状低信号，边缘明显环状强化

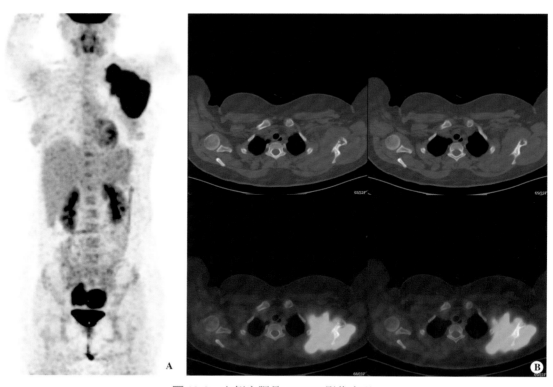

图48-2 左侧肩胛骨PET/CT影像表现

A. MIP图；B. PET/CT显示左侧肩胛骨局部溶骨性骨质破坏，周边伴软组织肿块形成，FDG摄取增高，SUV_max为21.0

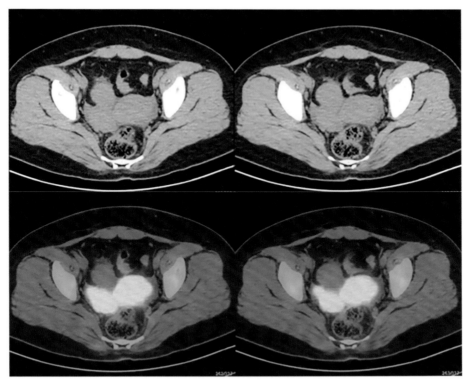

图48-3 双侧附件PET/CT影像学表现

双侧附件区见软组织肿块影，大小约48.3mm×34.4mm（右）、59.5mm×49.8mm（左）；SUV$_{max}$分别为19.7（右）、16.7（左）

最终诊断

（左肩部）淋巴造血系统恶性肿瘤，结合形态与酶标，符合（B细胞）淋巴母细胞性白血病/淋巴瘤。（骨髓活检）造血细胞粒系增生活跃（＋），巨核系增生活跃（＋）；粒系局部核左移，局部以中晚幼阶段细胞为主，巨核无明显异型性，伴少量小T淋巴细胞。妇科超声：左侧附件区囊性结构，考虑内膜异位囊肿可能。

病例讨论

原发性骨淋巴瘤（primary lymphoma of bone，PLB）是一种少见的结外恶性淋巴瘤，约占骨恶性肿瘤的7%，占结外淋巴瘤的4%～5%（Blume et al.，2013；Kitsoulis et al.，2006）。PLB大部分为非霍奇金淋巴瘤（non-Hodgkin lymphoma，NHL），最常见的病理类型为弥漫大B细胞淋巴瘤。PLB可发生于任何年龄，好发于中老年人。全身骨骼均可受累，以四肢长骨多见，尤其股骨。

目前公认的PLB诊断标准如下（Edeiken-Monroe et al.，1990）：①肿瘤局限于单骨，临床及影像学检查未发现有其他系统的病灶；②病理组织学上确诊骨病灶为淋巴瘤；③就诊时只有局部转移，或至少在原发灶出现6个月后才有远处骨骼和其他部位转移。血液生化检查可显示白细胞计数升高，淋巴细胞百分比增高，血沉加快，碱性磷酸酶水平升高。

PLB影像学表现有一定特点可循，X线、CT大多表现为筛孔状、虫蚀样骨质破坏，且骨质破坏程度轻，周围软组织肿块大而广；MRI表现为软组织肿块呈"围骨性生长"，骨内、骨外病变呈"皮质开窗征"相连，增强后骨内病变强化较显著，骨外病变为中等、均匀强化。PBL核素扫描表现为骨内示踪剂不同程度浓聚，^{99m}Tc-MDP全身骨扫描检查时在病变反应性增生或存在成骨的区域表现为明显的示踪剂浓聚，而在病变溶骨性破坏区表现为光子缺乏区（阳昱恒等，2013）。骨淋巴瘤骨质破坏灶的PET/CT表现有一定特征性，PET显示的病灶范围明显大于CT。其可能机制是骨淋巴瘤产生细胞因子诱导破骨活动，使肿瘤细胞在骨皮质形成细小隧道，肿瘤组织借以向周围软组织浸润形成较大肿块而无明显骨质破坏（Hicks et al.，1995）。

原发性骨淋巴瘤需要与以下疾病鉴别：①恶性骨巨细胞瘤，以20～40岁多见，好发于长骨干骺端，CT显示病灶为膨胀性骨质破坏。骨皮质变薄并不规则间断，其内见多发条状、致密的骨性间隔，典型表现可见皂泡样改变。②骨恶性纤维组织细胞瘤，好发于长骨干骺端或骨端，多位于股骨下端及胫骨上端，溶骨性破坏，伴明显软组织肿块，无骨膜反应，与PBL较难鉴别，确诊需要病理学检查。③转移瘤，多有原发肿瘤病史，骨质破坏明显，周边软组织肿块多较小。④尤因肉瘤，以10～25岁多见。四肢长骨骨干为好发部位，洋葱皮样骨膜反应是其典型特征，与PBL有较明显差异。⑤骨髓瘤，又称浆细胞瘤，多发者占绝大多数，单发者少见，化验尿本周蛋白阳性，由于浆细胞广泛浸润，主要表现为广泛骨质疏松，常伴有病理性骨折，病灶呈蜂窝状骨质破坏，伴骨质膨胀，部分可见软组织肿块，胸椎多同时受累。

卵巢子宫内膜异位囊肿是最常见的子宫内膜异位症，可引起疼痛和不孕，表现为附件区囊实性肿块，肿块大小不等，可呈单房或多房，形态、密度因出血时间不同而表现各异。

病例点评

该病例有肩胛骨和盆腔2个病灶。肩胛骨病灶为典型的肉包骨表现，PET/CT呈现明显FDG摄取增高，所以考虑恶性病变是明确的，骨质破坏轻微而软组织肿块较大，需要考虑小圆细胞恶性肿瘤，如淋巴瘤的可能性，最终确诊需要依靠病理检查。盆腔病变的定位比较明确，定位于双侧附件，而定性比较有争议。该病灶的两个特征，一是实性的，二是FDG摄取增高。结合患者人工流产史，超声提示左侧附件区内膜异位囊肿可能，但是由于双侧附件区的病灶实性成分比较明显，实性成分的密度和SUV$_{max}$与肩胛骨病灶比较相似。所以，附件区病灶还需要进一步讨论，建议进一步治疗后随诊或定期观察。病灶是一元论还是两元论？一元论通常会遇到两种情况，第一种是从肩胛骨病灶转移到盆腔或从盆腔病灶转移到肩胛骨，第二种是有一个原发肿瘤，分别转移到肩胛骨或盆腔，由于该例患者没有发现原发病灶，第二种情况基本可以排除。还有一种情况是肩胛骨和卵巢可能有一个共同的成分发生恶变以后有不同的分化，如淋巴瘤、肉瘤、血管源性肿瘤或其他一些少见肿瘤，当然最终诊断仍需结合病理明确。

（病例提供：郑　慧　张晓莹　同济大学附属第十人民医院）

（病例点评：左传涛　复旦大学附属华山医院）

参 考 文 献

阳昱恒，宋佳，曾晓华，等，2013. 原发性骨淋巴瘤的影像学表现及特征. 临床军医杂志，41（5）：525-527.

BLUME P，CHARLOT-HICKS F，MOHAMMED S，2013. Case report and review of primary bone diffuse large B-cell lymphoma involving the calcaneus. J Fool Ankle Surg，52（5）：666-672.

EDEIKEN-MONROE B，EDEIKEN J，KIM EE，1990. Radiologic concept of lymphoma of bone.Radiologic el inical of North America，28（4）：841-864.

HICKS DG，GOKAN T，O'KEEFE RJ，et al，1995. Primary lymphoma of bone：correlation of magnetic resonance imaging features with cytokine production by tumor cells. Cancer，75（4）：973-980.

KITSOULIS P，VLYCHOU M，PAPOUDOU-BAI A，et al，2006. Primary lymphomas of bone. Anticancer Anticancer Res，26（1A）：325-337.

病例 49

胃神经鞘瘤

病史简介

患者，女性，65岁，腹胀数天，无其他不适。自诉肝脏占位5年（具体不详）。

外院MR平扫提示肝胃之间及肝左叶多发异常信号灶。肿瘤标志物：CA19-9 32.9U/ml（0～27.0U/ml），CA24-2 20.9U/ml（0～20.0U/ml），CEA、AFP、CA50、CA72-4、CA12-5、HE4均未见异常。三大常规、肝肾功能和电解质正常。

影像描述

MRI：肝胃间隙巨大不规则混杂信号灶，T_1WI低信号、T_2WI混杂高信号，DWI高信号，局部囊变，局部与邻近胃壁分界欠清，增强扫描实性成分明显不均匀强化；肝左叶见T_2WI高信号结节，增强扫描可见充填式强化（图49-1，图49-2）。

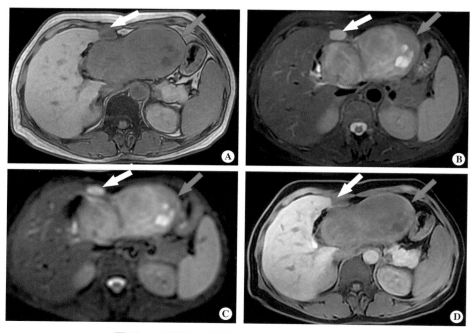

图49-1 肝胃间隙肿块及肝左叶结节MRI表现

A. T_1WI表现；B. T_2WI表现；C. DWI表现；D. 增强图像（白色箭头示肝左叶结节，红色箭头示肝胃间隙肿块）

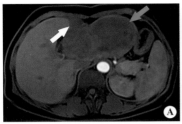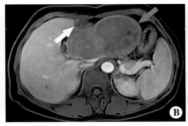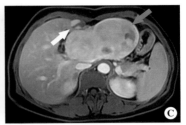

图49-2　肝胃间隙肿块及肝左叶结节增强MRI图像

A.动脉期；B.门脉期；C.平衡期（白色箭头示肝左叶结节，红色箭头示肝胃间隙肿块）

^{18}F-FDG PET/CT：肝胃间隙混杂密度肿块，大小约11.5cm×6.4cm，FDG摄取不均匀增高，SUV$_{max}$为4.7；肝左外叶一低密度结节，大小约1.9cm×1.3cm，未见FDG摄取增高（图49-3，图49-4）。

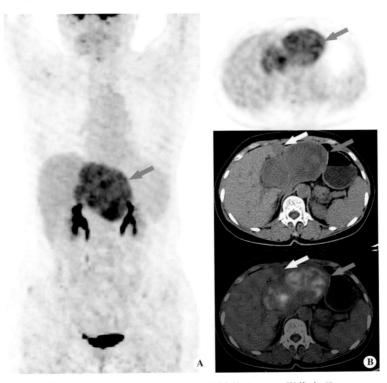

图49-3　肝胃间隙肿块及肝左叶结节PET/CT影像表现

A. MIP图。B. 肝胃间隙混杂密度肿块，大小约11.5cm×6.4cm，FDG摄取不均匀增高，SUV$_{max}$为4.7；肝左外叶一低密度结节，大小约1.9cm×1.3cm，未见FDG摄取增高

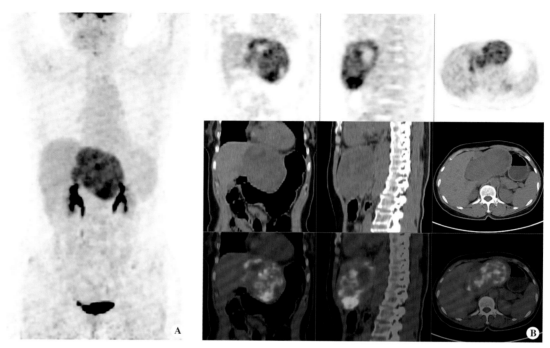

图49-4　肝胃间隙肿块PET/CT影像表现

A. MIP图；B. 肝胃间隙混杂密度肿块，冠状位、矢状位和横断位可见肿块与肝脏及胃壁分界不清

最终诊断

最终行肝胃间隙肿瘤切除＋肝左叶肿块切除＋胆囊切除，病理显示肝胃间隙胃肠型神经鞘瘤及肝左叶海绵状血管瘤。

病例讨论

神经鞘瘤又称施万细胞瘤，由产生神经鞘的施万细胞异常增生引起。胃神经鞘瘤（gastric schwannoma，GS）占所有神经鞘瘤的0.2%，占胃间质组织肿瘤的6.3%，良性占绝大多数，恶性者仅占GS的5.5%～7.7%（Sreevathsa，et al.，2015）。GS好发于胃体，以单发、腔外生长为主，患者一般无特异性症状，肿瘤较大时可出现腹部不适或胃肠道出血，或压迫周围器官引起相应不适。

由于肿瘤位于胃黏膜下，因此内镜检查常表现为假阴性。病理检查是确诊GS的唯一方法。然而影像学检查可以提供一些病变整体信息。CT形态多表现为类圆形较肌肉密度稍低影，大者内部可坏死、囊变伴钙化，增强扫描呈渐进性强化为其较为特征性的诊断要点（Raber et al.，2010；Levy et al.，2005）。由于肿瘤组织含有 Antoni A 区（即细胞密集区，肿瘤细胞排列成短束状或相互交织成丛状）和 Antoni B 区（即细胞疏松区，为疏松的黏液样基质）两种组织类型，因此CT图像常呈现 Antoni A 区、Antoni B 区强化差异。Antoni A 区 CT 表现为稍高密度，Antoni B 区 CT 表现为稍低密度，病变一般以 Antoni A 区为主。病变周围偶尔可见增大淋巴结，但多为反应性增生，不能作为恶性GS的诊断依据。当肿瘤较大、形态不规则，与邻近脂肪界限不清，坏死明显时，要考虑恶变可能。MRI对病灶内成分分析比CT敏感（Raber et al.，2010；Karabulut et al.，2002），尤其是CT表现为稍低密度影时，无法鉴别是囊变和（或）富含脂质，MRI图像T_1WI双回波同反相位图脂质信号差异性降低，囊变信号不会改变，T_2WI压脂相低信号影为脂质，高信号影为囊变。^{18}F-FDG PET/CT检查不仅可以反映肿瘤解剖信息，还可以反映肿瘤FDG摄取程度。GS表现为FDG高摄取（Ohno et al.，2011；Komatsu et al.，2009）。

GS需要与胃肠道间质瘤（gastrointestinal stromal tumor，GIST）、平滑肌瘤、外生性胃癌等进行鉴别诊断。GS平扫CT密度低于肌肉，坏死少见，渐进性强化，可有Antoni A区、Antoni B区强化差异；GIST CT表现为密度不均匀，常伴坏死、囊变，轻度至明显强化；平滑肌瘤CT表现为密度均匀，偶见钙化，轻度强化，强化程度与肌肉接近；胃癌CT表现为密度不均，内部液化坏死明显，边缘模糊，邻近结构浸润或侵犯，明显强化并持续强化。GS表现为FDG摄取增高，常高于GIST和平滑肌瘤（Iwamuro et al.，2020）。

病例点评

该病例为65岁女性，因腹胀就诊。影像学检查发现肝胃间隙巨大肿块和肝左外叶占位。通常会考虑比较常见的GIST伴肝转移。但仔细观察肝内表现，MR T_2WI高亮信号，增强表现为填充式强化，未见FDG摄取增高，与肝胃间隙肿块信号和强化方式不一样，肝左叶病变比较符合典型血管瘤的表现。对于肝胃间隙的肿块，根据影像学表现，更倾向非上皮来源的偏良性肿瘤，如GIST、平滑肌瘤、神经源性肿瘤等。该病例病理结果显示为胃肠型神经鞘瘤。影像学表现为腔外生长，内部伴有囊实性成分，表现为不均匀渐进性强化，这些表现也符合神经鞘瘤。但是发生在胃体的巨大神经鞘瘤非常罕见。该病例可提醒影像科医生，阅片时一定要仔细观察其他影像的细微变化，尤其CT、MRI的增强方式，综合考虑病灶的性质。

（病例提供：孙玉云　胡四龙　复旦大学附属肿瘤医院）

（病例点评：陈虞梅　上海交通大学医学院附属仁济医院）

参 考 文 献

IWAMURO M，MIYAHARA K，SAKAGUCHI C，et al，2020. Diagnostic Role of ^{18}F-Fluorodeoxyglucose Positron Emission Tomography in Gastric Mesenchymal Tumors. J Clin Med，9（5）：1301.

KARABULUT N，MARTIN DR，YANG M，2002. Case report：gastric schwannoma：MRI findings. Br J Radiol，75（895）：624-626.

KOMATSU D，KOIDE N，HIRAGA R，et al，2009. Gastric schwannoma exhibiting increased fluorodeoxyglucose uptake. Gastric Cancer，12（4）：225-228.

LEVY AD，QUILES AM，MIETTINEN M，et al，2005. Gastrointestinal schwannomas：CT features with clinicopathologic correlation. AJR Am J Roentgenol，184（3）：797-802.

OHNO T，OGATA K，KOGURE N，et al，2011. Gastric schwannomas show an obviously increased fluorodeoxyglucose uptake in positron emission tomography：report of two cases. Surg Today，41（8）：1133-1137.

RABER MH，ZIEDSES DES PLANTES CM，VINK R，et al，2010. Gastric schwannoma presenting as an incidentaloma on CT-scan and MRI. Gastroenterology Res，3（6）：276-280.

SREEVATHSA MR，PIPARA G，2015. Gastric schwannoma：a case report and review of literature. Indian J Surg Oncol，6：123-126.

原发性肝脏淋巴瘤

病史简介

患者，男性，52岁，无明显诱因出现右腹疼痛2周，余无不适主诉。实验室检查提示血常规，肝功能，肿瘤标志物CEA、AFP和CA19-9均在正常范围。否认肝炎、结核等传染病病史。无手术史。

影像描述

^{18}F-FDG PET/CT检查见肝脏多发结节状代谢增高灶，SUV$_{max}$为30.8，同机衰减校正CT见肝内多发类圆形稍低密度灶（图50-1，图50-2）。

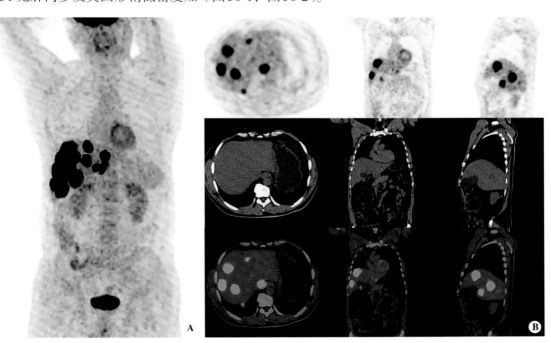

图50-1　肝脏PET/CT影像表现

A. MIP图；B. 横断位、冠状位及矢状位显示肝脏多发结节状代谢增高灶，SUV$_{max}$为30.8

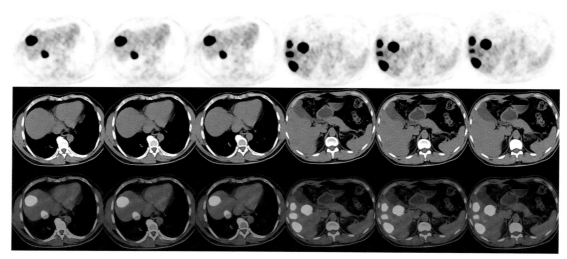

图50-2   肝脏病变横断位PET/CT表现

横断位见肝脏多发稍低密度灶，最大者4.1cm×4.2cm，代谢异常增高，SUV_{max}为28.8

最终诊断

最终行肝脏穿刺提示小细胞恶性肿瘤，淋巴瘤待排除。免疫组化显示CD20（＋）、PAX-5（＋），结果符合B细胞淋巴瘤（弥漫大B细胞淋巴瘤，生发中心起源）。

病例讨论

原发性肝脏淋巴瘤（primary hepatic lymphoma，PHL）是指无脾、骨髓、淋巴结或全身其他淋巴组织受累，而仅局限于肝脏的一种罕见血液系统肿瘤。PHL发病率低，约占肝脏恶性肿瘤的0.1%，结外淋巴瘤的0.4%，结外非霍奇金淋巴瘤的0.016%（Freeman et al.，1972），PHL多见肝脏右叶受累，约占70%，根据影像学表现可分为孤立肿块型、多发结节型和弥漫型，其中孤立肿块型最常见，占所有类型的55%～60%，其次是多发结节型，占所有类型的35%～40%（Noronha et al.，2005）。在CT上病变多表现为低密度占位，密度多均匀，边界清晰，由于PHL具有乏血管特征，增强CT或MRI呈现少血供表现，即动脉期无明显强化，门脉期轻度强化，部分病例出现血管穿行并无血管侵犯、破坏、中断等改变，"血管漂浮征"和"靶征"具有一定特征（冯少美等，2022；荣雪飞等，2021）。PHL病理类型多为弥漫大B细胞淋巴瘤，少数为霍奇金淋巴瘤。病变在[18]F-FDG PET/CT上通常表现为局灶性或弥漫性FDG摄取增高，部分病灶内部因坏死可见低代谢缺损区，弥漫型PHL容易被误诊为弥漫型肝癌（Diehl et al.，2013）。此外，[18]F-FDG PET/CT在肝脏淋巴瘤的治疗后评估方面也有很好的应用价值（De Renzo et al.，2006）。肝脏淋巴瘤的最终确诊仍需要肝活检。

病例点评

该病例符合肝脏原发性淋巴瘤的PET/CT表现，病变局限于肝脏，^{18}F-FDG PET/CT呈多发异常FDG高代谢灶，肝脏穿刺提示弥漫大B细胞淋巴瘤，肿瘤标志物CEA、AFP及CA19-9均在正常范围内。该病需要与原发性多灶肝细胞癌（HCC）、肝胆管细胞癌、上皮样血管内皮瘤及肝转移瘤等鉴别。HCC多有肝硬化背景，具有丰富血供，AFP常为升高表现，其动脉期为明显强化，且常有门静脉癌栓出现，而FDG代谢程度与肝细胞癌分化程度有关，高分化肝细胞癌不摄取或轻度摄取FDG显像剂。而胆管细胞癌在增强扫描中，病灶无明显强化，中心延迟强化，实验室检查多表现为CA19-9升高，可与PHL区别。肝上皮样血管内皮瘤病灶位于肝包膜下，呈"棒棒糖征"，病灶FDG代谢呈轻中度增高。肝转移瘤患者多有原发肿瘤病史，表现为肝脏外原发灶高代谢病灶，肝转移瘤有典型"牛眼征""靶征"，此点可与PHL鉴别。

[病例提供：潘　博　中国科学技术大学附属第一医院（安徽省立医院）]
（病例点评：孙贞魁　上海交通大学医学院附属第六人民医院）

参 考 文 献

冯少美，林跃辉，刘海迪，等，2022. 原发性肝脏淋巴瘤的CT、MRI影像学特点及其临床诊断价值分析. 中国CT和MRI杂志，20（7）：98-100.

荣雪飞，蔡剑鸣，董景辉，等，2021. 11例原发性肝脏淋巴瘤CT及MRI影像表现. 肝脏，26（3）：296-298.

DE RENZO A，PERNA F，PERSICO M，et al，2006. ^{18}F-fluorodeoxyglucose positron emission tomography/computed tomography in the evaluation of early response in a primary hepatic lymphoma. Br J Haematol，133（6）：580.

DIEHL K，SARWANI NE，TULCHINSKY M，2013. PET/CT in primary hepatic lymphoma with hepatic vein thrombus that extended into the inferior vena cava. Clin Nucl Med，38（2）：153-156.

FREEMAN C，BERG JW，CUTLER SJ，1972. Occurrence and prognosis of extranodal lymphomas. Cancer，29（1）：252-260.

NORONHA V，SHAFI NQ，OBANDO JA，et al，2005. Primary non-Hodgkin's lymphoma of the liver. Crit Rev Oncol Hematol，53（3）：199-207.

病例51

Maffucci综合征

病史简介

患儿，女性，8岁，5年前左侧手掌及右侧足底散在包块，包块质地软，伴压痛，腹部和大腿有散在咖啡斑，无发热，无关节肿痛，无斑丘疹，包块逐渐增大。11个月前外院彩超：左侧手掌血管瘤；活检结果：左手血管瘤。半年前患儿左侧肩部出现按痛，按压时有软包块，皮肤无红肿。10天前外院左肩部MRI显示多发骨病变并皮下结节。查体：右下肢走行扭曲，左侧手掌处多发紫黑色隆起结节。实验室检查：磷1.70mmol/L（0.80～1.60mmol/L），碱性磷酸酶196U/L（38～126U/L），25-羟维生素D 44.75nmol/L（＞50nmol/L），其余未见异常。

影像描述

脊柱+下肢X线片：双侧肋骨局部形态异常；双侧股骨及腓骨上段软骨样基质钙化；双侧股骨下端多发小囊状低密度灶、局部骨皮质不连续；右侧股骨干骨皮质走行扭曲（图51-1A，图51-1B）。左手X线片：部分掌骨骨皮质不整伴囊变灶，部分指骨密度不均，掌桡侧软组织局部隆起（图51-1C）。左侧肩部增强MRI：肩锁关节邻近皮下软组织内结节，T_1WI呈低信号，T_2WI呈高低混杂信号，短时反转恢复序列（STIR）呈高信号，增强后明显强化（图51-1D～图51-1F）。^{18}F-FDG PET/CT：全身多发骨骼病变，部分呈膨胀性改变及骨质破坏，代谢轻度增高，SUV_{max}为1.2～2.5；左侧手掌、右侧足底及左侧肩部皮下软组织结节，代谢轻度增高，SUV_{max}为0.9～1.8（图51-2）。

最终诊断

右侧股骨远端楔形截骨术后病理为软骨源性肿瘤，结合11个月前外院左手包块活检结果为血管瘤，临床诊断为Maffucci综合征。

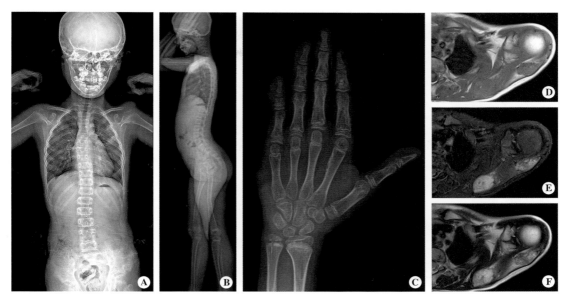

图51-1 影像学检查表现

A～C. 脊柱+下肢全长X线片：双侧多发肋骨形态异常；双侧股骨近端可见弧形和环形软骨样基质钙化，双侧股骨远端可见多发小囊状低密度灶，骨皮质不连续，右侧股骨干骨皮质走行扭曲；左侧胫骨上段及下段见条状低密度影，双侧腓骨上段可见弧形和环形软骨样基质钙化。D. 手及腕X线片：左手腕关节骨密度降低，左手第2掌骨尺侧骨皮质不整伴囊变灶，左手第2～5中、远节指骨密度不均，左手掌桡侧软组织局部隆起。E、F. 肩胛骨增强MRI：左侧肩胛骨见多发膨胀性骨质破坏，局部呈团状异常信号，肩锁关节邻近皮下软组织内见结节状影，T_1WI呈低信号，T_2WI呈高低混杂信号，STIR呈高信号

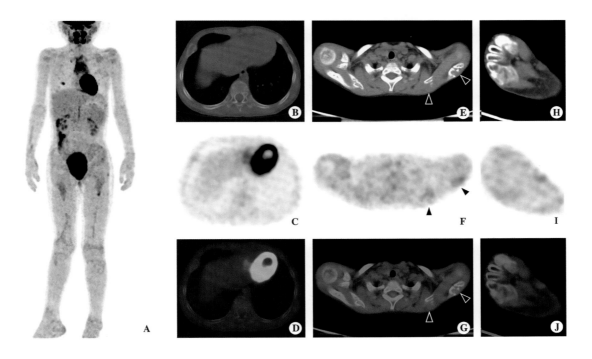

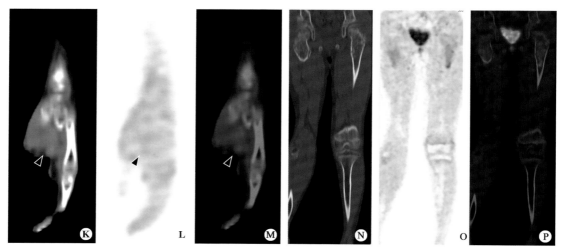

图51-2　^{18}F-FDG PET/CT影像表现

A. MIP图像；B～D. 右侧第6、7肋局部膨胀性骨质破坏，局部骨皮质不连续，SUV_{max}为1.2；E～G. 左侧肩部皮下多发软组织结节，肩胛骨局部骨质破坏，SUV_{max}为1.8（箭头）；H～J. 右侧足底皮下软组织结节，SUV_{max}为1.7；K～M. 左侧手掌皮下软组织结节，SUV_{max}为0.9（箭头）；N～P. 双侧股骨上段骨密度不均匀，SUV_{max}为2.5

病例讨论

Maffucci综合征是一种罕见的先天性非遗传性疾病，自1881年意大利医生Angelo Maffucci对其进行首次描述以来，文献报道的病例不到200例（Khan et al.，2022）。Maffucci综合征是由异柠檬酸脱氢酶基因*IDH1*和*IDH2*体细胞嵌合突变引起（Amary et al.，2011；Chen et al.，2022）。其主要临床表现包括：①多发性血管瘤的静脉畸形，表现为红蓝色皮下结节，可发生于皮肤的任何部位，钙化静脉石为其特征性表现，也有报道血管瘤累及内脏和黏膜，通常为海绵状血管瘤，但也可出现淋巴管瘤和梭形细胞血管内皮瘤。②多发性内生软骨瘤，主要表现为畸形、手指无症状肿痛、肢体不对称及病理性骨折。在25%的Maffucci综合征病例中，临床症状在出生时出现或在出生后第1年表现出来；45%的患者症状出现在6岁之前，78%的患者症状出现在青春期之前（Zwenneke et al.，2001；Elston，et al.，2014；Maione et al.，2016）。

Maffucci综合征可引起多种并发症，包括病理性骨折、骨骼畸形、血管过度生长、肢体长度不一致和恶性转化。该病具有较高的恶性转化倾向（52%～57%），包括血管瘤性病变的恶性转化（血管瘤恶性转化为血管肉瘤、血管内皮瘤和淋巴管肉瘤的风险增加）、内生软骨瘤的肉瘤变性（25%～30%的恶性转化风险，软骨肉瘤是最常见的类型，受累骨骼的数量与发生骨骼恶性转化的风险无关）和其他非肉瘤性肿瘤的发生（包括神经胶质瘤、胃肠道腺癌、胰腺癌和卵巢肿瘤等）（Triki et al.，2021）。

^{18}F-FDG PET/CT可用于评估Maffucci综合征的全身受累情况和探查恶性转化。Maffucci综合征患者从软骨瘤到软骨肉瘤恶性转化的平均年龄为40岁。文献报道软骨肉瘤表现为中等FDG摄取（Makis et al.，2010）。有文献报道，$SUV_{max} > 2.7$可用于区分良

性和恶性软骨肿瘤，敏感度为90.9%，特异度为100%，准确度为96.6%（Morimoto et al.，2014）。因 ^{18}F-FDG PET/CT 常规扫描过程中可能不包括肢体远端，因此在检查过程中需要注意增大扫描范围，避免遗漏肢体远端病灶。

Maffucci 综合征需要与 Ollier 病鉴别，后者表现为单纯的多发性内生软骨瘤病。Ollier 病通常出现在10岁以内的儿童，其与 Maffucci 综合征的相似处如下：两者均呈散发性，没有性别或种族倾向，也没有遗传倾向；两者均起因于异柠檬酸脱氢酶基因 *IDH1* 或 *IDH2* 基因体细胞嵌合突变；两者均有发生软骨肉瘤的风险（但 Maffucci 综合征的发生率更高）。但 Ollier 病不伴有软组织血管瘤，因此两者通常通过体格检查即可区分。Maffucci 综合征的其他鉴别诊断有蓝色橡皮泡痣综合征、Gorham 综合征（骨和软组织血管瘤病变）和卡波西肉瘤等（Maione et al.，2016）。

该病例中，患者术后病理证实为软骨源性肿瘤，而在入院前外院活检中已证实肢体远端病变为血管瘤，故应考虑诊断为 Maffucci 综合征，与 Ollier 病的鉴别较明确。此外，^{18}F-FDG PET/CT 检查中所探查的全身骨骼和血管瘤病灶 SUV$_{max}$ 均未见显著增高，考虑目前出现恶性转化的可能性较低。

病例点评

该例患者为儿童，出现特征性软骨性钙化，主要表现为环形、半环形和羽毛状钙化；此外，患者肢体出现畸形，这在多发性内生软骨瘤病中较常出现，因为发病部位在骺软骨，引起软骨化骨障碍，容易造成肢体弯曲变形，而其他疾病发生肢体畸形较少见，再结合患者伴有多发性血管瘤，可明确该例患者的诊断。

（病例提供：潘　昱　张　敏　李　彪　上海交通大学医学院附属瑞金医院）

（病例点评：寿　毅　上海美中嘉和医学影像诊断中心）

参 考 文 献

AMARY MF，DAMATO S，HALAI D，et al，2011. Ollier disease and Maffucci syndrome are caused by somatic mosaic mutations of IDH1 and IDH2. Nat Genet，43（12）：1262-1265.

CHEN C，LI J，JIANG T，et al，2022. IDH mutations are potentially the intrinsic genetic link among the multiple neoplastic lesions in Ollier disease and Maffucci syndrome：a clinicopathologic analysis from a single institute in Shanghai，China. Diagnostics（Basel），12（11）：2764.

ELSTON JB，PAYNE WG，2014. Maffucci syndrome. Eplasty，4：ic11.

KHAN MT，AROOJ S，MUKHTAR MU，2022. Maffucci syndrome：case report and review of diagnostic signs of the rare disease. Radiol Case Rep，17（10）：3674-3677.

MAIONE V，STINCO G，ERRICHETTI E，2016. Multiple enchondromas and skin angiomas：Maffucci syndrome. Lancet，388（10047）：905.

MAKIS W，HICKESON M，LISBONA R，2010. Interesting image. Maffucci syndrome with extraosseous chondrosarcoma imaged with F-18 FDG PET-CT. Clin Nucl Med，35（1）：29-31.

MORIMOTO S，FUTANI H，TSUCHIYAMA K，et al，2014. Usefulness of PET/CT for diagnosis of periosteal chondrosarcoma of the femur: A case report. Oncol Lett, 7 (6): 1826-1828.

TRIKI W, BELEM A, LABBENE E, et al, 2021. Malignant transformation of Maffucci syndrome. J Clin Rheumatol, 27 (7): e266-e268.

ZWENNEKE FLACH H, GINAI AZ, WOLTER OOSTERHUIS J, 2001. Best cases from the AFIP. Maffucci syndrome: radiologic and pathologic findings. Armed Forces Institutes of Pathology. Radiographics, 21 (5): 1311-1316.

原发性中枢神经系统血管炎

病史简介

患者，女性，23岁，主诉左侧肢体乏力2个月，进行性加重。当地医院行头颅MRI提示"右侧颞岛叶、基底节T_1低信号及T_2高信号病灶，增强后有明显强化，考虑颅内原发肿瘤"。个人史、家族史、既往史无特殊。实验室检查：血常规、CRP、尿常规、肝功能、肾功能、电解质未见异常；人类免疫缺陷病毒（HIV）抗原抗体、梅毒快速血清反应素（RPR）试验、梅毒螺旋体特异抗体均阴性。增强MRI显示右侧额颞岛叶及脑室周围见异常强化灶（图52-1），磁共振波谱（MRS）显示N-乙酰天冬氨酸（NAA）波峰降低，胆碱（Cho）峰升高，部分区域可见高大脂质峰，Cho/NAA比值为1.1～1.8。

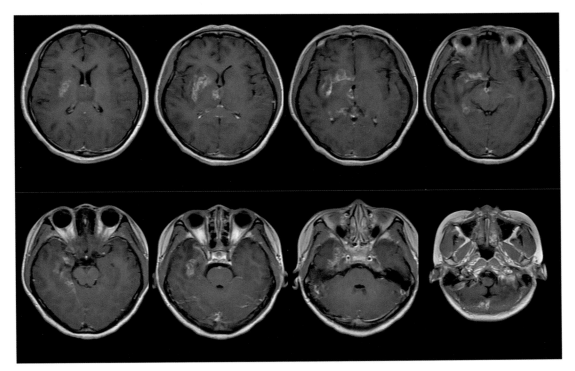

图52-1　颅脑增强MRI影像表现

增强MRI显示右侧额颞岛叶及脑室周围见异常强化灶

影像描述

¹⁸F-FDG PET/CT检查显示右侧额颞岛叶、右侧基底节区及侧脑室周围片状稍低密度影,伴FDG摄取不均匀异常增高,SUV_{max}为8.8(图52-2,图52-3);余右侧大脑半球FDG摄取弥漫性降低,左侧小脑FDG摄取弥漫性降低,其余全身PET检查未见FDG摄取明显异常增高灶。

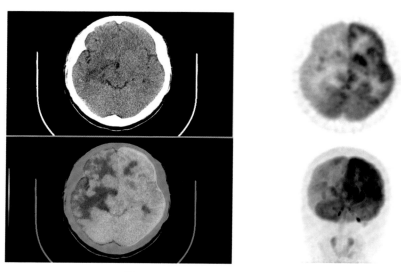

图52-2 颅脑FDG PET/CT影像表现(1)

右侧额岛叶、右侧基底节区及侧脑室周围片状稍低密度影,伴FDG摄取不均匀异常增高,SUV_{max}为8.8,余右侧大脑半球FDG摄取弥漫性降低

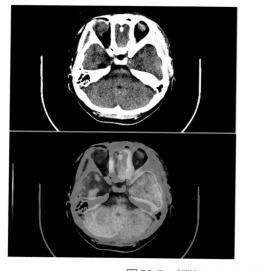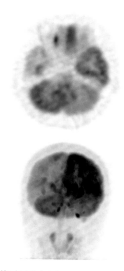

图52-3 颅脑FDG PET/CT影像表现(2)

右侧颞叶片状稍低密度影,伴FDG摄取不均匀异常增高,SUV_{max}为8.8;左侧小脑半球FDG摄取弥漫性降低(交叉失联络)

最终诊断

最终诊断为原发性中枢神经系统血管炎。

诊断依据：右侧颞叶病灶活检，病理结果为血管炎。免疫组化结果：GFAP（＋），Olig2（＋），P53（弱＋），ATRX（＋），IDH1（－），Ki-67（灶15%＋），CD34（血管＋），KP1（＋），CD20（小灶＋），CD3（＋），PAX-5（小灶＋），S-100（脑组织＋），CD1a（－）。特殊染色结果：过碘酸希夫染色（PAS）（－），抗酸染色（－），银染色（－）。

病例讨论

原发性中枢神经系统血管炎（PACNS）是一种主要累及脑、脊髓和软脑膜中小血管的中枢神经系统免疫炎性疾病（Beuker et al.，2018）。PACNS临床表现高度可变且无特异性，头痛是最常报道的症状，发生于约60%的患者，认知功能下降占50%～70%，癫痫发作占25%～30%。血清学、脑脊液检查及血管造影异常结果对PACNS通常不具有特异性，但能提供鉴别诊断的依据。依据病理组织结果可分为肉芽肿性血管炎、淋巴细胞性血管炎、坏死性血管炎、β淀粉样蛋白相关性脑血管炎。PACNS确诊依赖于脑组织病理活检，其结果可作为诊断的"金标准"。

PACNS的影像学表现异质性较大，缺乏特异性。MRI显示病变多累及双侧皮质及深部白质，常表现为长T_1、长T_2信号，若病变有出血，则可在病灶内见到短T_1、短T_2信号表现；增强可呈带状、线状、多发团块状等强化方式。DSA典型改变表现为"串珠"样多支血管节段性狭窄，前后循环均可受累，约25%的PACNS患者有经典的血管狭窄改变，但约40%的患者未发现异常。[18]F-FDG PET/CT缺乏特征性表现，但可为临床鉴别恶性肿瘤（淋巴瘤等）及感染性病变提供一定的依据。最新研究显示转位蛋白（TSPO）-PET可能对PACNS的炎症范围评估及治疗后评价有一定作用（Backhaus et al.，2020）。

病例点评

对可能为PACNS的患者进行评估时，有多种神经影像学检查方法可用于评估实质和血管异常，应对所有可疑患者进行MRI检查。DSA的敏感度远高于MRA或CTA检查，其是疑似PACNS诊断性检查的一个重要部分。[18]F-FDG PET/CT检查虽缺乏特征性表现，但可帮助进一步排除其他诊断，如恶性肿瘤、感染性病变等，并且在需要进行脑活检时，也可帮助选择活检部位。而TSPO-PET可能对PACNS的炎症范围评估及治疗后评价有一定作用，值得临床进一步探索和验证。

（病例提供：姜东朗　苗　青　张慧玮　复旦大学附属华山医院）
（病例点评：董爱生　海军军医大学第一附属医院）

参 考 文 献

BACKHAUS P，ROLL W，BEUKER C，et al，2020. Initial experience with [18F]DPA-714 TSPO-PET to image inflammation in primary angiitis of the central nervous system. Eur J Nucl Med Mol Imaging，47（9）：2131-2141.

BEUKER C，SCHMIDT A，STRUNK D，et al，2018. Primary angiitis of the central nervous system：diagnosis and treatment. Ther Adv Neurol Disord，11，1756286418785071.

胰母细胞瘤

病史简介

患儿，女性，7岁，超声发现左侧腹腔内实性肿块2天。患儿系早产儿，出生体重1.8kg，出生后有低血糖病史，生长发育落后。出生后5个月B超发现肝内多发性血管瘤、脂肪肝、脾大、多囊肾。口服普萘洛尔治疗至今。入院查体：左右肢体不对称，右侧上肢、下肢及面部较左侧肥大，双下肢不等长，右足内翻，脐膨出。肿瘤标志物：AFP＞999.00ng/ml，CA12-5 44.70U/ml，CA21-1 10.80ng/ml，NSE 49.70ng/ml。

影像描述

腹部增强CT检查（图53-1）显示腹膜后偏左侧软组织肿块，大小约73mm×60mm×95mm，边界不清，形态不规则，内部密度不均，肿块平扫CT值约为44HU，增强后动脉

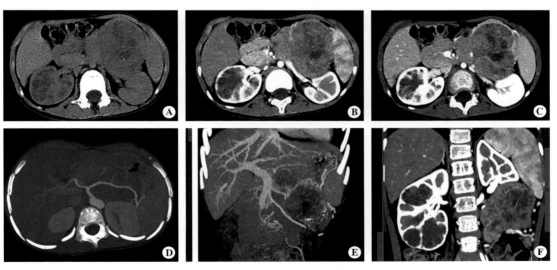

图 53-1　腹部增强CT影像

平扫CT显示腹膜后偏左侧软组织肿块，内部密度不均，肿块平扫CT值约为44HU（A）；增强CT显示肿块呈不均匀强化，内见片状无强化坏死区及点状钙化，增强后CT值约为75HU、110HU（B、C、E），由脾动脉分支供血（D），双肾形态大，双肾髓质弥漫性密度降低（A），增强后低强化（B、C、F）

期约75HU、静脉期约110HU，呈不均匀强化，内见片状无强化坏死区及点状钙化，局部略跨中线生长，周围组织受压；肿块由脾动脉分支供血，脾静脉受侵犯；双肾形态增大，右肾显著，双肾髓质弥漫性密度降低，增强后低强化。

PET/CT检查（图53-2）显示腹膜后偏左侧见混杂密度肿块，内见斑点状及线条样钙化灶和低密度坏死区，最大截面约87mm×72mm，FDG摄取增高（SUV$_{max}$为8.6），部分层面与胰腺、左肾边界欠清。

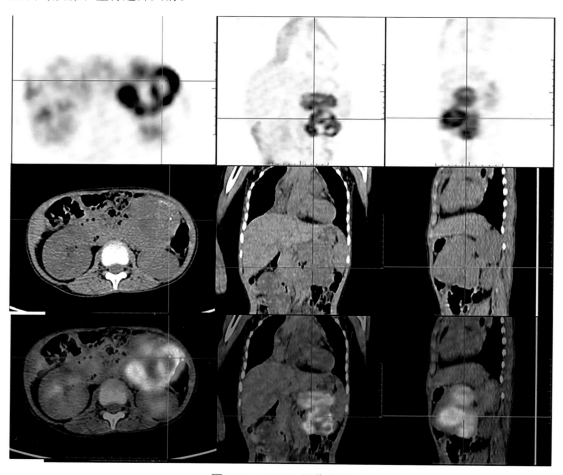

图53-2 PET/CT影像表现

PET/CT显示腹膜后偏左侧见混杂密度肿块，内见斑点状及线条样钙化灶和低密度坏死区，FDG摄取不均匀异常增高（SUV$_{max}$为8.6），低密度区及钙化未见明显FDG摄取

最终诊断

腹腔肿瘤活检术后病理：上皮样恶性肿瘤，见散在鳞状小体，符合胰母细胞瘤。免疫组化结果：Syn（－），CK5（灶＋），TRYPSIN（灶＋），Ki-67（70%＋），B-CAT（个别＋），SOX10（－），DOG1（－），SALL4（－）。

病例讨论

胰母细胞瘤（pancreatoblastoma，PB）是一种罕见的胰腺恶性肿瘤，发病年龄常小于10岁，多见于婴幼儿，又称婴幼儿胰腺癌。1932年由Stout首先报道，该病组织学特点与胚胎期胰腺相似，光镜下为胰腺器官样结构，中心为巢样结构或鳞状小体，环以髓样中间带，外围为腺泡样结构，与肾母细胞瘤、肝母细胞瘤、神经母细胞瘤类似，故提出胰母细胞瘤之名。胰母细胞瘤一般无特异性临床表现，可有腹部包块、体重减轻、食欲不振等恶性肿瘤一般性表现。诊断主要依据腹部包块并有腹痛，血AFP升高，B超、CT显示胰腺肿物，多有钙化。胰母细胞瘤在CT上主要表现为肿瘤密度不均匀，散在或聚集不同程度的骨化或钙化（多为点状、簇状或曲线状），囊性变；增强扫描表现为实性肿瘤呈不均匀轻中度强化，内部可见散在斑片状或不规则巢状无强化坏死灶，部分内部或边缘可见较多小血管影，邻近肠系膜血管或脾静脉可见受压移位（Wu et al.，2022）。其主要与肝母细胞瘤、肾上腺神经母细胞瘤相鉴别。

胰母细胞瘤的一种先天性类型与脐膨出–巨舌–巨体综合征/贝–维综合征（Beckwith-Wiedemann syndrome，BWS）相关（Bien et al.，2021）。BWS是一种罕见的先天性疾病，脐膨出为最主要突出的畸形，且可有生长发育亢进、半身肥大等表现。凡具有三大特征者（脐膨出、巨舌、巨体）即可诊断BWS，低血糖被认为是第四大特征，新生儿期即可有低血糖，此外还有其他畸形，如内脏畸形等。BWS有易患胚胎性肿瘤的倾向，文献报道约10%的患者有肝母细胞瘤、肾母细胞瘤、胰母细胞瘤、肾上腺癌等。伴有半身肥大者合并肿瘤的可能性更大（Brioude et al.，2018；Radley et al.，2021）。

该病例为幼儿，检查指标中AFP明显升高，结合临床表现，对病变的定性并不困难，难点在于病变的定位及类型的判别，根据CT显示肿块由脾动脉供血，胰腺显示不清，可见残存胰尾实质，虽然肾脏受压，但左肾上腺尚存，考虑肿瘤可能为胰腺来源，可以排除肾上腺神经母细胞瘤和肝母细胞瘤。再结合患者存在半身肥大、脐膨出等符合BWS的临床表现，考虑胰母细胞瘤可能性大。最终行剖腹探查及肿瘤活检术，术后病理提示为上皮样恶性肿瘤，见散在鳞状小体，符合胰母细胞瘤。PET/CT对胰母细胞瘤的诊断作用除了依据CT来定位和发现钙化及骨化等特征外，主要在于观察胰母细胞瘤的累及范围及FDG摄取情况，从而判断肿瘤恶性程度及预测预后情况（Wu et al.，2022；Bohl et al.，2018）。

病例点评

该例患儿病史中体现出的发育异常、低血糖史及AFP指标升高提示患儿可能合并畸胎瘤、胚胎瘤或生殖细胞肿瘤。首先从定位诊断方面考虑，PET/CT显示病变位于腹膜后，与胰腺的关系密切，且胰腺显示不完全，提示病变来源可能为胰腺。其次从定性诊断方面考虑，CT显示脾静脉受侵犯，增强可见肿块强化，PET显示FDG摄取增高，提示病变可能为恶性。结合发育异常及脐膨出等畸形，提示患儿可能存在BWS。该病例的文献复习总结了 BWS 的临床特点，也为以后遇到类似病例提供了新的诊断思路。

（病例提供：吴筱东　叶智轶　尹雅芙　上海交通大学医学院附属新华医院）

（病例点评：邢　岩　上海交通大学医学院附属第一人民医院）

参 考 文 献

BIEN E，ROGANOVIC J，KRAWCZYK MA，et al，2021. Pancreatoblastoma in children：EXPeRT/PARTNER diagnostic and therapeutic recommendations. Pediatr Blood Cancer，68（Suppl 4）：e29112.

BOHL CE，FEDERICO SM，ROBINSON GW，et al，2018. FDG-PET CT in the evaluation of primary and secondary pancreatic malignancies. Pediatr Blood Cancer，65（10）：e27115.

BRIOUDE F，KALISH JM，MUSSA A，et al，2018. Expert consensus document：clinical and molecular diagnosis，screening and management of Beckwith-Wiedemann syndrome：an international consensus statement. Nat Rev Endocrinol，14（4）：229-249.

RADLEY JA，CONNOLLY M，SABIR A，et al，2021. Isolated-and Beckwith-Wiedemann syndrome related-lateralised overgrowth（hemihypertrophy）：Clinical and molecular correlations in 94 individuals. Clin Genet，100（3）：292-297.

WU M，LIN J，LIU Z，et al，2022. CT，MRI，and（18）F-FDG PET/CT imaging features of seven cases of adult pancreatoblastoma. BMC Med Imaging，22（1）：228.

骶骨尤因肉瘤

病史简介

患者，女性，19岁，无明显诱因出现腰骶部疼痛1年，加重1个月。2022年2月4日外院MRI：左侧骶部异常病变，考虑肿瘤（神经源性肿瘤可能），建议行增强MRI检查及病理活检。近半年体重减轻8kg。

影像描述

^{18}F-FDG PET/CT检查见骶骨左侧份较大范围骨质破坏伴软组织肿块（图54-1），大小约7.1cm×9.0cm×8.0cm，骶骨轮廓尚保持，骨皮质不完整，累及左侧骶神经，左侧S_1神经孔明显扩大（图54-1D），左髂骨翼后上份受累，局部小片骨质破坏区，肿块密度不均匀，FDG摄取不均匀增高，SUV_{max}为9.2，内前份局部小片囊变区（图54-1E）FDG摄取相对降低。

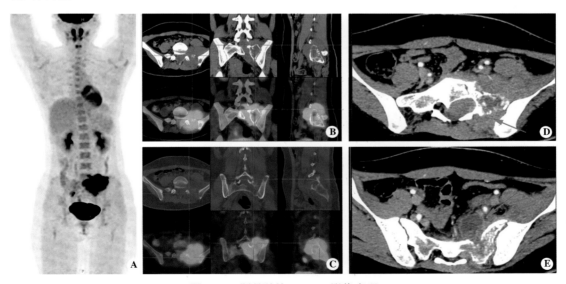

图54-1　骶骨肿块PET/CT影像表现

A. MIP图；B～E. 骶骨左侧份软组织肿块，大小7.1cm×9.0cm×8.0cm，SUV_{max}为9.2，内前份局部囊变区FDG摄取相对降低

最终诊断

骶骨活检病理：结合免疫组化及分子检测结果符合尤因肉瘤。免疫组化结果：CD34（－），S-100（－），EMA（灶+），Ki-67（70%+），CK（－），P53（部分+），CD117（+），CD56（－），NSE（灶+），CD20（－），CD79α（－），CD5（－），CD3（－），Dog-1（－），Desmin（－），CD99（+），MPO（－），CD15（－），BCL-2（－），SATB2（－），WT1（－），INI-1（+），Fli-1（+），NKX2.2（+）。

病例讨论

尤因肉瘤（Ewing sarcoma）又称尤文氏瘤、骨内皮细胞瘤、圆形细胞肉瘤、骨髓网织肉瘤，是一种小圆细胞肿瘤，起源于骨髓的间充质结缔组织。本病较少见，占骨肿瘤的10%，好发于10～25岁青少年，90%以上见于30岁以下。尤因肉瘤好发于长骨中段（主要是股骨、胫骨和肱骨）、肋骨和扁平骨（如肩胛骨、盆骨），骶骨少见。恶性程度高，转移早且广泛，但对放射线敏感。临床表现为疼痛性肿块和全身性症状及局部肿胀、红、热，如发热、体重减轻、白细胞增多、血沉加快，这一系列症状可致误诊为骨髓炎。

尤因肉瘤在PET/CT上表现为FDG高摄取，平均SUV为6.1±2.9，PET/CT对尤因肉瘤的诊断敏感度为97.6%（Aikeremujiang et al., 2019）。CT表现：骨质呈筛孔状或虫噬状破坏，但没有较大骨块，无膨胀性改变；病灶边界不清，软组织肿块较大，与骨质破坏不成比例（Tan et al., 2012）；病变早期即可见广泛软组织肿块；病灶有层状骨膜新生骨形成，呈洋葱皮样，有Codman三角；病变区见针状新生骨形成，为特征性表现。

本例患者为年轻女性，病灶发生于骶骨，CT表现为非膨胀性骨质破坏伴巨大软组织肿块，骶孔扩大。骶骨常见的脊索瘤、骨髓瘤通常发病年龄较大，骨巨细胞瘤呈膨胀性骨质破坏伴残存骨嵴，软骨肉瘤病灶内常伴有软骨基质钙化，故发生上述疾病的可能性小。由于骶骨尤因肉瘤少见，该患者容易被误诊为淋巴瘤或神经源性肿瘤，且与淋巴瘤鉴别困难。对于年轻患者的骶骨占位，需要结合患者的年龄与CT表现充分考虑，考虑小圆细胞肿瘤。

病例点评

该病例特征为年轻女性，病灶发生于骶骨，呈溶骨性病变，膨胀性改变不明显，伴有巨大软组织肿块，侵袭性强，内有囊变，但钙化及骨性成分少。骶骨部位常见肿瘤包括脊索瘤、骨髓瘤，但通常发生于年龄大的患者，故该患者这两种疾病的可能性小。本病膨胀性改变不明显，骨性成分少，故骨巨细胞瘤及软骨肉瘤可能性小。除此之外需要考虑小圆细胞肿瘤，如尤因肉瘤、骨肉瘤等。骨肉瘤发病年龄小，好发于长骨，也可发生于骶骨，儿童常见骨肉瘤通常表现为成骨性改变，部分患者可表现为溶骨性改变，发生于骶骨者与尤因肉瘤鉴别困难。同样的，淋巴瘤也为高度侵袭性肿瘤，溶骨性破坏更多见，可突破皮质形成软组织肿块，与尤因肉瘤鉴别也相对困难，最后确诊需要依据病理学检查。

（病例提供：吴　珊　邢　岩　上海交通大学医学院附属上海市第一人民医院）

（病例点评：尹雅芙　上海交通大学医学院附属新华医院）

参 考 文 献

AIKEREMUJIANG M，YANG YK，SHAN HC，et al，2019. Assessment on the diagnostic accuracy of PET/CT on bone and soft tissue sarcomas.Chinese Journal of Bone and Joint，8（5），332-337.

TAN XL，XU YK，HAO P，et al，2012. Imaging analysis of Ewing's sarcoma. Chin Clin Med Imaging，23（1）：59-62.

病例55

胸骨结核

病史简介

患者，女性，34岁，胸骨区疼痛1月余，扪及前胸壁占位10余天。否认发热、盗汗等其他不适。2022年1月胸部增强CT提示胸骨体局部骨质破坏伴软组织肿块形成；左下肺微小结节。同期查血CRP 39.2mg/L↑，ESR 74mm/h↑，白细胞计数$9.35×10^9$/L（正常），中性粒细胞计数$7.3×10^9$/L↑，中性粒细胞百分比77.9%↑，1-3-β-D葡聚糖30.9pg/ml（正常）。查血T-SPOT A抗原17，B抗原14。现拟行PET/CT检查协助诊断。

影像描述

^{18}F-FDG PET/CT检查显示胸骨体局部溶骨性骨质破坏，伴FDG摄取异常增高，边界清晰，可见残留骨峰，边缘骨密度增高，周围软组织增厚，见软组织肿块突出于胸骨前方，内见分隔，局部与皮肤分界不清，最大横截面大小约为76.1mm×50.5mm，SUV_{max}为26.1（图55-1）；第2颈椎右侧附件见溶骨性骨质破坏伴FDG摄取异常增高，SUV_{max}为22.8；纵隔及右侧内乳区见FDG摄取异常增高的肿大淋巴结，较显著者SUV_{max}为26.4（图55-2）。

最终诊断

完善胸壁肿物穿刺，病理提示为肉芽肿性炎伴凝固性坏死，结核可能性大。随后，临床进一步完善胸壁脓肿穿刺，行脓液聚合酶链反应（PCR）检查、脓液二代测序（NGS），均检出结核杆菌复合群，确诊结核杆菌感染。

病例讨论

骨骼肌肉结核的发病率较低，占总结核的2%～5%，占肺外结核的10%～35%，其中又以脊柱结核及关节结核多见。而胸骨结核较罕见，约占骨骼肌肉结核的1.5%（Pigrau-Serrallach，Rodriguez-Pardo，2013）。临床表现常以局部红、肿、热、痛症状为主，若继发于肺结核，可伴有相应的全身症状。根据发病机制其可分为原发性、继发性和术后性3种。原发性胸骨结核常好发于感染性脊柱炎患者或免疫功能低下的人群，如获得性免疫缺陷综合征（AIDS）患者、糖尿病患者等。继发性胸骨结核常发生于肺结核患者的复发或再燃。而术后性胸骨结核发生于胸部手术尤其是纵隔手术后。根据其病变程度可以分为孤立型、蔓延型和多灶型（Yuan，2016）。对于蔓延型胸骨结核，常累及毗邻胸锁关节、肋软骨及病变周围软组织。

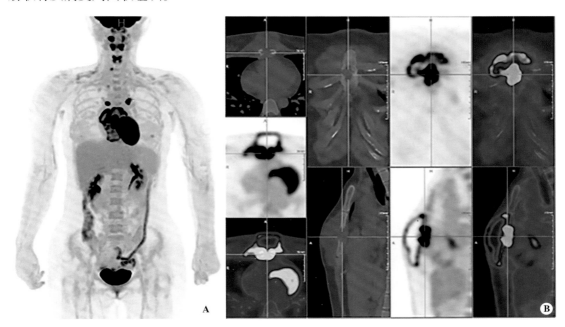

图55-1　胸骨病灶PET/CT表现

A. MIP图；B. 胸骨病灶横断位、矢状位及冠状位骨窗显示局部溶骨性骨质破坏，伴FDG摄取异常增高，边缘骨质密度增高，
周围软组织增厚，见软组织肿块突出

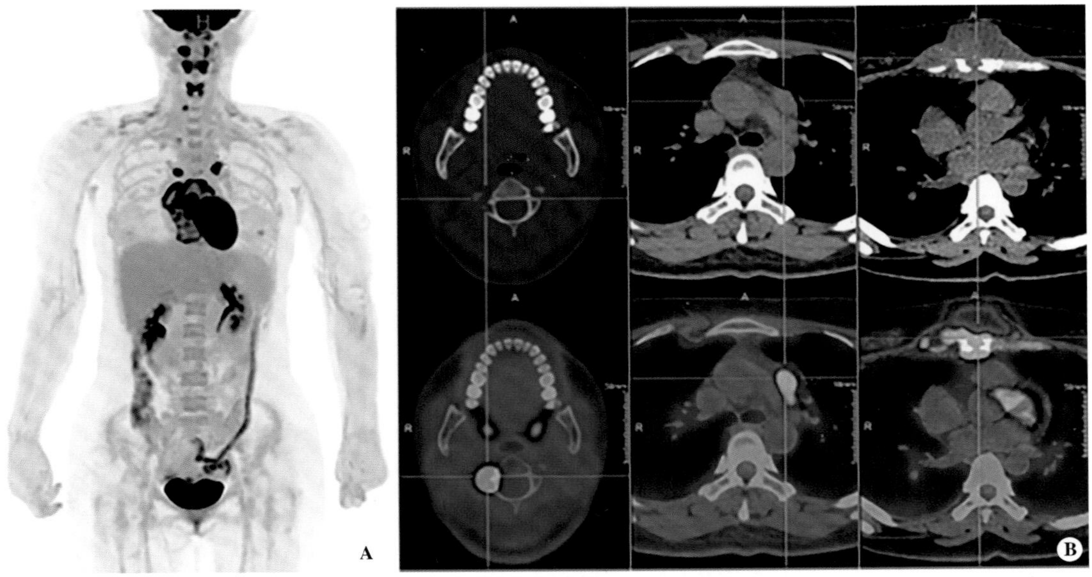

图55-2　病变骨骼及淋巴结PET/CT表现

A. MIP图；B. 第2颈椎右侧附件溶骨性骨质破坏伴FDG摄取异常增高，SUV_{max}为22.8；纵隔FDG摄取异常增高的肿大淋巴结，
较显著者SUV_{max}为26.4

其在PET/CT中常表现为溶骨性骨质破坏伴FDG摄取异常增高，病灶边缘锐利，通常呈"融冰样"或"虫蚀样"改变，其内可见密度降低伴糖代谢缺损的坏死区。该疾病通常需要与胸骨肿瘤鉴别。原发性胸骨肿瘤最常见的是软骨肉瘤（Jeung et al.，1999）。胸骨软骨肉瘤好发于胸骨体，内多见钙化，伴FDG摄取异常增高，病灶内部罕见坏死区（Bawa et al.，2017；Vadi et al.，2018）。转移性骨肿瘤通常多发于躯干骨，以脊柱和骨盆组成骨最为多见，胸骨转移相对少见，同时，溶骨性骨转移局部可出现软组织密度肿块，但其内部几乎不会有残留骨嵴，同时也罕见分隔（Chen et al.，2013；Piggott et al.，2017）。这些都可以作为其与胸骨结核的鉴别点。

本例病例中，患者没有结核相关的病史与临床表现，同时在PET/CT影像中发现多处病灶，位于胸骨、纵隔淋巴结及颈椎，易被误诊为恶性肿瘤。然而，影像学表现与原发性及转移性骨肿瘤均有一定差异，并不能完全支持恶性肿瘤的诊断，应当综合临床资料以期更好地进行鉴别诊断。而PET/CT检查的价值在于可全面了解病变累及范围，并指导临床活检及后续治疗。

病例点评

结核和肿瘤的鉴别在常规^{18}F-FDG PET/CT检查中是常见的疑难点。由于结核的表现多种多样，对PET/CT的诊断提出了更高的要求。这也提示我们，是否可以开发一些更精准的PET显像剂以期更好地鉴别结核与肿瘤。此外，在该病例中，患者的MIP图像提示胸骨病灶呈现出环状、无张力的表现，伴周围实性肿块形成，更提示倾向炎性病变而非肿瘤。这也提示我们在PET/CT检查中，应该提高对MIP图像的关注度，三维显示的MIP图像可以对全身病变情况及FDG摄取表现进行准确而直观的显示。

（病例提供：史一濛　修　雁　复旦大学附属中山医院）

（病例点评：左传涛　复旦大学附属华山医院）

参 考 文 献

BAWA HS，MOORE DD，PELAYO JC，et al，2017. Pediatric chondrosarcoma of the sternum resected with thorascopic assistance. Open Orthop J，11：479-485.

CHEN YC，TAN NC，LU HI，et al，2013. Wide composite resection of follicular thyroid carcinoma with metastases to sternum：report of two cases. Asian J Surg，36（3）：130-133.

JEUNG MY，GANGI A，GASSER B，et al，1999. Imaging of chest wall disorders. RadioGraphics，19（3）：617-637.

PIGGOTT RP，CURTIN M，MUNIGANGAIAH S，et al，2017. Sternal metastasis-the forgotten column and its effect on thoracic spine stability. World J Orthop，8（6）：455-460.

PIGRAU-SERRALLACH C，RODRIGUEZ-PARDO D，2013. Bone and joint tuberculosis. Eur Spine J，22（Suppl 4）：556-566.

VADI SK，MITTAL BR，GORLA AKR，et al，2018. ^{18}F-FDG PET/CT in diagnostic and prognostic evaluation of patients with suspected recurrence of chondrosarcoma. Clin Nucl Med，43（2）：87-93.

YUAN SM，2016. Sternal mycobacterial infections. Ann Thorac Med，11（2）：103-111.

前列腺小细胞癌

病史简介

患者，男性，85岁，主诉排尿、排便困难伴腰部疼痛半月余。现精神状态、食欲等状况良好，体重无明显变化。无尿频、尿急、尿痛及血尿。既往阑尾炎切除术后20余年，余无特殊。入院后血常规未见明显异常。肿瘤标志物：癌胚抗原31.32ng/ml↑，CA19-9 394.57U/ml↑，神经元特异性烯醇化酶85.66μg/L↑，PSA 1.69ng/ml。

影像描述

2021年5月19日下腹部CT平扫+增强检查（图56-1）：盆底占位，累及前列腺、两侧

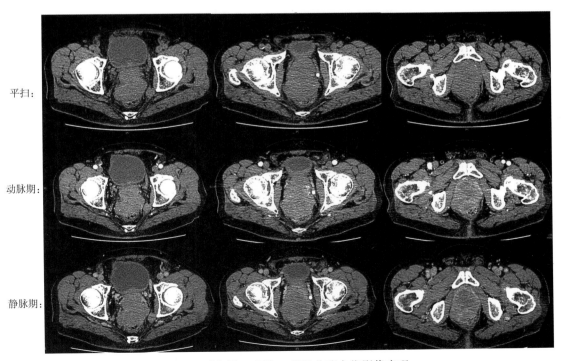

图56-1　下腹部CT平扫+增强盆腔占位影像表现

精囊腺和直肠，增强后动脉期可见明显强化，考虑为恶性，转移瘤待排；两侧盆壁淋巴结转移可能性大。

2021年5月20日 ^{18}F-FDG PET/CT检查（图56-2）：盆底软组织占位明显FDG摄取增高，SUV_{max} 为14.1；盆腔多枚肿大伴FDG摄取增高淋巴结，SUV_{max} 为13.2；全身多发骨质破坏伴FDG摄取增高，SUV_{max} 为17.9。结论：盆底部高代谢肿块，考虑前列腺癌可能，伴多组淋巴结转移，多发骨转移。

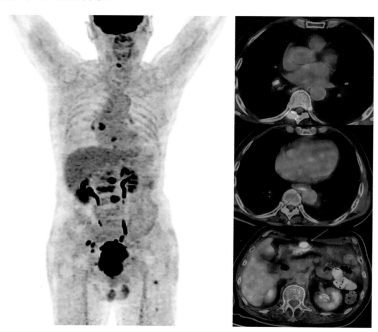

图56-2　　^{18}F-FDG PET/CT MIP 及腹腔肿大淋巴结影像表现
腹腔见肿大淋巴结伴FDG摄取增高，长径约1.9cm，SUV_{max} 为35.0

盆底部见不规则高代谢肿块，大小约8.5cm×7.2cm，SUV_{max} 为14.1，肿块与前列腺后侧分界不清，直肠及膀胱明显受推压。盆腔及两侧腹股沟见多枚肿大淋巴结伴FDG摄取增高，SUV_{max} 为13.2（图56-3）。

C_5 和 T_7 椎体及附件、L_2 和 L_3 椎体及右侧附件、左侧耻骨上支、左侧髂骨和右侧股骨上段见明显骨质破坏伴FDG摄取增高，SUV_{max} 为17.9（图56-4）。

最终诊断

经会阴前列腺穿刺术：（盆腔穿刺）小圆细胞上皮源性恶性肿瘤，结合免疫组化检查，符合小细胞癌。

病例讨论

前列腺癌好发于外周带，约99%起源于上皮细胞，其中最常见的是腺泡腺癌，占90%～95%。而本病例的小细胞癌属于神经内分泌肿瘤。最常见的小细胞癌为肺小细胞癌，而肺外小细胞癌最常见的发病部位是前列腺。

前列腺小细胞癌是一种罕见的、侵袭性极强的前列腺癌病理类型（占所有前列腺恶性肿瘤的1%～5%）（Humphrey，2012）。约50%的病例为纯小细胞癌，另50%与前列腺腺泡腺癌混合，可原发，但更常见于前列腺癌激素治疗（ADT）后转变（Chen et al.，2018；Van Bos et al.，2020）。只有1/3～2/3的前列腺小细胞癌患者血清PSA水平升高，而且这种升高可归因于混合腺癌成分。在少数病例中，可有副肿瘤综合征的表现，其中包括库欣综合征。

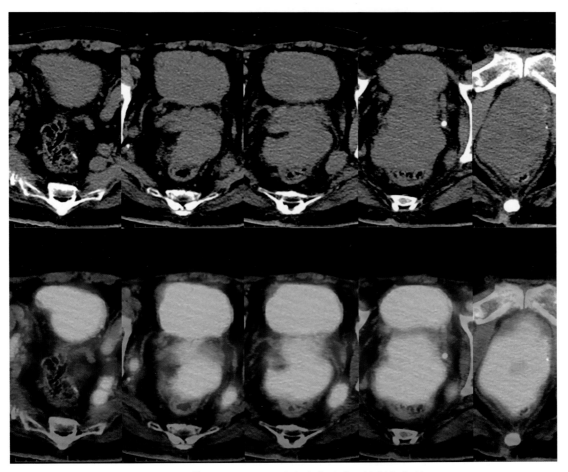

图56-3　^{18}F-FDG PET/CT盆底占位及淋巴结影像表现

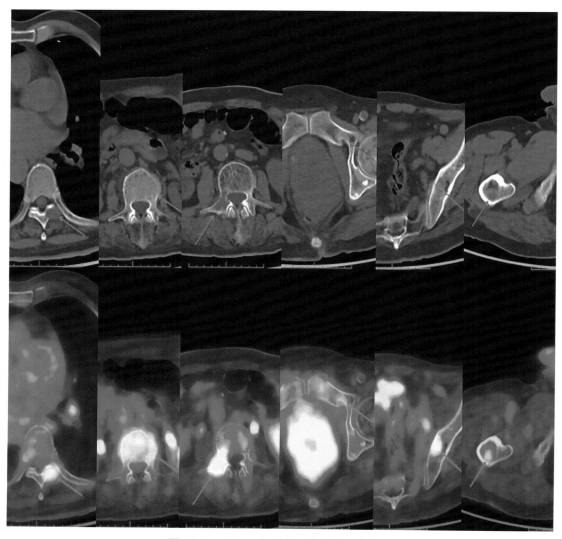

图56-4　PET/CT骨质破坏伴代谢影像表现

前列腺小细胞癌在大体上可表现为广泛受累，有时肿瘤会替代整个前列腺。切面呈灰白色结节状，可见前列腺外延伸至精囊、前列腺周围软组织和膀胱。在组织学上其呈片状生长，偶尔可见带状、巢状、奇异的巨细胞，沿纤维带的栅栏和玫瑰花状结构。细胞质稀少，细胞核深染，"盐和胡椒"样斑点染色质，核仁不明显。前列腺小细胞癌的免疫表型特征有确诊价值。作为一种神经内分泌肿瘤，可获得包括促肾上腺皮质激素（ACTH）在内的多种激素生物合成的免疫组化证据。免疫组化中CD56、TTF-1和CD44阳性倾向前列腺小细胞癌（Beltran et al.，2011），而不是前列腺低分化腺癌。前列腺癌特异性*TMPRSS2-ERG*基因重排在约50%的神经内分泌前列腺癌病例中出现，与前列腺腺泡腺癌中的频率相似（Furtado et al.，2011）。这表明*NEPC*克隆来源于前列腺癌，并将前列腺小细胞癌与其他原发部位的小细胞癌区分开。而前列腺特异标志物PSA、PSMA仅在少数小细胞癌病例中被识别（Rauf et al.，2020）。

约92%的小细胞癌患者在发病时已是晚期，3/4的患者伴有多发转移，转移较常见于骨骼、肝、局部和远处淋巴结；且本病理类型缺乏激素反应，大多数患者存活时间＜1年（中位生存期仅为7个月）。故本病治疗以化疗为主，放疗作为局部控制或姑息治疗的补充（Montironi et al.，2020）。

该病例中，患者无PSA升高，未行PSMA PET检查，且盆腔占位的定位较难与直肠及精囊腺区分，在特异性较差的 ^{18}F-FDG PET检查中呈现高代谢病灶（Perez et al.，2019）。而常见的前列腺腺泡腺癌在 ^{18}F-FDG PET上呈现较低FDG摄取，所以给做出前列腺癌的诊断设置了困难。

病例点评

小细胞癌最常发生于肺部，肺外发生率仅为0.1%～0.4%，发生于前列腺的小细胞癌非常罕见。前列腺小细胞癌起源于前列腺的神经内分泌细胞，恶性程度高于腺泡细胞癌。大部分小细胞癌病例血清PSA并不升高，部分小细胞癌与腺泡细胞癌混合类型PSA可升高。在 ^{18}F-FDG PET/CT检查时，小细胞癌病灶表现为FDG摄取异常增高，而部分腺泡细胞癌FDG摄取可以不增高或轻度增高。由于与腺泡细胞癌起源不同， ^{68}Ga-PSMA PET检查时纯小细胞癌病灶对显像剂的摄取并不增高，而混合型病灶对显像剂的摄取则可不同程度增高。

（病例提供：谷振勇　杨　剑　董爱生　左长京　海军军医大学第一附属医院）

（病例点评：修　雁　复旦大学附属中山医院）

参考文献

BELTRAN H，RICKMAN DS，PARK K，et al，2011. Molecular characterization of neuroendocrine prostate cancer and identification of new drug targets. Cancer Discov，1（6）：487-495.

CHEN R，DONG X，GLEAVE M，2018. Molecular model for neuroendocrine prostate cancer progression. BJU Int，122（4）：560-570.

FURTADO P，LIMA MV，NOGUEIRA C，et al，2011. Review of small cell carcinomas of the prostate. Prostate Cancer，2011：543272.

HUMPHREY PA，2012. Histological variants of prostatic carcinoma and their significance. Histopathology，60（1）：59-74.

MONTIRONI R，CIMADAMORE A，LOPEZ-BELTRAN A，et al，2020. Morphologic，molecular and clinical features of aggressive variant prostate cancer. Cells，9（5）：1073.

PEREZ PM，HOPE TA，BEHR SC，et al，2019. Intertumoral heterogeneity of ^{18}F-FDG and ^{68}Ga-PSMA uptake in prostate cancer pulmonary metastases. Clin Nucl Med，44（1）：e28-e32.

RAUF A，SMITH SF，MUKHERJEE R，et al，2020. Not such a small diagnosis：small cell carcinoma of the prostate. J Surg Case Rep，2020（6）：rjaa117.

VAN BOS E，DEKUYPER P，GABRIEL C，et al，2020. Small cell carcinoma of the prostate after low-dose-rate brachytherapy：a case report. J Med Case Rep，14（1）：203.

肺良性转移性平滑肌瘤

病史简介

患者，女性，49岁，肾癌术后8个月，发现左肺占位1周。患者8个月前因左肾占位行左肾癌手术，病理提示肾透明细胞癌1级。近半年自觉经期延长伴月经量稍增多，行经期下腹部有下坠感，偶有咳嗽。胸部CT平扫显示左侧胸腔巨大团块状软组织密度影，双肺多发小结节。妇科超声：子宫多发肌瘤。拟行^{18}F-FDG PET/CT检查了解全身情况。

影像描述

左肾癌术后，术区局部未见明显结节、肿块及FDG摄取异常增高。

左肺见大小约11.8cm×9.6cm×7.9cm软组织密度团块影，形态欠规则，内见多发小斑片状低密度影，实性部分FDG摄取不均匀轻度增高，SUV_{max}为2.9～3.3。双肺见弥漫多发实性小结节，较大者直径约0.5cm，位于右肺上叶，FDG摄取未见明显异常增高（图57-1，图57-2）。

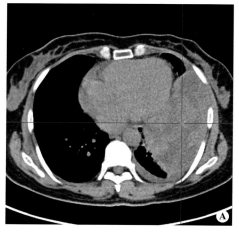
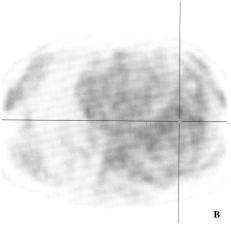

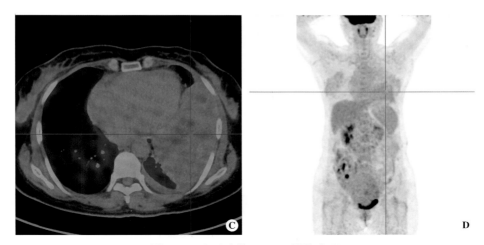

图57-1 左肺占位PET/CT影像表现

A～C. CT、PET、PET/CT显示左肺巨大软组织团块，FDG摄取不均匀轻度增高，SUV_max为2.9～3.3；D. MIP图

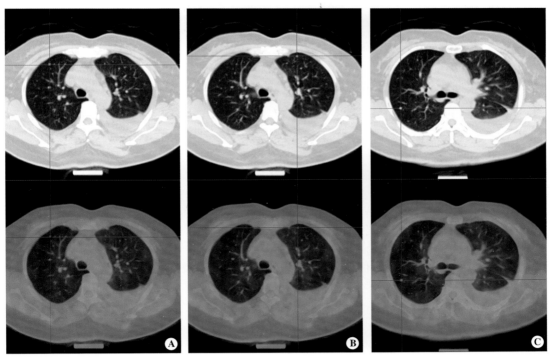

图57-2 双肺实性小结节PET/CT影像表现

A～C. 双肺弥漫多发实性小结节，较大者直径约0.5cm，位于右肺上叶，FDG摄取未见异常增高

子宫明显不规则增大，宫体壁间多发偏高密度结节、团块影，较大者约10.8cm×10.6cm×12.0cm，位于子宫体右后壁，FDG摄取轻度增高，SUV_max为2.8（图57-3）。

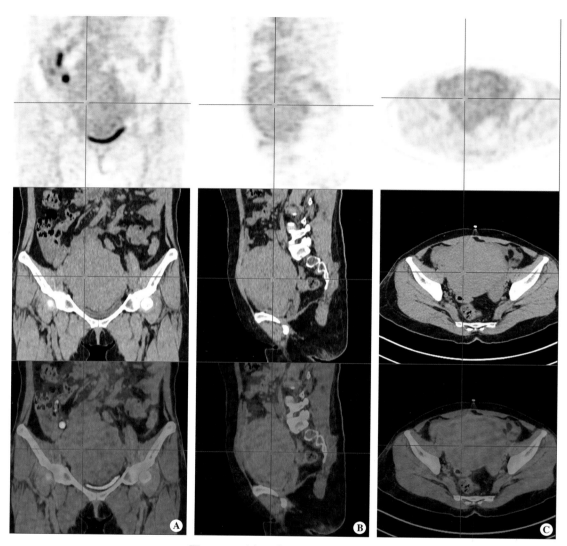

图57-3　子宫肌瘤PET/CT影像表现

A～C.冠状位、矢状位及轴位见子宫明显不规则增大，宫体壁见多发偏高密度结节、团块，局部伴FDG摄取轻度增高

最终诊断

　　左下肺病灶活检术，免疫组化：ER（＋），SMA（＋），Desmin（＋）；梭形细胞肿瘤，结合免疫组化，符合平滑肌肿瘤，未见明确坏死及核分裂象，细胞异型性低，需要首先考虑转移性平滑肌肿瘤，良性转移性平滑肌瘤可能性大。后行全子宫＋双附件＋腹膜＋肠系膜＋阑尾切除术。免疫组化：ER（＋），PR（＋），SMA（＋），Desmin（－），h-Caldesmon（＋）。病理：（子宫）肌壁间多发性梭形细胞肿瘤，免疫组化提示肌源性分化；双侧卵巢、腹膜、肠系膜、阑尾见肿瘤累及。结合肺部病灶活检病理，提示患者为肺良性转移性平滑肌瘤。

病例讨论

肺良性转移性平滑肌瘤（pulmonary benign metastasizing leiomyoma，PBML）是一种罕见的肺部疾病，好发于绝经前女性，患者通常有子宫肌瘤病史或子宫肌瘤手术史，肺部出现转移可发生于诊断子宫肌瘤后3个月至20年（Ma，et al.，2015）。症状及体征较轻，病程发展缓慢且预后良好。PBML的病理机制尚未明确，目前认为，其可能的致病机制主要包括以下几种假说：①子宫平滑肌瘤转移并在肺内定植（Horstmann et al.，1977）；②激素敏感性平滑肌细胞的原位增殖；③子宫高分化肉瘤宫外转移，肺部转移的病灶可表现为良性或低度恶性（Ogawa et al.，2011）。目前，多数证据支持PBML是良性子宫平滑肌瘤的肺内转移（Barnaś et al.，2017）。肺部转移的肿瘤与子宫原发肿瘤组织病理学形态特点相似，平滑肌细胞缺乏有丝分裂象，无间变及血管侵犯。多数肿瘤平滑肌标志物如平滑肌肌动蛋白（SMA）、钙调蛋白（caldesmon）、结蛋白（Desmin）和波形蛋白（vimentin）阳性；雌激素受体（ER）和孕激素受体（PR）阳性；Ki-67增殖指数一般＜3%，提示细胞低增殖。

胸部CT最主要的表现为双肺多发结节，少数为孤立性结节，极少数为弥漫粟粒结节。病灶可见囊性变或空洞，部分伴有支气管狭窄或闭塞，病灶边界较清楚、光整，未见明显钙化；有时可见分叶，但一般无毛刺，无卫星灶，周围无晕征。病灶一般不累及支气管内膜和胸膜；纵隔及肺门淋巴结未见明显肿大；无胸腔积液。胸部增强CT显示肺结节多呈轻度强化或无强化。一项包括36例PBML患者的回顾性临床研究显示，33例患者表现为FDG无摄取/低摄取，3例患者表现为FDG高摄取，其中1例患者肿瘤具有侵袭性特征（Sawai et al.，2017）。本病例FDG摄取不均匀轻度增高，与文献报道一致，此点易与其他肺部恶性疾病鉴别。本病患者有10年子宫肌瘤病史，本次拟行子宫肌瘤切除术。术前胸部CT提示左肺巨大占位伴双肺多发小结节，同时伴纵隔多发肿大淋巴结，左侧胸腔积液，且进展明显，易被误诊为肺原发恶性肿瘤伴双肺转移。同时患者有肾癌病史，也为诊断带来一定困难。患者随后在笔者所在医院行左肺病灶穿刺活检，病理提示良性转移性平滑肌瘤可能性大。外院行全子宫切除，免疫组化结合组织病理学提示首先考虑平滑肌瘤。后续患者口服来曲唑治疗，半年后随访，左肺占位较前明显缩小，提示为肺良性转移性平滑肌瘤可能性大。

PBML属于罕见肿瘤，病程缓慢，预后较好，治疗主要以手术切除为主。PBML表达雌激素受体及孕激素受体，是激素依赖性肿瘤（Chen et al.，2014），患者如不能耐受手术或有生育要求，激素治疗也有效。

肺良性转移性平滑肌瘤的临床表现及影像学表现缺乏特异性，临床工作中对于育龄期女性及有子宫肌瘤病史、肺内出现结节或弥漫性病变者，需要考虑PBML可能。

病例点评

该病例属于疑难病例。难点如下：首先，患者既往无子宫肌瘤手术史，在转移性平滑肌瘤中相对少见。因为目前绝大多数报道的转移性平滑肌瘤患者都有子宫肌瘤手术史，推测其肺内等其他器官病变是由于子宫肌瘤手术过程中导致平滑肌细胞经由血管播散到其他器官。如果在有子宫肌瘤手术史的病例中遇到类似影像学表现，则会增强诊断信心。其次，左侧胸腔病灶体积较大，其定位于纵隔还是肺内难以确定，这一现象在转移性平滑肌瘤中也较少见，给临床诊断带来了很大困难。另外这名患者的左肾透明细胞癌病史也给此次PET/CT诊断带来非常大的干扰。我们都知道大多数肾透明细胞癌的FDG摄取程度通常轻中度增高，其转移灶的FDG摄取程度也是相似的情况，所以在此病例诊断过程中很难排除肾癌转移的可能。没有左肾周围及腹盆部其他区域淋巴结转移灶可以作为一个很关键的排除原因。

转移性平滑肌瘤的FDG PET/CT表现有一定特异性，那就是这些病变在CT影像上表现为边缘较光整，在FDG PET上表现为无摄取/低摄取。对于中青年女性患者，特别是有子宫肌瘤病史的患者，需要首先考虑转移性平滑肌瘤的诊断。

（病例提供：安淑娴　陈虞梅　上海交通大学医学院附属仁济医院）

[病例点评：米宝明　苏州大学附属第四医院（苏州市独墅湖医院）]

参 考 文 献

BARNAŚ E，KSIĄŻEK M，RAŚ R，et al，2017. Benign metastasizing leiomyoma：a review of current literature in respect to the time and type of previous gynecological surgery. PLoS One，12（4）：e0175875.

CHEN S，LIU RM，LI T，2014. Pulmonary benign metastasizing leiomyoma：a case report and literature review. J Thorac Dis，6（6）：E92-E98.

HORSTMANN JP，PIETRA GG，HARMAN JA，et al，1977. Spontaneous regression of pulmonary leiomyomas during pregnancy. Cancer，39（1）：314-321.

MA H，CAO J，2015. Benign pulmonary metastasizing leiomyoma of the uterus：a case report. Oncol Lett，9（3）：1347-1350.

OGAWA M，HARA M，OZAWA Y，et al，2011. Benign metastasizing leiomyoma of the lung with malignant transformation mimicking mediastinal tumor. Clin Imaging，35（5）：401-414.

SAWAI Y，SHIMIZU T，YAMANAKA Y，et al，2017. Benign metastasizing leiomyoma and 18-FDG-PET/CT：a case report and literature review. Oncol Lett，14（3）：3641-3646.

多发性骨髓瘤合并神经纤维瘤病

病史简介

患者，男性，56岁，因"臀部外伤"就诊，臀部酸痛1周伴排尿困难3天；当地医院胸部CT提示右侧肋骨骨质异常，考虑肿瘤性病变可能，转移待排。无其他慢性病及传染病病史。

影像描述

PET/CT检查见头部、面部、颈部等全身皮肤及皮下广泛软组织结节，FDG轻度摄取，SUV_{max}为1.8。左骶前囊实性软组织肿块，与左侧骶孔关系密切（第1～2骶孔明显扩大，左侧为甚，邻近骶骨局部压迫吸收），并累及左侧梨状肌，实性部分FDG轻度摄取，SUV_{max}为2.7。全身体部（双侧肱骨头、双侧肩胛骨、右侧第5肋、右侧第8肋、左侧第6肋、第7颈椎、第1胸椎椎体及附件、左侧坐骨结节）多处骨密度降低或溶骨性骨质破坏伴FDG摄取增高，其中右侧第5肋伴软组织肿块形成（图58-1～图58-3）。

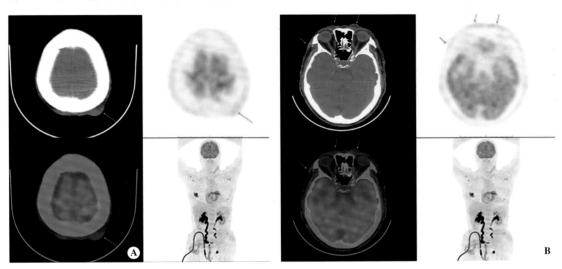

图58-1　头部、面部、颈部等全身皮肤及皮下广泛软组织结节，FDG轻度摄取，SUV_{max}为1.8

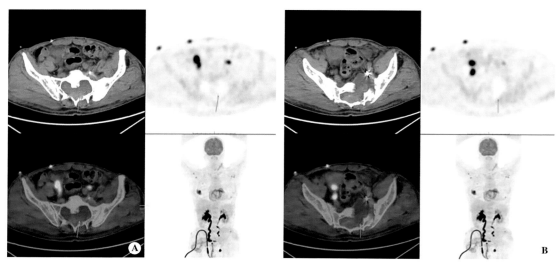

图58-2　左骶前囊实性软组织肿块，与左侧骶孔关系密切（第1～2骶孔明显扩大，左侧为甚，邻近骶骨局部压迫吸收），并累及左侧梨状肌，实性部分FDG轻度摄取，SUV$_{max}$为2.7

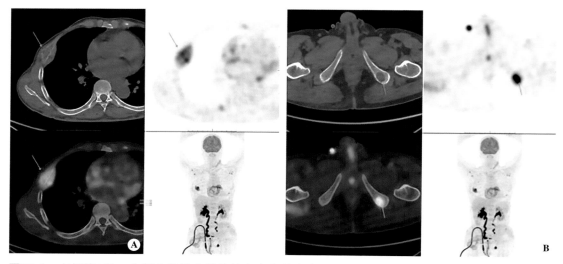

图58-3　右侧第5肋、左侧坐骨结节等处骨密度降低或溶骨性骨质破坏，FDG摄取增高，其中右侧第5肋病变伴软组织肿块形成

最终诊断

病理结果：（右侧第5肋病灶穿刺＋活检）多发性骨髓瘤（轻链λ型）（DS分期Ⅲ期A组，ISS分期Ⅰ期）；神经纤维瘤病。

病例讨论

多发性骨髓瘤（multiple myeloma，MM）是起源于骨髓中浆细胞的恶性肿瘤，由于骨髓内大量浆细胞增殖而引起骨质破坏，晚期可有广泛性转移（Tamura，2021）。综合国内报道，其发生率在恶性骨肿瘤中仅低于骨肉瘤，高于软骨肉瘤及其他恶性骨肿瘤。

好发年龄多在40岁以上，男性与女性之比约为2：1（Fisher et al.，2018）。其多发于40岁以上男性，好发部位依次为脊柱、肋骨、颅骨、胸骨等。

多发性骨髓瘤的病因迄今尚未完全明确，可能原因包括遗传因素、电离辐射、慢性抗原刺激、病毒感染等。骨质破坏的发病机制可能如下：破骨细胞和成骨细胞直接失衡所致，表现为破骨细胞激活增加和成骨细胞形成减少，并且大量细胞因子参与其中（Ferner et al.，2019），如与细胞核因子κb受体活化因子（RANK）、生长分化因子15（GDF15）、分泌蛋白DKKI及趋化因子细胞因子配体3（CCL3）等有关。

X线表现为多发性骨质破坏（穿凿状、蜂窝状、鼠咬状、皂泡状、蛋壳样）。骨质硬化很少见，治疗后较多出现（Widemann et al.，2014）。病变周围可出现软组织改变，如胸膜下可出现，一般不跨越椎间隙。MRI表现为T_1WI呈弥漫性低信号，T_2WI呈均匀性高信号，DWI呈高信号。T_2压脂序列上，病灶呈高信号。增强T_1WI上，病灶有明显强化。当骨髓中弥漫不均匀的小颗粒瘤细胞小灶，T_1WI会呈高低不一的点状或小颗粒状混杂信号，称为"椒盐征"。

神经纤维瘤病（neurofibromatosis，NF）为常染色体显性遗传病，是基因缺陷使神经嵴细胞发育异常导致的多系统损害。根据临床表现和基因定位其分为神经纤维瘤病1型（NF1）和2型（NF2）。主要特征为皮肤咖啡牛奶斑和周围神经多发性神经纤维瘤，外显率高，基因位于染色体17q11.2。患病率为3/10万；NF2又称中枢神经纤维瘤或双侧听神经瘤病，基因位于染色体22q（Blakeley，et al.，2016）。

本例病例为上述2种病变共存，发病率极低，给疾病正确诊断造成一定干扰，本例病例讨论旨在提高多元性疾病的影像学鉴别诊断能力。

病例点评

该病例为56岁男性，病史相对来说比较简单，没有其他实验室相关检查。从图像来看，特点主要是全身多处骨骼病变，有的表现为溶骨性破坏，呈软组织块影，也有一些微小的骨质破坏，FDG摄取程度在病灶间存在差异，根据该例患者的年龄，其符合MM的表现。

该例患者另外见多发皮下软组织及骶尾部巨大肿块，表现为骶管扩大，沿椎间孔向外生长，FDG摄取较低，符合神经来源肿瘤表现。通过该病例可丰富我们多种疾病同时伴发病例的阅片经验。

（病例提供：张　峰　寿　毅　上海美中嘉和医学影像诊断中心）

（病例点评：陈虞梅　上海交通大学医学院附属仁济医院）

参 考 文 献

BLAKELEY JO，PLOTKIN SR，2016. Therapeutic advances for the tumors associated with neurofibromatosis type 1，type 2，and schwannomatosis. Neuro Oncol，18（5）：624-638.

FERNER RE，BAKKER A，ELGERSMA Y，et al，2019. From process to progress-2017 International Conference on Neurofibromatosis 1，Neurofibromatosis 2 and Schwannomatosis. Am J Med Genet A，179（6）：1098-1106.

FISHER MJ，BELZBERG AJ，DE BLANK P，et al，2018. 2016 Children's Tumor Foundation conference on neurofibromatosis type 1，neurofibromatosis type 2，and schwannomatosis. Am J Med Genet A，176（5）：1258-1269.

TAMURA R，2021. Current understanding of neurofibromatosis type 1，2，and schwannomatosis. Int J Mol Sci，22（11）：5850.

WIDEMANN BC，ACOSTA MT，AMMOUN S，et al，2014. CTF meeting 2012：translation of the basic understanding of the biology and genetics of NF1，NF2，and schwannomatosis toward the development of effective therapies. Am J Med Genet A，164A（3）：563-578.

肺类癌合并异位促肾上腺皮质激素综合征

病史简介

患者，女性，67岁，确诊库欣综合征3年余，再次出现满月脸、双下肢水肿9月余。实验室检查：血皮质醇（8:00—4:00—0:00）25.21—21.80—19.69μg/dl，ACTH（8:00—4:00—0:00）64.23—55.32—48.33pg/ml；1mg、2mg地塞米松抑制试验中血皮质醇均不被抑制，8mg地塞米松抑制试验中血皮质醇可被抑制。双侧岩下窦静脉采血（BIPSS）显示无中枢分泌优势，应用醋酸去氨加压素（DDAVP）后ACTH兴奋小于35%，行肾上腺静脉取血（AVS）不支持肾上腺异位。查体：体重指数（BMI）26.99kg/m^2，满月脸，唇周毳毛，低发际，左膝下可见瘀斑，双手拇指及双足第1、5足趾见灰指甲。颈软，水牛背，颈后、锁骨上脂肪垫，腹部见脂肪纹，双下肢轻度凹陷性水肿。既往史：高血压病史3年余，糖尿病病史3年余，体检发现左肺萎缩不张9年余。

影像描述

肾上腺MRI：双侧肾上腺不规则增粗伴不均匀强化，左侧肾上腺占位，考虑髓样脂肪瘤可能。患者曾于2018年5月行^{18}F-FDG PET/CT检查，2021年3月行^{18}F-FDG PET/CT检查和^{68}Ga-DOTATATE PET/CT双核素显像，提示主要病灶包括左侧肾上腺占位（图59-1）和左肺先天性肺发育不良伴3枚可疑结节（图59-2）。

最终诊断

胸腔镜辅助左肺全肺切除术术后病理示为类癌，免疫组化显示肿瘤细胞部分表达ACTH。

病例讨论

异位ACTH综合征（ectopic ACTH syndrome，EAS）作为库欣综合征（Cushing

syndrome，CS）的一种特殊类型，是因垂体以外的肿瘤组织分泌过量具有生物活性的ACTH，刺激肾上腺皮质增生并产生过量皮质类固醇引起的临床综合征，占ACTH依赖型CS的20%和约占所有类型CS的10%。EAS是内分泌临床实践中一个具有挑战性的领域，可能需要漫长的诊断过程才能确定原发病灶的部位。几乎所有神经内分泌肿瘤（neuroendocrine tumor，NET）或非内分泌肿瘤都可能与EAS相关，较常见的肿瘤是支气管类癌、小细胞肺癌、胰腺类癌、胸腺类癌、甲状腺髓样癌和嗜铬细胞瘤，其中肺和支气管来源的神经内分泌肿瘤约占54.8%（Alexandraki，et al.，2010；Isidori et al.，2015）。

　　分泌ACTH的肺NET比不分泌激素的神经内分泌肿瘤更具侵袭性，并且EAS会导致患者出现严重的合并症。因此，应尽一切努力积极管理EAS，尽快确定肿瘤来源，以进行治愈性手术。分泌ACTH的肺类癌通常体积小且难以检测，患者表现为CS的典型体征和症状逐渐发作，与库欣病的表现难以区分（Hayes，et al.，2018）。

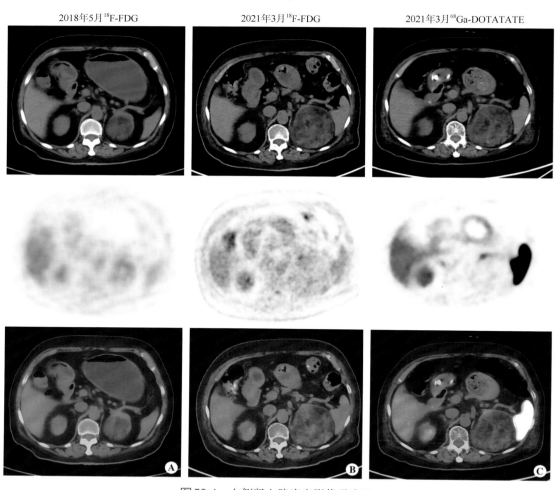

图59-1　左侧肾上腺病变影像学表现

A. 2018年5月 ¹⁸F-FDG-PET/CT图像中左侧肾上腺类肾圆形肿块，伴脂性成分，肿块大小约5.9cm×5.7cm，FDG摄取轻度增高，SUV_max 为2.9；B. 2021年3月 ¹⁸F-FDG PET/CT图像中左侧肾上腺肿块较前增大，大小约7.8cm×8.3cm，FDG摄取较前增高，SUV_max 为4.0；C. 2021年3月 ⁶⁸Ga-DOTATATE PET/CT图像中左侧肾上腺肿块DOTATATE摄取未见明显增高，SUV_max 为2.1

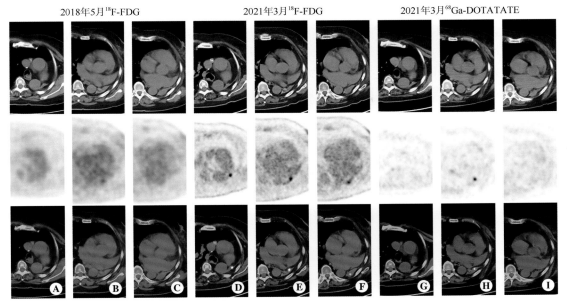

2018年5月^{18}F-FDG　　2021年3月^{18}F-FDG　　2021年3月^{68}Ga-DOTATATE

图59-2　左肺病变影像学表现

左肺先天性发育不良，内见3枚结节，平扫CT均未见明显边界，在不同时期不同显像中伴有显像剂不同程度摄取，自上至下分别命名为结节1（A列FDG摄取阴性，D列SUV$_{max}$为6.1，G列DOTATATE摄取阴性）、结节2（B列SUV$_{max}$为3.8，E列SUV$_{max}$为7.4，H列SUV$_{max}$为14.8）、结节3（C列FDG摄取阴性，F列SUV$_{max}$为4.3，I列DOTATATE摄取阴性）

　　NCCN的共识指南建议对肺神经内分泌肿瘤患者"考虑"进行^{68}Ga-生长抑素受体（somatostatin receptors，SSTR）PET检查，其在EAS中的总体敏感度约为76.1%（Varlamov et al.，2019）。此外，其检出率在高级神经内分泌肿瘤中可能较低，但诊断优势主要体现在EAS隐蔽病例中，敏感度可以达到100%，高于^{18}F-FDG PET（敏感度59.4%）（Isidori et al.，2015）。^{18}F-FDG PET虽然在确定生长缓慢、分化良好的神经内分泌肿瘤方面作用有限，但对高增殖率的肿瘤，^{18}F-FDG PET具有最高的敏感度（92.0%）（Binderup et al.，2010）。

　　本例患者在3年前的^{18}F-FDG PET/CT检查中发现1枚位于左肺的可疑代谢轻度增高病灶，但因本例患者左肺先天性萎缩的罕见情况，难以进一步明确性质，使对异位ACTH的病灶定位始终难以确诊。最终通过^{18}F-FDG PET/CT和^{68}Ga-DOTATATE PET/CT双核素显像的使用明确了异位ACTH的来源位于萎缩的左肺内，且对显像剂的摄取呈现明显异质性。

　　此外，本例患者合并存在1枚肾上腺髓样脂肪瘤，并在3年病程中增大，这可能与ACTH刺激髓样脂肪瘤发病和增长存在关联（Calissendorff et al.，2021）。同时，在没有检出明确的异位ACTH病灶时也应考虑合并激素分泌功能的"碰撞瘤"可能性（Bhardwaj et al.，2022；Anbardar et al.，2021），这种情况罕见，因此在临床中容易忽略。

病例点评

　　ACTH正常情况下主要由垂体分泌，其他部位分泌的ACTH均属于异位，可以造成临床症状和实验室指标异常。当出现ACTH异常时，首先要考虑垂体可能有问题，本例患者已经检查了垂体，未发现异常改变，所以考虑异位ACTH综合征。能引起异位ACTH分泌的肿瘤，最常见的为小细胞肺癌、胸腺瘤、胰岛细胞瘤、支气管类癌等。此例是支气管类癌引起的异位ACTH综合征，与既往文献报道一致，同时还是比较典型的病例，只是病程稍微复杂。所以，我们在临床影像诊断工作中，可以由果寻因，通过结果推导病因，有目的地进行检查和筛选，为临床提供准确的影像学检查结果。该例ACTH异常分泌引起的库欣综合征也需要找到病因，判断是原发垂体引起的还是由异位分泌引起的，层层推理，抽丝剥茧，从而做出准确诊断。

（病例提供：潘　昱　张　敏　李　彪　上海交通大学医学院附属瑞金医院）

[病例点评：潘　博　中国科学技术大学附属第一医院（安徽省立医院）]

参 考 文 献

ALEXANDRAKI KI，GROSSMAN AB，2010. The ectopic ACTH syndrome. Rev Endocr Metab Disord，11（2）：117-126.

ANBARDAR MH，SOLEIMANI N，NIKEGHBALIAN S，et al，2021. Adrenocortical adenoma with myelolipomatous metaplasia：a potential diagnostic pitfall：a case report and review of the literature. J Med Case Rep，15（1）：333.

BHARDWAJ S，DESHPANDE RS，KUMAR S，et al. 2022. A Two-in-One Tumor in the Adrenal：A Functional Adrenocortical Adenoma with Myelolipomatous Differentiation. Fetal Pediatr Pathol，42（1）：161-166.

BINDERUP T，KNIGGE U，LOFT A，et al，2010. Functional imaging of neuroendocrine tumors：a head-to-head comparison of somatostatin receptor scintigraphy，^{123}I-MIBG scintigraphy，and ^{18}F-FDG PET. J Nucl Med，51（5）：704-712.

CALISSENDORFF J，JUHLIN CC，SUNDIN A，et al，2021. Adrenal myelolipomas. Lancet Diabetes Endocrinol，9（11）：767-775.

HAYES AR，GROSSMAN AB，2018. The Ectopic Adrenocorticotropic Hormone Syndrome：Rarely Easy，Always Challenging. Endocrinol Metab Clin North Am，47（2）：409-425.

ISIDORI AM，SBARDELLA E，ZATELLI MC，et al，2015. Conventional and Nuclear Medicine Imaging in Ectopic Cushing's Syndrome：A Systematic Review. J Clin Endocrinol Metab，100（9）：3231-3244.

VARLAMOV E，HINOJOSA-AMAYA JM，STACK M，et al，2019. Diagnostic utility of Gallium-68-somatostatin receptor PET/CT in ectopic ACTH-secreting tumors：a systematic literature review and single-center clinical experience. Pituitary，22（5）：445-455.

原发性肝脏腺鳞癌

病例简介

患者，男性，64岁，无明显诱因出现畏寒、发热2周，最高体温39.3℃，伴厌食、恶心，对症及抗感染治疗后体温正常。无腹痛、腹泻，无黄疸、腹水。无乙型肝炎、丙型肝炎病史及输血史。否认既往肿瘤病史及手术史。白细胞总数17.3×10^9/L，中性粒细胞百分比86.4%，CA12-5 57.81μg/L，其他相关实验室检查指标均在正常值范围内。

影像描述

上腹部CT平扫见肝脏S_4段低密度灶，CT值为31HU。增强后动脉期病灶呈环形强化，CT值为121HU，病灶中央未见强化，伴周围肝实质异常灌注。门脉期病灶呈环形持续强化，CT值为142HU（图60-1）。

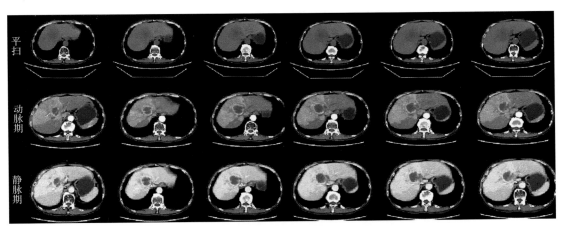

图60-1 上腹部CT

上腹部MRI T_1WI、T_2WI、DWI、ADC显示肝脏左叶病灶，T_1WI为低信号灶，T_2WI为高信号灶，DWI病灶弥散受限（图60-2）。

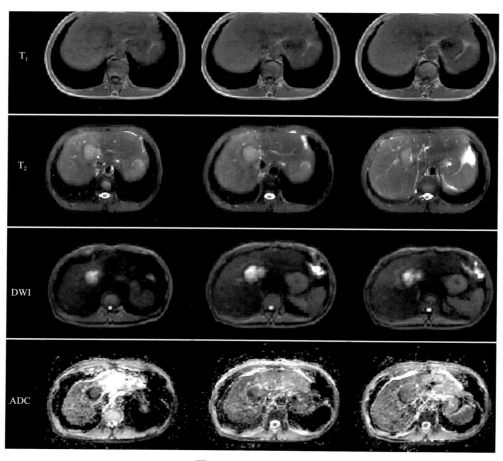

图60-2　上腹部MRI

上腹部增强MRI T_1WI+C 动脉期、门脉期、延迟期，肝脏左叶病灶表现为环形持续强化（图60-3）。

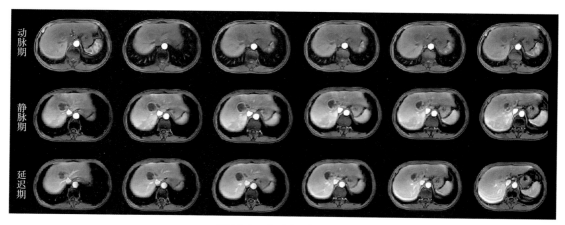

图60-3　上腹部增强MRI

^{18}F-FDG PET/CT显示肝脏S$_4$段局部环形FDG摄取异常增高灶，大小约5.0cm×5.8cm，SUV$_{max}$为10.9；肝门区多发稍大淋巴结，大者短径为1.3 cm，SUV$_{max}$为3.9（图60-4，图60-5）。

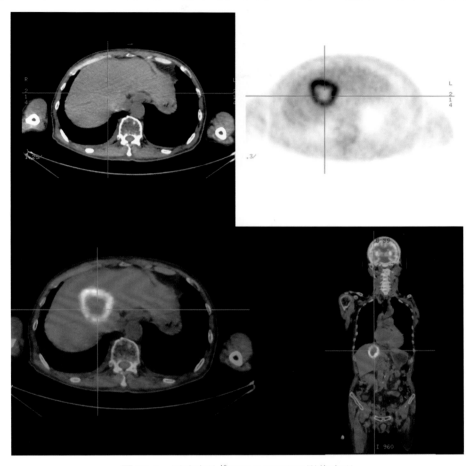

图60-4　肝脏病灶^{18}F-FDG PET/CT影像表现

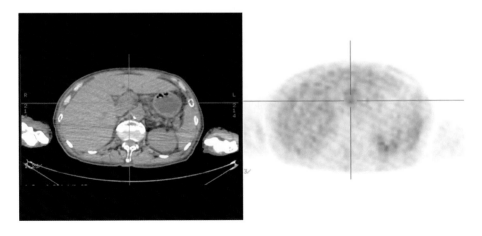

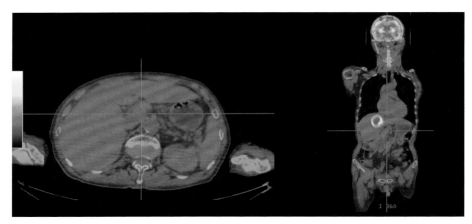

图60-5　肝门肿大淋巴结^{18}F-FDG PET/CT影像表现

病理诊断

手术病理：肝脏胆管细胞腺鳞癌，伴中央大片坏死。周围肝组织血窦扩张伴淤血及急慢性炎性细胞浸润，部分汇管区扩大伴慢性炎性细胞浸润、小胆管增生及纤维组织增生。

病例讨论

原发性肝脏腺鳞癌（adenosquamous carcinoma，ASC）是一种含有腺癌和鳞癌2种上皮成分的罕见恶性肿瘤，2种上皮成分分别起源于腺上皮和鳞状上皮。ASC的病理起源仍不太清楚，目前主要有两种学说：①胆管上皮在长期的刺激如炎症或结石作用下，出现上皮化生，并逐渐形成腺鳞癌；②肝脏的原发性腺鳞癌很可能是肝脏的腺癌细胞上皮的鳞状化生。该疾病侵袭性强，预后不良。作为胆管细胞癌的一种罕见亚型，该肿瘤的影像学表现与胆管细胞癌很相似。平扫见肝内不规则低密度病灶，增强后病灶境界清楚，呈渐进性、持续性、不均匀环状强化及延迟强化；肿块内分隔厚薄不均，呈蜂窝状；内缘凸凹不平，可见明显强化的结节状突起；中央见无强化的液化坏死区。本病例主要与肝脓肿进行鉴别诊断。肝脏单发脓肿病灶一般脓肿壁光滑、厚薄一致，明显强化。壁外有低密度水肿带，呈典型靶征。因此，对于老年患者，肝脏病灶CT表现类似肝脓肿或肝内胆管细胞癌，呈渐进性、持续性不均匀环状强化及延迟强化，病灶内分隔厚薄不均，呈蜂窝状，可见强化的结节状突起。此外，患者既往有长期胆管炎、胆管结石等慢性病史，而无乙型肝炎、肝硬化，实验室检查指标AFP正常，则应考虑此肿瘤的可能。

病例点评

肝脏占位性病变在日常工作中较为常见，对于原发性肝癌，PET/CT检查阳性率较低，为50%～60%。因为肿瘤细胞内含有一定水平的葡萄糖-6-磷酸酶，可将进入肿瘤细胞并经己糖激酶催化生成的6-磷酸-^{18}F-FDG水解，去掉6-磷酸生成^{18}F-FDG。^{18}F-FDG可通过细胞膜被肿瘤细胞清除，导致PET/CT检查无^{18}F-FDG积聚，出现假阴性结果。另一部分分化程度低的肝细胞癌及胆管细胞癌，恶性程度较高，葡萄糖-6-磷酸酶在癌细胞内表达较少或不表达，对FDG有较高的摄取，PET/CT显示为高代谢病灶。^{18}F-FDG PET/CT对胆管细胞型肝癌检出率高于肝细胞型肝癌。由于该例病灶中心坏死较多，需要与肝脓肿鉴别。临床症状、病灶的FDG摄取程度、CT强化和MR功能成像的表现等特征能够提供一定的鉴别诊断信息。通过对该病例的讨论与学习，有助于提高读者对肝脏占位性病变PET影像学特征和价值的认识。

（病例提供：宋红俊　孙贞魁　上海交通大学医学院附属第六人民医院）

（病例点评：张　建　上海大学附属全景医学影像诊断中心）

参 考 文 献

FILIZOGLU N，OKSUZOGLU K，OZGUVEN S，2021. Primary adenosquamous carcinoma of the liver on FDG PET/CT. Clin Nucl Med，46（12）：e572，e573.

GOU Q，FU S，XIE Y，et al，2021. Treatment and survival patterns of primary adenosquamous carcinoma of the liver：a retrospective analysis. Front Oncol，11：621594.

HARINO T，TOMIMARU Y，NOGUCHI K，et al，2019. A rare case of adenosquamous carcinoma in the liver with hepatolithiasis. Gan To Kagaku Ryoho，46（4）：772-774.

NAM KH，KIM JY，2016. Primary adenosquamous carcinoma of the liver：a case report. Clin Mol Hepatol，22（4）：503-508.

ZHOU SY，QIAO ZG，LI CL，et al，2020. Primary adenosquamous carcinoma of the liver. Kaohsiung J Med Sci，36（10）：857，858.

肱骨囊肿

病史简介

患者，男性，10岁，2周前无明显诱因出现左手臂压痛、肿胀，症状逐渐加重，1周前用力致左手臂活动受限伴疼痛。否认手术、外伤史。入院查血常规、尿常规、肿瘤标志物无异常，本周蛋白阴性，骨碱性磷酸酶明显升高。

影像描述

X线片见左侧肱骨中段占位（图61-1A，图61-1B）；CT检查见左侧肱骨中段膨胀性骨质破坏，骨皮质中断，周围见片絮状高密度影（图61-1C，图61-1D）；MRI见左侧肱骨中段膨胀性骨质破坏，髓腔内异常信号影，T_1WI呈等信号，T_2WI/FS呈混杂高信号（图61-2），DWI呈高信号，ADC信号未见降低，增强未见异常强化（图61-3）。^{18}F-FDG PET/CT检查：左侧肱骨中段膨胀性骨质破坏，FDG摄取轻度增高（SUV_{max}为1.7～2.2），髓腔内及骨皮质周围片状稍高密度影，FDG摄取不均匀增高，SUV_{max}为5.31（图61-4）。

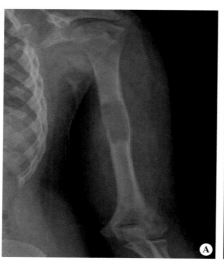
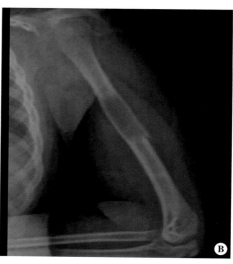

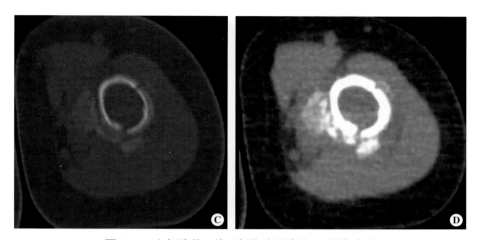

图61-1 左侧肱骨X线正侧位片及肱骨CT影像表现

A、B. X线正位片（A）、X线侧位片（B）见左侧肱骨中段占位；C、D. 肱骨CT骨窗（C）、肱骨CT软组织窗（D）见左侧肱骨中段膨胀性骨质破坏，骨皮质中断，周围见片絮状高密度影

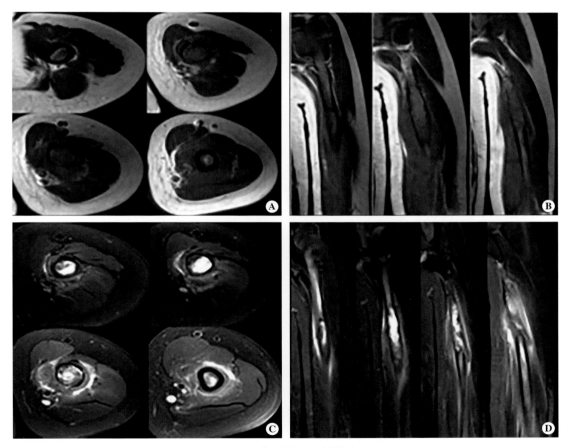

图61-2 左侧肱骨MRI影像表现

A. 肱骨MRI横断位 T_1WI；B. 肱骨MRI冠状位 T_1WI；C. 肱骨MRI横断位 T_2WI；D. 肱骨MRI冠状位 T_2WI。以上见左侧肱骨中段膨胀性骨质破坏，髓腔内异常信号影，T_1WI呈等信号，T_2WI/FS呈混杂高信号

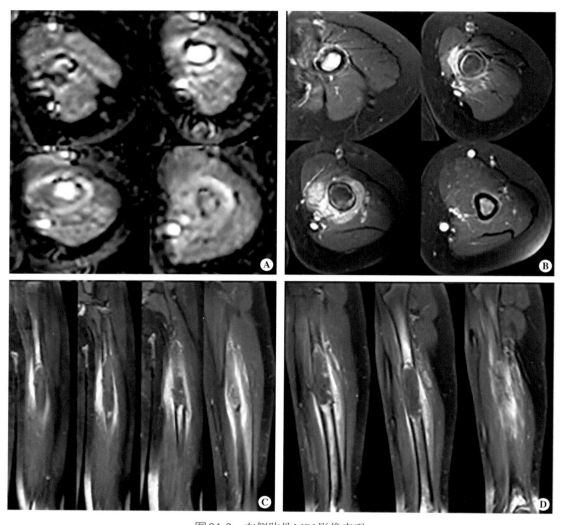

图61-3　左侧肱骨MRI影像表现

A. 肱骨MRI横断位DWI；B. 肱骨MRI横断位强化；C. 肱骨MRI冠状位强化；D. 肱骨MRI矢状位强化。以上见DWI呈高信号，增强未见异常强化

最终诊断

术后病理：用电锯、骨凿开骨窗，见灰黄色韧带豆腐样组织，刮匙刮除黄色瘤壁收集肿瘤及瘤壁标本。送检组织符合病理性骨折后骨痂形成。免疫组化：SATB2（骨组织＋），梭形细胞SMA（部分＋），Desmin（局部＋），Ki-67（10%＋），S-100（－），CD34（－），p53（－），CK-P（－）。基因检测：*mdm2*基因扩增阴性。

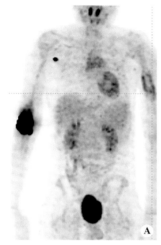
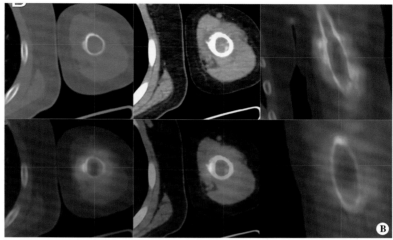

图61-4 左侧肱骨 PET/CT 影像表现

A. MIP图（该患者显像剂注射部位为右侧肘静脉，MIP图中右侧肘关节为注射点渗漏，右侧腋窝淋巴结显影为生理性摄取增高）；B. 左侧肱骨中段膨胀性骨质破坏，放射性摄取轻度增高（SUV_{max} 为 $1.7\sim2.2$），髓腔内及骨皮质周围片状稍高密度影，放射性摄取不均匀增高，SUV_{max} 为 5.31

病例讨论

骨囊肿为不明原因良性骨肿瘤，儿童及青少年长骨囊性骨肿瘤发病率较高，70% 以上发生于长骨，尤其是股骨和肱骨，常继发病理性骨折（Canavese et al.，2016），特别是囊性病变导致生物力学改变及支撑结构丧失时，较小的外力就容易继发病理性骨折。随着年龄增长，病变有向骨干移动的趋势。临床主要表现为间断性疼痛、局部包块，在没有继发病理性骨折时触压痛不明显，临床上常因外伤后行影像学检查偶然发现。不同性质的骨囊性病变预后不同（Mascard et al.，2015；宋得夫等，2015；王军等，2017），部分病灶也可发生恶变（瞿楠，姚伟武，2015）。

骨囊肿需要与以下疾病鉴别：①动脉瘤性骨囊肿，为中间性骨肿瘤（局部侵袭性），大多有明确的外伤史，肿瘤由充满血液的囊腔组成，多继发于其他类型骨肿瘤（Arora et al.，2014）。液-液平面征象有助于动脉瘤性骨囊肿诊断，部分病例有骨质破坏，囊壁厚薄不均，部分见壁结节，强化不均匀，有别于骨囊肿的均匀囊壁强化。②骨纤维结构不良，是一种良性骨肿瘤，依据瘤体成分分为囊性、实性和混合性。MRI上病灶信号强度取决于病变区内组织构成，如病变主要由纤维组织和类骨质组成，表现为实性，而囊性骨纤维结构不良为增生活跃的纤维组织内部以间质黏液样变性为主（孙祥水等，2018）。在X线骨纤维结构不良病灶边缘多模糊不清，CT有时可见到病灶内部的"磨玻璃"骨化影，可与其他囊性病灶进行鉴别。③嗜酸性肉芽肿，影像学表现多变，有时也呈囊性，但嗜酸性肉芽肿疼痛通常比较明显，病变周围见明显骨膜新生骨，有时可见Codman三角，邻近软组织水肿明显，部分病变可多发，血常规检查嗜酸性粒细胞增高（肖永新，2014）。④邻关节骨囊肿，又称骨内腱鞘囊肿，多见于成年人，发生于邻近关节骨端关节软骨下，周围具有明显反应硬化带，病变通常见到裂隙与关节相同，部分病变内部见气体密度较具有特征性（张庆华等，2012；张泽坤等，2014）。⑤毛细血管扩张型骨肉瘤，是一种少见的骨肉瘤病理类型，可出现骨膜新生骨、Codman 三角及软组织肿块，少见反应性硬化带，常具有明显恶性骨肿瘤征象（陆蓉等，2012）。

儿童及青少年长骨骨囊肿以男性多见，病变发生的部位、有无液-液平面、是否有骨髓水肿及囊壁、是否有骨质破坏、囊壁的强化方式等一系列影像学征象有助于诊断。

病例点评

诊断骨肿瘤原则：①年龄，特定肿瘤发生在特定年龄，该患者为 10 岁男性，排除了转移和浆细胞骨髓瘤。②部位，肿瘤好发于骨干骺端，此病例发生于骨干，是此病例特点；发生于骨干的儿童肿瘤及肿瘤样变中，最常见的良性病变为骨囊肿及朗格汉斯细胞组织细胞增生症，恶性肿瘤考虑小圆细胞恶性肿瘤，特别是尤因肉瘤，特点为周围肿块较大，骨质破坏范围不成比例，破坏轻而肿块大。其次便是发生于骨干的骨髓炎。就该病例而言，影像学特点为孤立性、溶骨性病变，边界非常清晰，过渡带窄，且病灶略微膨胀，可判断为良性肿瘤或肿瘤样病变，骨折为外伤引起的应力性病理性骨折；MRI 上 T_2 高信号，病灶信号混杂是因为病灶伴骨折，病变内有出血，DWI 上弥散不受限，为 T_2 穿透效应造成；PET/CT 上病灶中心无 FDG 摄取，FDG 摄取增高围绕骨折及骨膜反应部位，周围离心性钙化及骨膜反应为较成熟的特点，可能为骨化性肌炎或血肿钙化，需要排除骨膜或骨旁骨肉瘤可能。该病例应与骨纤维结构不良、骨母细胞瘤、骨巨细胞瘤、转移瘤、浆细胞骨髓瘤、动脉瘤性骨囊肿、软骨母细胞瘤、软骨黏液样纤维瘤、骨感染、非骨化性纤维瘤、甲状旁腺功能亢进症、棕色瘤、血管瘤、嗜酸性肉芽肿等鉴别。

（病例提供：霍艳雷　张晓莹　同济大学附属第十人民医院）
（病例点评：孙贞魁　上海交通大学医学院附属第六人民医院）

参 考 文 献

陆蓉，周建军，刘婷婷，等，2012. 毛细血管扩张型骨肉瘤的影像表现及其与病理的关系. 中国医学计算机成像杂志，18（6）：529-531.

瞿楠，姚伟武，2015. 单骨型纤维结构不良肉瘤变的临床特征及影像诊断. 实用放射学杂志，6：969-973.

宋得夫，毕波，邵景范，等，2015. OPG 及 RANKL 在小儿单纯性骨囊肿与动脉瘤样骨囊肿中的表达研究. 临床小儿外科杂志，14（3）：194-197.

孙祥水，侯华成，王邦，等，2018. 儿童四肢长骨骨纤维性结构不良影像学与病理学表现对照分析. 中华解剖与临床杂志，2：99-103.

王军，孙昆昆，李大森，等，2017. 股骨纤维结构不良外科治疗的疗效分析. 中华骨与关节外科杂志，10：331-335.

肖永新，2014. MRI 诊断骨嗜酸性肉芽肿的价值. 放射学实践，29（1）：88-91.

张庆华，夏鹏，杨忠保，等，2012. 邻关节骨囊肿的影像诊断与鉴别诊断. 中国临床医学影像杂志，23（8）：601-603.

张泽坤，贾晓英，赵静品，等，2014. 踝周邻关节骨囊肿的影像学诊断. 实用放射学杂志，6：979-982.

ARORA SS，PAUL S，ARORA S，et al，2014. Secondary jaw aneurysmal bone cyst（JABC）-a possible misnomer A review of literature on secondary JABCs，their pathogenesis and oncogenesis. J Oral Pathol Med，43（9）：647-651.

CANAVESE F，SAMBA A，ROUSSET M，2016. Pathological fractures in children：diagnosis and treatment options. Orthop Traumatol Surg Res，102（Suppl 1）：S149-S159.

MASCARD E，GOMEZ-BROUCHET A，LAMBOT K，2015. Bone cysts：unicameral and aneurysmal bone cyst. Orthop Traumatol Surg Res，101（Suppl 1）：S119-S127.

病例 62

纵隔淀粉样瘤

病史简介

患者，男性，45岁，10余天前体检发现纵隔占位。高血压病史数年，药物控制可。否认糖尿病、慢性肾病等病史。血常规、肝肾功能检查正常。气管镜：总气管黏膜略充血水肿，气管中下段右侧壁外压性改变。现评估病灶性质行 ^{18}F-FDG PET/CT检查。

影像描述

增强CT检查：纵隔内气管右侧旁软组织肿块影，内部见斑点样钙化灶，无明显强化（图62-1）。

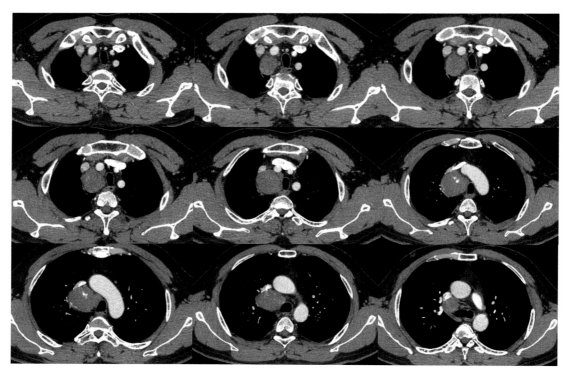

图62-1 纵隔肿物增强CT连续断层表现

^{18}F-FDG PET/CT检查：右上纵隔气管旁不均质占位，伴钙化灶，大小约5.4cm×4.7cm×6.6cm，FDG摄取不均匀增高，SUV$_{max}$为4.1（图62-2）；左侧顶骨局部低密度影，中央伴成骨性改变，FDG摄取增高，SUV$_{max}$为10.2（图62-3）；全身其余部位未见FDG摄取异常增高灶。

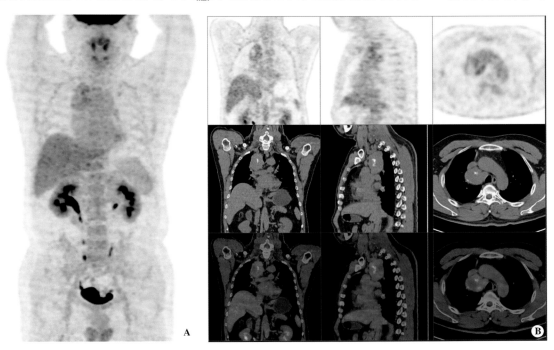

图62-2　纵隔肿物PET/CT影像表现

A. MIP图；B.轴位、矢状位及冠状位可见前纵隔肿物，内见多发钙化，局部FDG摄取轻度增高，SUV$_{max}$为4.1

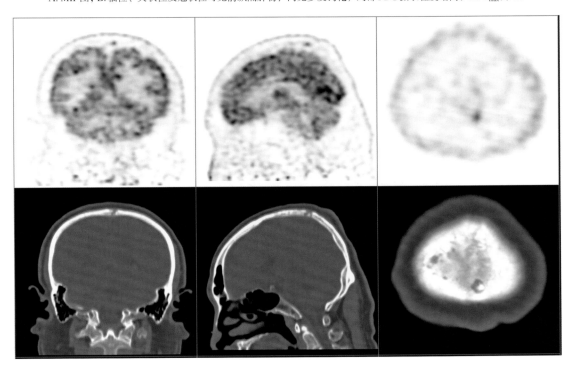

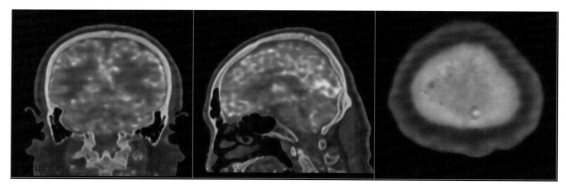

图62-3 顶骨病灶PET/CT影像表现

顶骨局部骨质破坏，内见钙化，FDG摄取增高，SUV_{max}为10.2

最终诊断

右中纵隔肿物切除，术后病理：第2组淋巴结内见大量淀粉样物质沉积，伴多核巨细胞聚集。免疫组化：刚果红（＋），IgG（＋），MUM1（浆细胞＋），CD20（淋巴细胞＋），CD3（淋巴细胞＋），符合淀粉样瘤。

病例讨论

淀粉样变（amyloidosis）是由不同原因引起蛋白质分子异常折叠，导致淀粉样物质在细胞外聚积为特征的疾病。原发性淀粉样变病因不明，表现为与免疫球蛋白轻链性质类似的淀粉样物质沉积于心脏、舌、皮肤、神经系统和肠道，造成组织结构破坏、器官功能障碍并进行性进展。继发性淀粉样变常在感染、退行性变、恶性肿瘤等原发疾病基础上产生，以肝脏、肾脏、脾脏及肾上腺受累明显。以肿块形成为特征的局限性淀粉样变称为淀粉样瘤或淀粉样肿瘤，是淀粉样变中不常见的形式。

淀粉样瘤可发生于任何组织或器官，常表现为软组织结节或肿块，多伴钙化，增强无明显强化或轻度强化，肿块内部很少坏死，可与结核相鉴别。目前对淀粉样瘤的报道多为个案报道，发病部位各异，表现各异，部分为多系统多器官受累（Seo et al., 2010; Ferenc et al., 2015），但是大多数病灶均出现明显钙化，可以作为淀粉样变鉴别点。由于淀粉样变与机体免疫状态相关，可在恶性肿瘤基础上继发，有文献报道1例肠癌术后患者，随访双肺多发结节，^{18}F-FDG PET/CT检查提示结节SUV_{max}为1.9，但是最终术后病理为淀粉样瘤（Xu L et al., 2013），因此对于有原发性肿瘤病史的患者，还需要与转移瘤相鉴别。骨淀粉样瘤报道更为罕见，表现为溶骨性改变。对于颅内原发淀粉样瘤的诊断，要首先排除系统性淀粉样变。

目前文献报道发现，淀粉样变PET/CT表现为糖代谢可高可低，SUV_{max}为1.9～14.9（Michael et al., 2011），对鉴别诊断帮助不大，主要作用在于明确淀粉样变范围和疗效评价。病理刚果红染色阳性才是诊断淀粉样变金标准，而核医学淀粉样蛋白显像剂如^{11}C-PIB（Jiménez-

Bonilla et al., 2016)、^{18}F-florbetapir(AV-45)(Villarejo-Galende et al., 2015)、^{18}F-Florbetaben（D'Estanque et al., 2017）等PET/CT检查可能对淀粉样变诊断具有较高的特异性。

病例点评

　　淀粉样瘤是一种非常罕见的良性病变，分为原发性和继发性。有报道干燥综合征患者易并发淀粉样瘤。淀粉样瘤在全身各部位均可发生，如肝脏、皮肤、蝶鞍、椎体等。病理诊断标准是刚果红染色阳性。影像学表现比较有特征性的是内部可以看到钙化灶，还有一些低密度液化区。纵隔病变鉴别诊断时，一般按照纵隔的九分法，前中后纵隔各区好发的肿瘤谱不一样。此病例的影像学特点是病灶内部有钙化，另一个特点是强化不明显。从这两个特点来看，首先将其定性为良性病变。在良性病变中，再进一步细分，对其进行一些鉴别诊断。中纵隔伴有钙化的良性病变中最常见的是Castleman病，其次是淋巴结结核，增强CT、增强MRI及PET表现可帮助鉴别。一般来说，Castleman病密度比较均匀，可以伴钙化，但CT及MRI强化明显；淋巴结结核内部容易出现液化坏死，增强扫描强化不明显，糖代谢可高可低。纵隔肿瘤类型繁多，既往的纵隔病例中有副神经节瘤、肉芽肿性炎、平滑肌肉瘤等，这些病例的影像学特点相互交织，要注意细节分析，抽丝剥茧，明确诊断。

（病例提供：李盼丽　胡四龙　复旦大学附属肿瘤医院）

（病例点评：张晓莹　同济大学附属第十人民医院）

参 考 文 献

D'ESTANQUE E，CHAMBERT B，MORANNE O，et al，2017. ^{18}F-florbetaben：a New tool for amyloidosis staging? Clin Nucl Med，42（1）：50-53.

FERENC CP，MISUN H，SUE SC，et al. 2015. Amyloidosis：moder cross-sectional imaging. Radiographics，35：1381-1391.

JIMÉNEZ-BONILLA JF，BANZO I，DE ARCOCHA-TORRES M，et al，2016. Amyloid imaging with ^{11}C-PIB in patients with cognitive impairment in a clinical setting：a visual and semiquantitative analysis. Clin Nucl Med，41（1）：e18-e23.

MICHAEL S，MATTHIEU JO，GABRIEL P，et al，2011. Tracheobronchial FDG uptake in primary amyloidosis detected by PET/CT. Clin Nucl Med，36：723，724.

SEO JH，LEE SW，AHN BC，et al，2010. Pulmonary amyloidosis mimicking multipl metastatic lesions on F-18 FDG PET/CT. Lung Cancer，67（3）：376-379.

VILLAREJO-GALENDE A，SARANDESES P，PENAS-PRADO M，et al. 2015. PET-florbetapir findings in primary cerebral amyloidoma. J Neurol，262（4）：1052-1054.

XU L，FRAZIER A，BURKE A，2013. Isolated pulmonary amyloidomas：report of 3 cases with histologic and imaging findings. Pathol Res Pract，209（1）：62-66.

病例63

支气管罗萨伊–多尔夫曼病

病史简介

患者，男性，60岁，反复淋巴结肿大3年，声音嘶哑2月余。糖尿病病史5年，自述血糖控制良好。否认肿瘤病史及传染病史。实验室检查提示血沉27.0mm/h（参考范围0.0～15.0mm/h）和纤维蛋白原4.63g/L（参考范围1.70～4.00g/L）。

影像描述

^{18}F-FDG PET/CT检查显示左主支气管开口处见结节状放射性摄取增高灶，SUV$_{max}$为9.8（图63-1），其余体部显像未见放射性摄取增高灶。

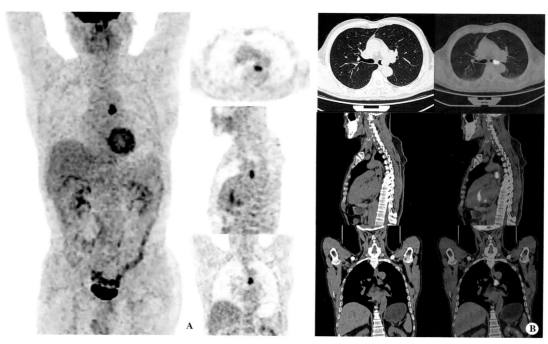

图63-1　支气管病变PET/CT影像表现

A MIP图；B. 左支气管腔内见结节状放射性摄取增高灶，SUV$_{max}$为9.8，其余体部未见异常

最终诊断

支气管镜提示左主支气管新生物，病理提示窦组织细胞增生伴巨大淋巴结病。免疫组化：CD68（组织细胞+），S-100（+），CD38（浆细胞+），CD3（T细胞+），CD20（B细胞+），Ki-67（8%+，热点区域60%），CK（−）。

病例讨论

罗萨伊−多尔夫曼病（Rosai-Dorfman disease，RDD）又称窦组织细胞增生伴巨大淋巴结病（sinus histiocytosis with massive lymphadenopathy，SHML），是一种良性淋巴组织增生性疾病，于1966年由Azoury和Reed首先报道，1969年Rosai和Dorfman对其进行了详细研究，并正式命名（Rosai，et al.，1969）。该病多见于儿童和青少年，偶见于中老年人，可以单发或多部位发生，以淋巴结常见，也可以累及淋巴结外组织或器官，如皮肤、神经系统、骨骼系统、消化系统、呼吸系统等（Razanamahery et al.，2020；Cohen-Aubart et al.，2021；Summers et al.，2016；Hou et al.，2020；Hazarika et al.，2000；Abla et al.，2018）。部分病例呈自愈性病程，绝大数病例需要积极治疗。对于单发部位病例，手术、放疗等治疗均有良好的效果，且预后较好。而对于多部位受累病例，对症治疗、激素治疗、免疫抑制剂治疗等对延缓疾病进展发挥重要作用（Abla et al.，2018）。病理表现为大量胞质丰富的窦组织细胞增生，胞质丰富的组织细胞内可见吞噬的大量形态完整的成熟淋巴细胞、单核细胞、浆细胞、少量红细胞及散在的中性粒细胞，后者称为"伸入现象"，免疫组化S-100蛋白阳性、CD68阳性和CD1a阴性是诊断本病的重要指标（王立等，2018）。由于这些病理特点，该病可以表现为对^{18}F-FDG的摄取，所以病变在^{18}F-FDG PET/CT呈高代谢表现。^{18}F-FDG PET/CT能够很好地显示多器官病变，病变显示为中至高度^{18}F-FDG摄取（Hu et al.，2021），本病例与文献报道相似，呈现异常高代谢。^{18}F-FDG PET/CT检查在RDD的初次诊断、病变累及范围的评估、治疗后疗效监测及随访中发挥重要作用（Mahajan et al.，2020）。

病例点评

RDD可以多部位、多系统受累，最常见受累部位为皮肤和淋巴结，呼吸系统较少受累。此病例既往有反复淋巴结肿大病史并行切除病理诊断，本次就诊^{18}F-FDG PET/CT表现为左支气管腔内结节状高代谢灶，全身其余部位未见异常，结合既往病史可以一元论考虑为RDD，并且由于为支气管内的单发病变，还需要与支气管鳞癌、类癌及腺样囊腺癌等恶性肿瘤鉴别。

[病例提供：潘　博　中国科学技术大学附属第一医院（安徽省立医院）]

（病例点评：胡四龙　复旦大学附属肿瘤医院）

参 考 文 献

王立，张盼盼，宋硕宁，等，2018. 模拟免疫球蛋白G4相关疾病的罗道病临床分析. 中华风湿病学杂志，22：87-90.

ABLA O，JACOBSEN E，PICARSIC，et al，2018. Consensus recommendations for the diagnosis and clinical management of Rosai-Dorfman-Destombes disease. Blood，131（26）：2877-2890.

COHEN-AUBART F，IDBAIH A，EMILE JF，et al，2021. Histiocytosis and the nervous system：from diagnosis to targeted therapies. Neuro-Oncology，23（9）：1433-1446.

HAZARIKA P，NAYAK DR，BALAKRISHNAN R，et al，2000. Rosai-Dorfman disease of the subglottis. J Laryngol Otol，114（12）：970-973.

HOU G，CHEN K，JIANG Y，et al，2020. Rosai-Dorfman disease presenting as a pulmonary artery mass on FDG PET/CT. Clin Nucl Med，45（5）：392，393.

HU PP，WEI F，LIU XG，et al，2021. Diagnosis and treatment of Rosai-Dorfman disease of the spine：a systematic literature review. Syst Rev，10（1）：31.

MAHAJAN S，NAKAJIMA R，YABE M，et al，2020. Rosai-Dorfman disease-utility of ^{18}F-FDG PET/CT for initial evaluation and follow-up. Clin Nucl Med，45（6）：e260-e266.

RAZANAMAHERY J，DRESCO F，EMILE JF，et al，2020. Sacroiliitis in a patient with Rosai-Dorfman disease：new bone location or overlap with axial spondylarthritis. Rheumatology，59（8）：2168-2170.

ROSAI J，DORFMAN RF，1969. Sinus histiocytosis with massive lymphadenopathy. A newly recognized benign clinicopathological entity. Arch Pathol，87（1）：63-70.

SUMMERS MR，PETTERSSON G，MAALOUF JF，et al，2016. Sinus histiocytosis with massive lymphadenopathy：extra-nodal Rosai-Dorfman disease presenting as a rare aetiology of a large intracardiac mass. Eur Heart J，38（18）：1439，1440.

肝脏炎性肌成纤维细胞瘤

病史简介

患者，男性，41岁，主诉为反复中上腹疼痛伴发热数月。外院超声提示肝门部占位。实验室检查提示CA19-9轻度增高（68U/ml），血常规、其余肿瘤标志物基本正常。既往无特殊病史。

影像描述

^{18}F-FDG PET/CT检查（图64-1）：肝门部可见不规则略低密度肿块，边界不清，最大横截面约4.5cm×2.6cm，FDG摄取增高，SUV_{max}为11.3。胆囊饱满。腹膜后、腹腔未见肿大淋巴结。

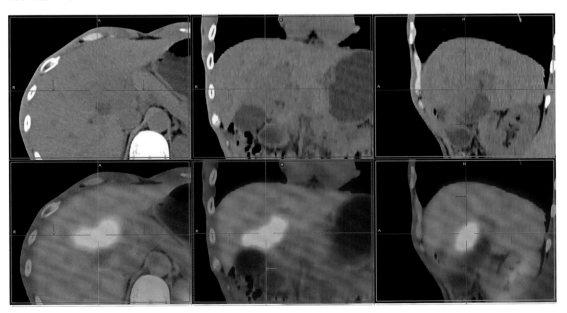

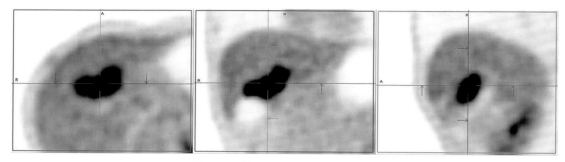

图64-1　^{18}F-FDG PET/CT影像表现

平扫MRI、MRCP检查（图64-2）：胆总管上段及肝总管未显示，肝左叶肝内胆管扩张；右肝管、胆囊管、胆总管中下段管腔显示良好，未见充盈缺损、狭窄及扩张。肝门部见一大小约4.5cm×2.7cm的不规则异常信号灶，T_1WI呈稍低信号，T_2WI呈稍高信号，主体位于肝左叶内侧段，并向左右肝管方向蔓延，向下挤压胆囊。

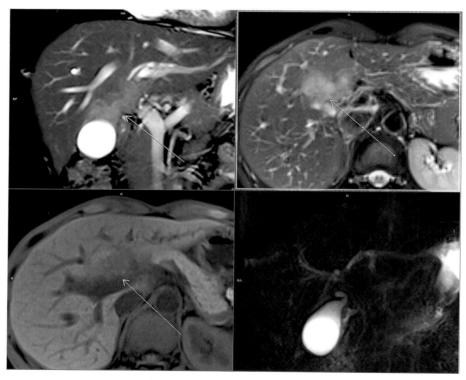

图64-2　MRI、MRCP影像表现

增强CT检查（图64-3）：肝叶大小、比例正常，肝左叶内侧段近肝门侧可见一大小约6.8cm×3.9cm×5.2cm稍低密度肿块影，边界不清，CT值约为36HU，动脉期增强扫描病灶不均匀强化，平均CT值约为72HU，门脉期及延迟期病灶呈周围部分持续强化、中央部分延迟强化，平均CT值分别约为80HU、82HU。

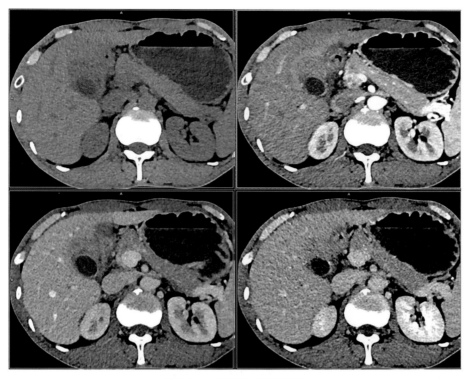

图64-3　增强CT影像表现

最终诊断

手术病理：胆囊颈部炎性肌成纤维细胞瘤累及肝门、十二指肠球部。

病例讨论

炎性假瘤最先于1939年被报道，2002年WHO正式将其命名为炎性肌成纤维细胞瘤（inflammatory myofibroblastic tumor，IMT），由分化的肌成纤维细胞性梭形细胞组成，发病机制多与人体细胞恶性增生、感染与非感染因素导致的免疫反应有关（金军等，2015）。发病后临床表现无特异性，多与发病部位及病程发展有关。常见发病部位为肺部及肠系膜，偶见于肝和胃。当病变发生于肝时，患者常见表现为腹痛、发热等，一般选择手术治疗，预后良好（张江鸽等，2017）。

IMT于平扫CT上多表现为稍低密度灶，对照病理可见多发成纤维细胞替代被破坏的肝细胞，内伴慢性炎性细胞浸润（陈天忠，2016）。IMT于平扫MRI上多表现为T_1WI呈等至稍低信号，T_2WI根据病灶含水量多少表现为稍低信号、等信号、稍高信号（刘晓伟等，2022）。IMT增强扫描的强化方式一般受内部成分影响，大多数病例动脉期无明显强化，但相对于平扫边界更清楚，当病灶内部或边缘存在肉芽肿时可出现结节状强化。延迟扫描中病灶内部可出现不同程度强化，无法快速廓清（孙海涛等，2017）。部分学者提出，病灶延迟期强化范围较动脉期缩小可在一定程度上提示IMT。

本例患者以反复腹痛发病，于PET/CT上表现为FDG高摄取，增强CT强化不明显，需要与胆管细胞癌鉴别，结合患者实验室检查可在一定程度上排除胆管细胞癌。在今后的临床工作中遇到影像学表现不典型的病例，需要结合临床资料综合判断。

病例点评

肝脏炎性肌成纤维细胞瘤非常少见，临床表现及实验室检查缺乏特异性。^{18}F-FDG PET/CT检查病灶表现为FDG摄取异常增高的低密度灶，与原发性肝细胞癌、胆管细胞癌和肝脓肿等难以鉴别。在进行PET/CT图像分析时，需要结合患者临床表现、实验室检查、肝炎病史及其他影像学资料综合判断，尤其关注增强CT或MRI检查时病灶的强化特点有助于鉴别诊断。

（病例提供：韩天壮　张　建　上海大学附属全景医学影像诊断中心）

（病例点评：修　雁　复旦大学附属中山医院）

参 考 文 献

陈天忠，龙光宇，冯廷越，等，2016.肝脏炎性肌纤维母细胞瘤的CT、MRI表现及其与病理对照分析.实用放射学杂志，32：4.

金军，汤小俐，香辉，等，2015.肝脏炎性肌纤维母细胞瘤影像学表现与病理学对比研究.中国CT和MRI杂志，13（5）：80-83.

刘晓伟，王婷婷，温辉，等，2022.肝脏炎性肌纤维母细胞瘤病理特点及CT、MRI影像征象分析.中国CT和MRI杂志，20（2）：84-86.

孙海涛，刘锴，王艳秋，等，2017.腹部炎性肌纤维母细胞瘤以病理为基础的影像学特征.放射学实践，32（2）：162-166.

张江鹄，张世平，黄晓东，等，2017.58例炎性肌纤维母细胞瘤临床特点与疗效分析.中华放射肿瘤学杂志，6：646-649.

急性淋巴细胞白血病合并念珠菌感染

病史简介

患者，女性，16岁，2021年1月底无明显诱因出现头晕、乏力，逐渐加重，无发热，2021年2月2日经骨髓活检确诊急性淋巴细胞白血病，2月10日采用VDLP方案化疗，化疗后出现粒细胞缺乏、发热（最高体温达38.5℃）、乏力等，抗感染效果欠佳。实验室检查：血常规显示轻度贫血，血沉及C反应蛋白升高，肿瘤标志物提示CA72-4升高，肝肾功能及电解质基本正常。肝脏MRI显示肝脾内多发异常信号灶，T_1WI呈低信号，T_2WI呈高信号，DWI呈明显高信号，增强后部分呈环形强化。现拟行^{18}F-FDG PET/CT检查明确诊断。

影像描述

^{18}F-FDG PET/CT检查显示肝内多发较低密度结节影，较大者约2.7cm×2.0cm，伴放射性摄取异常增高，SUV_{max}为14.0；肝门区及腹膜后见多发肿大淋巴结影，肝门区最大约1.9cm×1.3cm，伴放射性摄取异常增高，SUV_{max}为5.2；脾脏外形肿大、密度不均匀降低，脾内见多发局灶性放射性摄取异常增高灶，SUV_{max}为4.0，最大摄取范围约1.3cm；全身骨髓可见弥漫性放射性摄取轻度增高，以中轴骨明显，SUV_{max}为3.2（图65-1～图65-3）。

最终诊断

肝穿刺及外周血二代测序结果提示念珠菌感染。

病例讨论

侵袭性真菌病（IFD）系指真菌侵入人体，在组织、器官或血液中生长、繁殖，并导致炎症反应及组织损伤的感染性疾病。国内前瞻性、多中心流行病学研究显示，接受化疗的血液恶性肿瘤患者中，确诊和临床诊断IFD总发生率为2.1%，其中骨髓增生异常综合征（MDS）/急性髓系白血病（AML）患者IFD发生率最高，尤其在诱导化疗期间，并且血液病化疗患者IFD病原菌以念珠菌为主。

本例为确诊急性淋巴细胞白血病患者经过VDLP方案化疗后继发侵袭性真菌感染，并且属于罕见的肝、脾念珠菌病，需与淋巴瘤、肝细胞癌等其他肝脾疾病鉴别。根据2020年最新修订的《血液病/恶性肿瘤患者侵袭性真菌病的诊断标准与治疗原则》（中国医师协会血液科医师分会，中国侵袭性真菌感染工作组，2020），目前诊断IFD的金标准为组织病理或真菌培养，微生物学检查包括真菌抗原检测（G试验/GM试验），但早期感染阳性率不高，常用的影像学方法有增强CT及高分辨率CT，肝脾念珠菌病多表现为多发边界清的低密度结节影，但缺乏特异性。^{18}F-FDG PET作为一种功能显像方式，利用葡萄糖的吸收代谢原理，可以很好地显示高代谢病灶，如感染性病变、恶性肿瘤等，因此具有无可替代的重要意义。在本病例中，通过全身^{18}F-FDG PET检查，为临床诊断提供了重要的证据，并确定了受累部位，后续也能通过^{18}F-FDG PET进一步评价预后（Wang et al.，2019；Longhitano et al.，2021；Douglas et al.，2019；Douglas et al.，2017）。

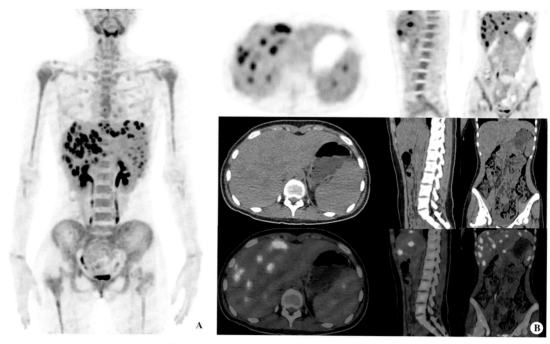

图65-1　肝、脾及骨髓PET/CT影像表现

A.MIP图；B.轴位、矢状位及冠状位可见肝大、脾大伴多发稍低密度结节影，伴放射性摄取异常增高，SUV$_{max}$为14.0；多发骨髓放射性摄取弥漫性增高，SUV$_{max}$为3.2

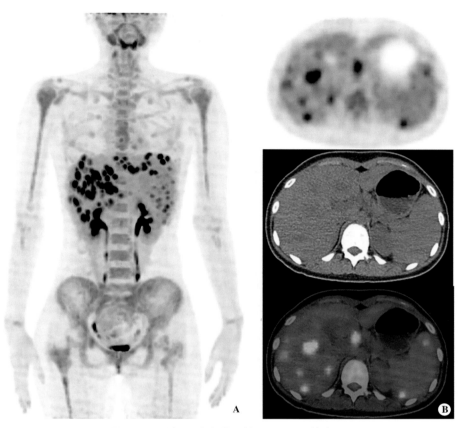

图65-2 肝门区肿大淋巴结PET/CT影像表现

A. MIP图；B. 肝门区见大小约1.9cm×1.3cm肿大淋巴结伴放射性摄取增高，SUV_max 为5.2

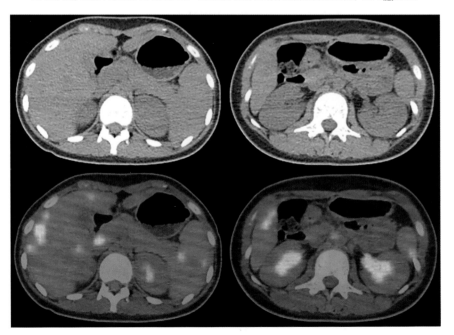

图65-3 腹腔淋巴结PET/CT影像表现

腹膜后多发淋巴结肿大伴放射性摄取异常增高，较大者约1.5cm×1.1cm，SUV_max 为5.7

病例点评

　　该病例为化疗后的肿瘤患者，此类患者多数存在免疫抑制状态，该例患者存在粒细胞缺乏伴发热，因此需要重点考虑感染性因素；常规抗感染治疗效果欠佳，故诊断时需要对非常规病原菌感染特别是真菌感染的可能性加以考虑。肿瘤患者合并真菌感染最常见的部位为口腔，其次是肺部，而该病例为侵袭性真菌病中较为少见的一种——肝脾念珠菌病，单纯依据影像学诊断较为困难。[18]F-FDG PET/CT对急性淋巴细胞白血病诊断尚缺乏特异性，根据既往文献，ALL既可表现为弥漫性全身骨髓高摄取，也有类似骨扫描的"超级骨显像"的全身骨髓高摄取表现，与其他血液系统疾病及化疗后或者接受集落刺激因子的骨髓摄取表现等较难鉴别。实际临床工作中，[18]F-FDG PET/CT检查可用来除外白血病髓外受累或作为骨髓活检的指导依据。对于该例患者，肝脏及脾脏的多发局灶性摄取不符合典型ALL的PET影像学表现，也可作为鉴别诊断的参考依据。该病的诊断金标准为肝组织活检，但在疾病早期，由于病灶较小，穿刺可能造成真菌播散，联合运用影像学及微生物实验室检查，并结合患者病史及临床表现，可提高诊断准确率。

（病例提供：王梦洁　谭海波　张慧玮　复旦大学附属华山医院）

（病例点评：邢　岩　上海交通大学医学院附属第一人民医院）

参 考 文 献

中国医师协会血液科医师分会，中国侵袭性真菌感染工作组，2020. 血液病/恶性肿瘤患者侵袭性真菌病的诊断标准与治疗原则（第六次修订版）.中华内科杂志，59（10）：754-763.

DOUGLAS A，LAU E，THURSKY K，et al，2017. What，where and why: exploring fluorodeoxyglucose-PET's ability to localise and differentiate infection from cancer. Curr Opin Infect Dis，30（6）：552-564.

DOUGLAS AP，THURSKY KA，WORTH LJ，Et al，2019. FDG PET/CT imaging in detecting and guiding management of invasive fungal infections: a retrospective comparison to conventional CT imaging. Eur J Nucl Med Mol Imaging，46（1）：166-173.

LONGHITANO A，ALIPOUR R，KHOT A，et al，2021. The role of ^{18}F-Fluorodeoxyglucose Positron Emission Tomography/Computed Tomography（FDG PET/CT）in assessment of complex invasive fungal disease and opportunistic co-infections in patients with acute leukemia prior to allogeneic hematopoietic cell transplant. Transplant Infectious Disease，23（3）：e13547.

WANG L，WANG Y，HU J，et al，2019. Clinical risk score for invasive fungal diseases in patients with hematological malignancies undergoing chemotherapy: China Assessment of Antifungal Therapy in Hematological Diseases（CAESAR）study. Front Med，13（3）：365-377.

侵袭性纤维瘤病

病史简介

患儿，男性，6岁，摔伤后发现左臀部肿物1年，肿物大小约5cm×5cm，质软，无压痛，活动差，与周围组织粘连。MRI提示血肿可能，给予保守治疗。近期自觉肿物逐渐变硬，遂至笔者所在医院就诊，查超声提示左髂部、臀外侧皮下软组织低回声区，血肿可能，门诊以臀部肿物收入院。NSE轻度升高（23.2ng/ml），其余肿瘤标志物及血常规等实验室检查基本正常。临床为进一步明确病变性质及全身情况行^{18}F-FDG PET/CT检查。

影像描述

MRI显示左臀后部软组织内巨大不规则异常信号灶，呈T_1WI低信号、T_2WI高信号，增强后明显不均匀环状强化，各序列可见条带状低信号区；左侧髂窝、左腹股沟区及侧盆壁见肿大淋巴结，明显强化（图66-1）。^{18}F-FDG PET/CT全身显像显示左臀部外侧皮下软组织密度肿块影，密度不均，截面约9.8cm×4.3cm，FDG摄取增高（SUV_{max}为5.5），肿块周围、左侧髂窝、左侧髂外、左腹股沟区可见多发代谢稍高肿大淋巴结（SUV_{max}为1.6），较大者截面约2.9cm×0.6cm（图66-2）。

最终诊断

臀部肿块活检术+腹股沟淋巴结切除术，术后病理："臀部肿物"纤维/肌成纤维细胞增生性病变，纤维瘤病（侵袭性纤维瘤病）可能。"腹股沟肿块"淋巴结反应性增生。免疫组化：SOX10（-），DES（-），S-100（-），Ki-67（1%+），CD31（脉管+），CD34（血管+），GLUT1（-），ALK（-），SMA（+），B-CAT（部分核+）。

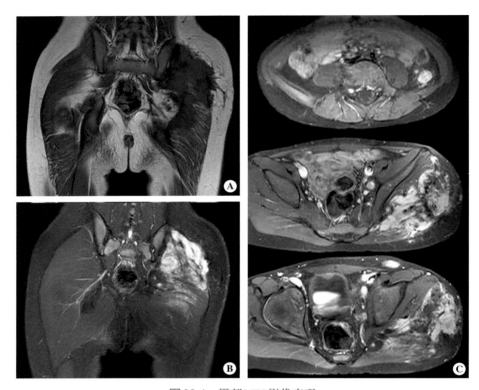

图66-1　臀部MRI影像表现

A. T₁WI可见左臀后部低信号；B. 软组织肿块在T₂WI上为高信号；C. 增强MRI可见肿块不均匀环状强化，左侧髂窝、左腹股沟区及侧盆壁见肿大淋巴结，明显强化

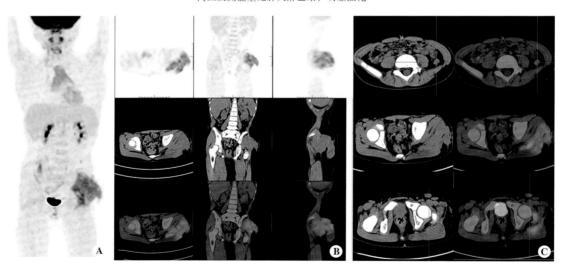

图66-2　PET/CT影像表现

A. MIP图；B. 左臀部外侧皮下软组织密度肿块影，密度不均，FDG摄取普遍增高（SUVₘₐₓ为5.5）；C. 左侧髂窝、左侧髂外、左腹股沟区可见多发代谢稍高肿大淋巴结（SUVₘₐₓ为1.6）

病例讨论

纤维瘤病或侵袭性纤维瘤病（aggressive fibromatosis，AF）是一种发生于筋膜、肌腱膜或深部软组织的由纤维/肌成纤维细胞过度增生而形成的中间型肿瘤，具有浸润性生长，局部易复发，但不转移的特点。其多与基因突变、创伤等因素有关。AF较为罕见，约占所有肿瘤的0.03%（Xu et al.，2015）。各年龄段均可发病，女性多发（男女比例一般为1∶2）。纤维瘤病可发生于身体所有部位，根据肿瘤发生的具体部位，可分为腹内型、腹壁型与腹外型3种类型，以后者较为多见。大多数AF表现为无痛性肿块，生长较缓慢，部分较大病变累及周围血管、神经后可引起疼痛或相应功能障碍（Dimitrakopoulou-Strauss et al.，2012）。

增强CT表现为渐进性强化是其主要特征。MRI通常表现为T_1WI低信号、T_2WI混杂高信号，增强扫描呈明显不均匀强化（Xu et al.，2015）。典型的纤维瘤病可以出现条带征，表现为各个序列上条带状低信号，其病理基础对应肿瘤内部致密胶原纤维化和少细胞区，有助于与其他软组织肉瘤及神经源性肿瘤相鉴别（Kasper et al.，2010）。

该病例MRI图像可见肿块沿筋膜生长，MRI及PET/CT显示邻近骨质无破坏，较易定性为软组织肿块。本病易与淋巴瘤、横纹肌肉瘤等软组织肿瘤混淆，从MRI各信号序列上均可见不均匀强化条索影，可排除淋巴瘤。而增强MRI为明显不均匀强化，结合该肿块具有明显侵袭性生长的特点，可考虑为小细胞家族性恶性肿瘤。在T_1和T_2影像中，可观察到高信号影中夹杂着低信号影，部分低信号影在两种序列中信号均低，考虑为纤维性成分可能性大。纤维瘤病FDG摄取多为轻中度，恰好对应其中间型肿瘤的生物学特性，有助于与恶性肿瘤相鉴别。SUV_{max}有助于判断其侵袭性，SUV_{max}较高的病灶更倾向浸润邻近组织器官。PET/CT可帮助术前准确判断肿瘤浸润情况与侵袭性，对治疗方式的选择及预后判断有重要意义。

病例点评

该病例作为一种罕见病，诊断的难度比较高。在利用PET/CT诊断肿瘤良恶性时，不能仅仅根据FDG摄取程度高低判断，良性肿瘤有时也可表现为摄取增高，诊断时需要结合临床各项检查及检验结果综合考虑。PET/CT对儿童肿瘤的诊断可能存在一定的困难，因儿童肿瘤与成人肿瘤的疾病谱不同，即使是同一种疾病，在成人、儿童中的表现也不完全相同。不过PET/CT对病变的累及范围、大小、是否有隐匿性病灶及肿瘤良恶性的潜能判断等具有较高价值。

该病例表现为肿块沿肌肉及筋膜生长，同时在MRI各个序列中可观察到高信号影中夹杂着低信号影，对判断肿瘤具有较多纤维性成分有较重要的指向性作用。

（病例提供：纪学理　王少雁　尹雅芙　上海交通大学医学院附属新华医院）

（病例点评：寿　毅　上海美中嘉和医学影像诊断中心）

参 考 文 献

DIMITRAKOPOULOU-STRAUSS A，HOHENBERGER P，PAN L，et al，2012. Dynamic PET with FDG in patients with unresectable aggressive fibromatosis：regression-based parametric images and correlation to the FDG kinetics based on a 2-tissue compartment model. Clin Nucl Med，37（10）：943-948.

KASPER B，DIMITRAKOPOULOU-STRAUSS A，STRAUSS LG，et al，2010. Positron emission tomography in patients with aggressive fibromatosis/desmoid tumours undergoing therapy with imatinib. Eur J Nucl Med Mol Imaging，37（10）：1876-1882.

XU H，KOO HJ，LIM S，et al，2015. Desmoid-Type Fibromatosis of the Thorax：CT，MRI，and FDG PET Characteristics in a Large Series From a Tertiary Referral Center. Medicine（Baltimore），94（38）：e1547.

炎性肌成纤维细胞瘤

病史简介

患者，女性，52岁，1个月前体检发现结肠肿块。实验室检查：尿常规显示尿隐血2+。下腹部增强CT：右下腹肿块，与右侧输尿管关系密切，考虑恶性肿瘤可能。为明确诊断行^{18}F-FDG PET/CT检查。

影像描述

升结肠中段肠壁增厚，范围约为3.4cm×1.4cm，SUV$_{max}$为11.5（图67-1）。右下腹腔多发软组织肿块，最大者约6.3cm×5.6cm×8.7cm，SUV$_{max}$为39.2（图67-2）。

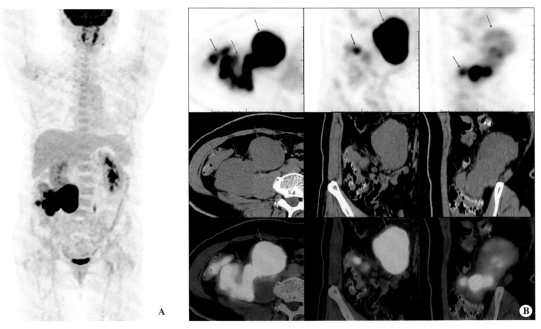

图67-1　升结肠占位PET/CT表现

A. MIP图；B. 升结肠中段肠壁增厚（红色箭头），范围约3.4cm×1.4cm，FDG摄取增高，SUV$_{max}$为11.5。右下腹腔多发软组织肿块（蓝色箭头）

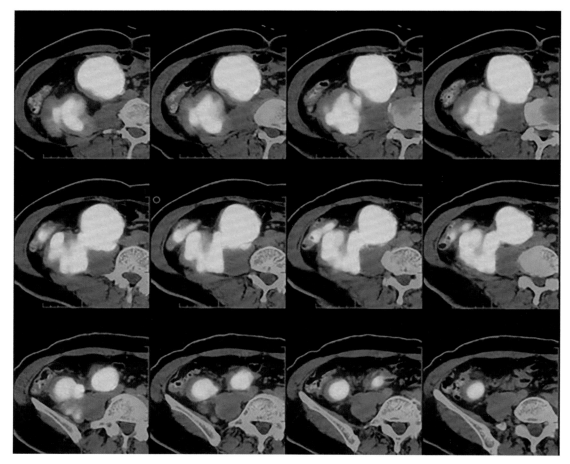

图67-2　右下腹腔多发软组织肿块PET/CT表现

右下腹腔多发软组织肿块，最大者约6.3cm×5.6cm×8.7cm，FDG摄取不同程度增高，SUV_{max}为39.2

最终诊断

2022年2月21日行机器人腹腔镜右半结肠+腹膜后肿物切除术，术后病理结果如下：

（1）升结肠：结合形态学及免疫组化结果，符合炎性肌成纤维细胞瘤。免疫组化结果：AE1/AE3（-），Vim（+），DES（少量弱+），SMA（-），H-Caldesmon（弱+），ALK（弱+），ALK-D5F3（部分弱+），CD117（-），Dog-1（-），CD34（-），S-100（-），SOX10（-），Calponin（+），Ki-67（10%+），SATB2（-），MUC4（-），β-catenin（-）。

（2）右侧腹膜后肿瘤：结合形态学及免疫组化结果，符合炎性肌成纤维细胞瘤。免疫组化结果：DES（个别+），SMA（部分+），ALK（弱+），ALK-D5F3（个别+），CD117（-），Dog-1（-），CD34（-），Ki-67（15%+），STAT-6（-），MUC4（-），β-catenin（-）。

病例讨论

炎性肌成纤维细胞瘤（IMT）是一种临床少见的交界性间叶组织源性肿瘤，具有低度转移风险，病因不明。IMT的病理分型如下：Ⅰ型，黏液样/血管型；Ⅱ型，梭形细胞密集型；Ⅲ型，少细胞纤维型。IMT的侵袭转移能力及复发率与瘤内梭形细胞核分裂象及异型性密切相关。IMT可发生于任何年龄，以儿童和青少年多见。任何部位都可发生IMT，但以肺部最常见，约占1/3。IMT常为单发病变，少数位于腹腔者可呈多灶性生长。发生于实质器官者，多呈圆形、类圆形，肿瘤直径一般小于5cm，且边界相对清晰。发生于胸腹腔者，直径多大于5cm，形态多不规则，实质部分呈低或略低密度，这可能与发生于胸腹腔者病灶周围有较大生长空间有关。

IMT的特征性表现：①IMT与周围组织结构粘连紧密难以分离，该表现和IMT瘤内的炎性渗出、浸润密切相关，可与边界清晰的良性肿瘤或周围型肺癌的胸膜凹陷征相鉴别。②IMT多为惰性生长肿瘤，坏死少见。IMT瘤内的囊性水样低密度灶多呈不均匀延迟强化，这可能是由对比剂通过瘤体内不成熟的新生肿瘤血管渗入间质时，被血管外的大量纤维间隔阻挡、蓄积所致。IMT低坏死率及延迟强化模式有助于与以大片坏死囊变为主、进展迅速的恶性肿瘤相鉴别。IMT可累及全身各部位，影像学表现多样，细针穿刺病理活检易误诊、漏诊。临床若发现伴邻近组织侵犯、边界不清的不均匀强化软组织肿块，应考虑IMT的可能，但最终诊断需要依赖病理组织学和免疫组织化学检查。

IMT病理类型多样，瘤内成分复杂，FDG摄取水平呈多样化，SUV_{max}为3.8～20.8，因此^{18}F-FDG PET/CT在鉴别IMT和恶性肿瘤方面价值有限（Dong et al., 2014; Yildirim et al., 2021）。不过既往多项研究表明，^{18}F-FDG PET/CT在IMT转移、复发监测及疗效评估方面有一定的临床价值（Alongi et al., 2010; Kubo et al., 2012, Jiang et al., 2022）。

IMT的首选治疗手段为手术切除。绝大多数IMT患者在术后可以获得良好的预后。约5%的IMT出现转移，25%出现复发，这可能与病灶无法被完全切除或累及浸润相邻重要器官等有关。约50%的IMT患者存在ALK基因突变，因此针对ALK突变的靶向治疗也是IMT的治疗方向之一（Rao et al., 2018）。

病例点评

炎性肌成纤维细胞瘤在PET/CT检查上异常高摄取，与其病理成分密切相关，通常伴有大量浆细胞和（或）淋巴细胞，这是其FDG高摄取的主要原因。此例因其发病部位与结肠紧密相邻，且肠壁增厚，伴周围多发淋巴结，很容易想到结肠癌并腹腔淋巴结转移。除此之外，因病变的高摄取值（SUV_{max}为39.2），提示弥漫大B细胞淋巴瘤也是鉴别诊断之一。恶性间质瘤并腹腔转移、腹腔结核等表现都不太符合，但可以作为鉴别诊断，需要结合详细病史及完善的实验室检查判断，但最终诊断依据手术或穿刺病理。此病例给我们的提示是，在遇到类似的腹盆腔异常高代谢病变时，需要考虑炎性肌成纤维细胞的可能。

（病例提供：孙　娜　邢　岩　上海交通大学医学院附属第一人民医院）
[病例点评：潘　博　中国科学技术大学附属第一医院（安徽省立医院）]

参 考 文 献

ALONGI F，BOLOGNESI A，SAMANES GAJATE AM，et al，2010. Inflammatory pseudotumor of mediastinum treated with tomotherapy and monitored with FDG-PET/CT：case report and literature review. Tumori，96（2）：322-326.

DONG A，WANG Y，DONG H，et al，2014. Inflammatory myofibroblastic tumor：FDG PET/CT findings with pathologic correlation. Clin Nucl Med，39（2）：113-121.

JIANG JY，COMSA M，WONG VCK，et al，2022. Steroid responsive inflammatory myofibroblastic tumor of the lung evaluated by FDG PET/CT imaging. Radiol Case Rep，17（3）：907-910.

KUBO N，HARADA T，ANAI S，et al，2012. Carboplatin plus paclitaxel in the successful treatment of advanced inflammatory myofibroblastic tumor. Intern Med，51（17）：2399-2401.

RAO N，IWENOFU H，TANG B，et al，2018. Inflammatory myofibroblastic tumor driven by novel NUMA1-ALK fusion responds to ALK inhibition. J Natl Compr Canc Netw，16（2）：115-121.

YILDIRIM M，ARTAŞ H，ARTAŞ G，2021. False-positive PET/CT finding of hepatic inflammatory pseudotumor in IgG4-related sclerosing cholangitis. Clin Res Hepatol Gastroenterol，45（2）：101645.

骨 Erdheim-Chester 病

病史简介

患者，女性，57岁，头晕1年余，加重2月余，发热、盗汗半月余，最高体温38.5℃。外院行抗感染及对症支持治疗，无明显好转。1个月前外院垂体MRI提示垂体右缘结节。1天前实验室检查提示CRP 80.0mg/L↑，ESR 61mm/h↑，白细胞计数、中性粒细胞百分比均正常。AFP、CEA、CA19-9、CA12-5、CA15-3、CA72-4均正常。既往史：6年前尿崩症病史。现行^{18}F-FDG PET/CT检查协助不明原因发热病因诊断。

影像描述

^{18}F-FDG PET/CT检查见蝶骨、上颌骨、下颌骨、左侧第7前肋、左侧第11后肋、第1腰椎、左侧骶髂关节、双侧尺骨、桡骨、股骨、胫骨及腓骨、左侧跟骨见多发骨密度增高伴FDG摄取异常增高（SUV_{max}为4.1～18.0）（图68-1）。左侧颈总动脉及右侧锁骨下动脉起始段局部FDG摄取异常增高，SUV_{max}分别为5.2和8.0（图68-2）。垂体未见明显FDG摄取异常增高。

最终诊断

右侧股骨下段病灶穿刺活检病理：骨小梁间纤维组织增生，其间可见较多泡沫样组织细胞及少数多核巨细胞。免疫组化：增生组织细胞CD68、CD163呈弥漫阳性反应，Langerin呈阴性。基因检测：可检测到 *BRAF* V600E基因第15外显子存在点突变。诊断为Erdheim-Chester病。

病例讨论

Erdheim-Chester病（Erdheim-Chester disease，ECD）是一种罕见、多系统受累的非朗格汉斯细胞组织细胞疾病。本病男性相对多见，发病高峰年龄为40～70岁（Cavalli et al.，2013）。2020年WHO软组织和骨肿瘤分类将其归为骨造血系统肿瘤并明确其为恶性病变。其组织学上表现为富含脂质的泡沫样组织细胞增生。ECD可累及包括骨骼系统在内的各个

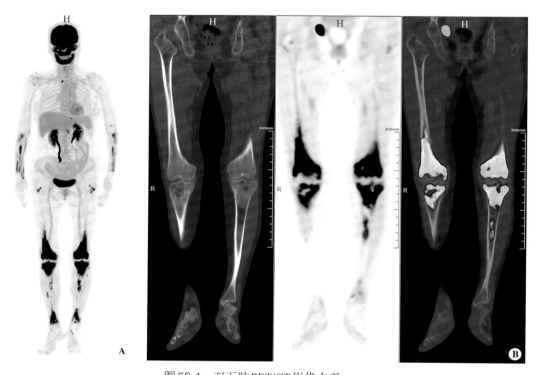

图68-1 双下肢PET/CT影像表现

A. MIP图；B. 冠状位可见双下肢对称性骨干和干骺端骨质硬化，局部FDG摄取增高，SUV$_{max}$为18.0

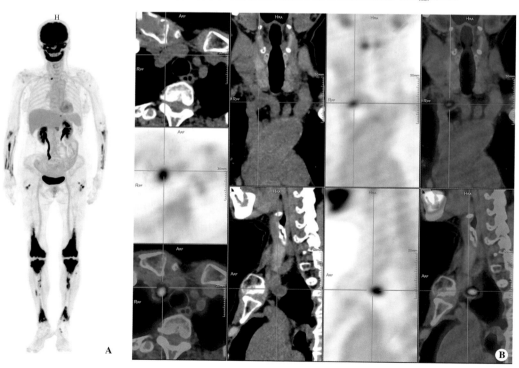

图68-2 右侧锁骨下动脉PET/CT影像表现

A. MIP图；B. 右侧锁骨下动脉起始段局部FDG摄取增高，SUV$_{max}$为8.0

系统。其因受累部位不同而临床表现各异。骨骼受累时可表现为骨痛。垂体受累时通常表现为中枢性尿崩症。眼眶浸润时表现为眼球突出、眶后疼痛等症状。肾脏受累时患者可出现肾积水、输尿管狭窄和慢性进行性肾功能不全。除了局部表现外，患者也可表现为发热、盗汗、体重减轻等全身症状。

95%的ECD病例会累及骨骼，主要见于四肢长骨，也可累及颅骨，尤其是颌面部骨骼，脊柱和骨盆受累较少见。^{18}F-FDG PET/CT骨骼ECD典型的影像学表现为双侧长骨对称性骨干和干骺端骨质硬化，伴FDG摄取增高（Young et al.，2018）。在硬化的骨质中可见多发直径＜1cm的透亮区。心血管ECD典型的影像学表现为主动脉周围软组织浸润、包绕伴FDG摄取增高，形成"主动脉鞘"征象（López et al.，2017）。肾脏ECD典型的影像学表现为肾周组织浸润形成痂皮样或肿块样病变伴FDG摄取增高，形成"毛发肾"征象（Young et al.，2018）。一项纳入50例患者的前瞻性临床研究探索了^{18}F-FDG PET/CT在评估ECD受累范围中的价值，结果显示20%的病灶仅经PET/CT检查发现，而CT或MRI检查发现（Kirchner et al.，2021）。

骨ECD多发对称性病变的影像学表现比较具有特征性，主要应与多发骨硬化性疾病相鉴别。与ECD类似，朗格汉斯细胞组织细胞增生症可累及任何系统，以骨骼受累最常见。最常见的受累部位是颅骨、股骨、下颌骨和骨盆，表现为骨质破坏，可伴软组织肿块形成，通常FDG摄取增高。两者的鉴别诊断主要依赖病理。进行性骨干发育不良为常染色体显性遗传性骨病，表现为四肢长骨对称性硬化，很少累及干骺端和骨骺，并且以骨皮质增厚为主。佩吉特（Paget）骨病常表现为骨干膨胀增粗，骨皮质增厚、硬化；病变部位以骨盆最为常见，其次为颅骨、脊柱及下肢长骨，通常较少为对称性分布。

病例点评

该例患者PET/CT检查表现为双侧四肢长骨对称性骨质硬化伴FDG摄取增高。该病例通过长轴PET/CT采集，双下肢的图像采集完整，对该疾病的诊断有一定帮助。ECD可以累及全身各个系统，影像学表现复杂多样。该病例病灶主要集中于骨骼，所以主要考虑与多发的骨硬化性疾病进行鉴别。骨ECD多发对称性病变的影像学表现有一定的特征性，遇到类似表现时应想到ECD的可能，但如果病灶发病部位与影像学表现不典型，确实难以鉴别。该病例体现了PET/CT在ECD诊断和指导活检部位中的独特价值。

（病例提供：毛武剑　修　雁　复旦大学附属中山医院）
（病例点评：陈虞梅　上海交通大学医学院附属仁济医院）

参 考 文 献

CAVALLI G，GUGLIELMI B，BERTI A，et al，2013.The multifaceted clinical presentations and manifestations of Erdheim-Chester disease：comprehensive review of the literature and of 10 new cases. Ann Rheum Dis，72（10）：1691-1695.

KIRCHNER J，HATZOGLOU V，BUTHORN JB，et al，2021. ^{18}F-FDG PET/CT versus anatomic imaging for evaluating disease extent and clinical trial eligibility in Erdheim-Chester disease：results from 50 patients in a registry study. Eur J Nucl Med Mol Imaging，48（4）：1154-1165.

LÓPEZ RF，BÁÑEZ IA，ROBLES MB，et al，2017. ^{18}F-FDG PET/CT in Erdheim-Chester disease. Eur J Nucl Med Mol Imaging，44（7）：1247，1248.

YOUNG JR，JOHNSON GB，MURPHY RC. et al，2018. ^{18}F-FDG PET/CT in Erdheim-Chester disease：imaging findings and potential BRAF mutation biomarker. J Nucl Med，59（5）：774-779.

后腹膜腺泡状软组织肉瘤

病史简介

患者，女性，56岁，患者半年前体检超声检查发现右侧后腹膜占位，长径约6cm，伴腰痛。肿瘤标志物CA19-9、CEA、AFP、CA12-5、CA15-3、CA21-1、CA72-4均阴性。既往有阑尾炎手术史；否认高血压、糖尿病病史。

影像描述

腹部MRI显示右侧后腹膜肾静脉-下腔静脉汇合处下缘可见团块样异常信号影，呈明显不均匀强化（图69-1）。^{18}F-FDG PET/CT检查显示右侧后腹膜软组织团块影，FDG摄取增高（图69-2）。

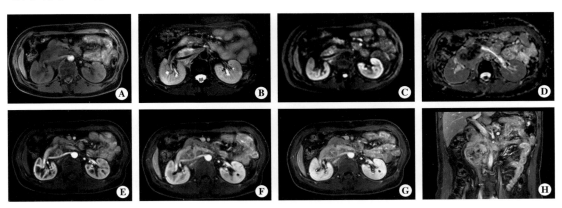

图69-1　腹部增强MRI影像表现

A～D. T_1WI、T_2-SPIR、DWI、ADC序列横断面；E、F. T_1WI增强动脉期、门脉期、延迟期横断面；G、H. T_1WI增强延迟期冠状面显示右侧后腹膜肾静脉-下腔静脉汇合处下缘可见团块样异常信号影，T_1WI呈等高信号，T_2WI呈高信号，DWI高信号显示弥散受限，增强扫描明显不均匀强化。瘤周及瘤内可见多发迂曲血管影

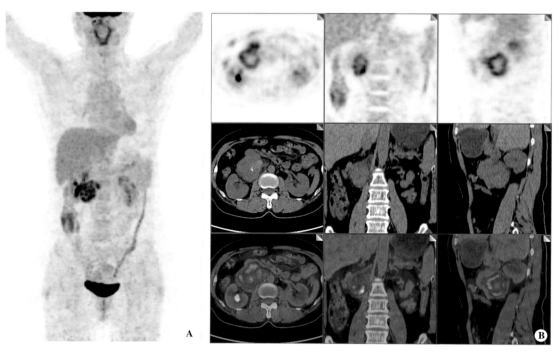

图69-2　PET/CT影像表现

A. MIP图；B. 轴位、矢状位及冠状位见右侧后腹膜软组织团块影，肿块内密度不均，可见斑片样高密度影及钙化，边缘见分叶，范围约5.3cm×4.6cm，肿块边缘FDG摄取不均匀增高，SUV$_{max}$为7.3

最终诊断

患者行腹膜后病损切除术＋右单侧肾切除术＋下腔静脉取栓术。术后病理："腹膜后肿瘤"符合腺泡状软组织肉瘤。右肾、输尿管截端及肾周脂肪均阴性。免疫组化显示TFE3（＋）。荧光原位杂交（FISH）检测见*TFE3*基因相关易位。

病例讨论

腺泡状软组织肉瘤（alveolar soft part sarcoma，ASPS）是一种临床罕见的软组织肉瘤，通常发生于下肢深部软组织，且右侧多于左侧，也可发生于躯干和后腹膜，而对于年龄较小的儿童，头颈部是最常见的受累部位。ASPS临床进展缓慢，常表现为无痛性、进行性肿块，影像学上又极易与良性血管瘤、动静脉畸形混淆，当发现时患者通常已经发生转移（程秀等，2022）。ASPS最常转移至肺，其次为脑和骨（Lin et al., 2018）。ASPS的分子特征是X染色体与17号染色体t（X；17）（p11；q25）之间不平衡易位（Stockwin，2020），形成融合基因*ASPL-TFE3*，产生异常融合蛋白，驱动发病。女性有更高的发病率，可能与其存在2条X染色体相关。ASPS组织病理学显示肿瘤高度血管化，细胞遗传学也提示与血管生成相关的基因上调（Brahmi et al., 2020）。*TFE3*在多数ASPS中表达阳性，有助于诊断ASPS（Rekhi et al., 2021）。

ASPS通常表现为原发部位较大的软组织肿块，呈膨胀性生长，边界不清或尚清，一般无包膜，大部分肿瘤呈分叶状改变，可见钙化，增强扫描呈明显不均匀强化。MRI图像上，与邻近肌肉相比，T_1WI及T_2WI呈高信号，DWI扩散受限呈高信号，瘤内及瘤周可见多发迂曲流空血管。McCarville等发现ASPS流空血管主要位于肿瘤上下极，认为流空的血管可以作为ASPS的一个诊断依据（McCarville et al.，2014）。在PET/CT上ASPS原发灶形态密度不均匀，SUV_{max}平均值约为4.35（白楚杰等，2013）。增强CT和MRI难以区分富含血管的良性病变（如血管瘤）与ASPS，而血管瘤一般无FDG摄取，故PET/CT有助于鉴别。此外PET/CT相较于CT可以更好地检出全身其他部位如肺、骨的转移灶，从而指导治疗方案选择。

该例患者肿瘤发生于后腹膜，需要与常见的后腹膜疾病鉴别，如间叶组织来源的脂肪（肉）瘤、平滑肌（肉）瘤、恶性纤维组织细胞瘤、淋巴瘤、巨淋巴结增生症（Castleman病）等；神经来源的神经鞘瘤、神经纤维瘤、神经节细胞瘤、神经母细胞瘤等。患者的发病年龄、实验室检查结果、肿瘤的发生部位、组织成分及影像学特征等可有助于鉴别诊断。ASPS属于罕见病例，发生于后腹膜更为少见，其确诊主要依据术后病理、免疫组化染色及TFE-3分离探针检测。

病例点评

该例患者病灶定位于后腹膜，主要表现为软组织密度伴钙化坏死，增强扫描呈明显强化，FDG摄取呈环形增高。首先可以排除后腹膜常见的淋巴瘤和Castleman病。淋巴瘤和Castleman病少见出血、坏死、囊变、钙化，淋巴瘤一般呈中等程度强化，Castleman病常均匀显著强化，两者FDG摄取分布较均匀，不会出现环形FDG摄取增高，还需要与后腹膜肉瘤如平滑肌肉瘤、脂肪肉瘤鉴别，该病例病灶无明显脂肪成分，可以排除常见的脂肪肉瘤。平滑肌肉瘤最常见生长方式为完全血管外生长，MRI平扫呈低信号、肿瘤延迟强化可帮助鉴别。后腹膜结核也需要鉴别，该病例病灶富血供，而结核是乏血供病灶，且患者没有常见的肺部结核病灶及盗汗、午后低热等症状。该病例还需要与肾上腺外副神经节瘤鉴别，副神经节瘤在MRI T_1WI上呈等或低信号，常出现儿茶酚胺过量释放引起的典型交感神经症状，而该例患者无高血压，病灶在MRI T_1WI上呈等或高信号，不支持副神经节瘤的诊断。

（病例提供：陈仔君　陈虞梅　上海交通大学医学院附属仁济医院）

（点评：胡四龙　复旦大学附属肿瘤医院）

参 考 文 献

白楚杰，方志伟，李丽琴，等，2013. 腺泡状软组织肉瘤的^{18}F-FDG PET/CT影像分析. 现代仪器与医疗，19（2）：24-27.

程秀，刘光耀，张静，等，2022. 腺泡状软组织肉瘤的临床病理及影像分析：附5例报道并文献复习. 磁共振成像，13（5）：132-135.

BRAHMI M，VANACKER H，DUFRESNE A，2020. Novel therapeutic options for alveolar soft part sarcoma：antiangiogenic therapy，immunotherapy and beyond. Curr Opin Oncol，32（4）：295-300.

LIN YK，WU PK，CHEN CF，et al，2018. Alveolar soft part sarcoma：clinical presentation，treatment，and outcome in a series of 13 patients. J Chin Med Assoc，81（8）：735-741.

MCCARVILLE MB，MUZZAFAR S，KAO SC，et al，2014. Imaging features of alveolar soft-part sarcoma：a report from Children' s Oncology Group Study ARST0332. AJR Am J Roentgenol，203（6）：1345-1352.

REKHI B，RAO V，RAMADWAR M，2021. Revisiting cytomorphology，including unusual features and clinical scenarios of 8 cases of alveolar soft part sarcoma with TFE3 immunohistochemical staining in 7 cases. Cytopathology，32（1）：20-28.

STOCKWIN LH，2020. Alveolar soft-part sarcoma（ASPS）resembles a mesenchymal stromal progenitor：evidence from meta-analysis of transcriptomic data. Peer J，8：e9394.

肺和椎体炎性肌成纤维细胞瘤

病史简介

患者，男性，35岁，咳嗽1年余，右肩部疼痛20余天。胸部CT平扫提示右肺尖软组织肿块。外院颈部CT平扫提示第6颈椎椎体及右侧附件骨质破坏，结合病史考虑转移瘤；肿瘤标志物：AFP、CEA、CA19-9、CA12-5、CA15-3、CA72-4均未见异常。血管炎自身抗体（定性）：阴性。11年前右肺上叶病变手术史，病理良性（具体不详）。2021年2月进行眼球摘除术，术后病理提示视网膜色素细胞非典型假瘤样增生。

影像描述

^{18}F-FDG PET/CT检查显示右肺尖不规则软组织肿块，大小约4.3cm×3.0cm×4.1cm，部分边缘可见"桃尖征"及"刀切征"，FDG摄取明显增高，SUV$_{max}$为16.0；右肺中叶胸膜下1枚软组织结节，大小约0.7cm×0.4cm，FDG摄取增高，SUV$_{max}$为7.9；第6颈椎椎体及右侧附件溶骨性骨质破坏，骨质膨胀，FDG摄取增高，SUV$_{max}$为7.0；第11胸椎椎体及左侧附件溶骨性骨质破坏，骨质膨胀，FDG摄取增高，SUV$_{max}$为7.2（图70-1～图70-5）。

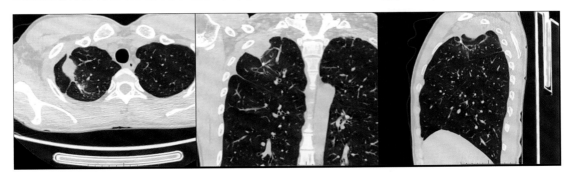

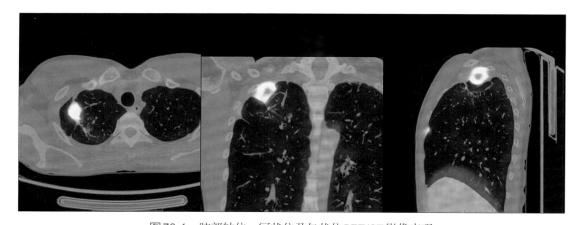

图70-1　肺部轴位、冠状位及矢状位PET/CT影像表现

右肺尖可见不规则软组织肿块，大小约4.3cm×3.0cm×4.1cm，FDG摄取明显增高，SUV_{max}为16.0。冠状位可见"桃尖征"及"刀切征"

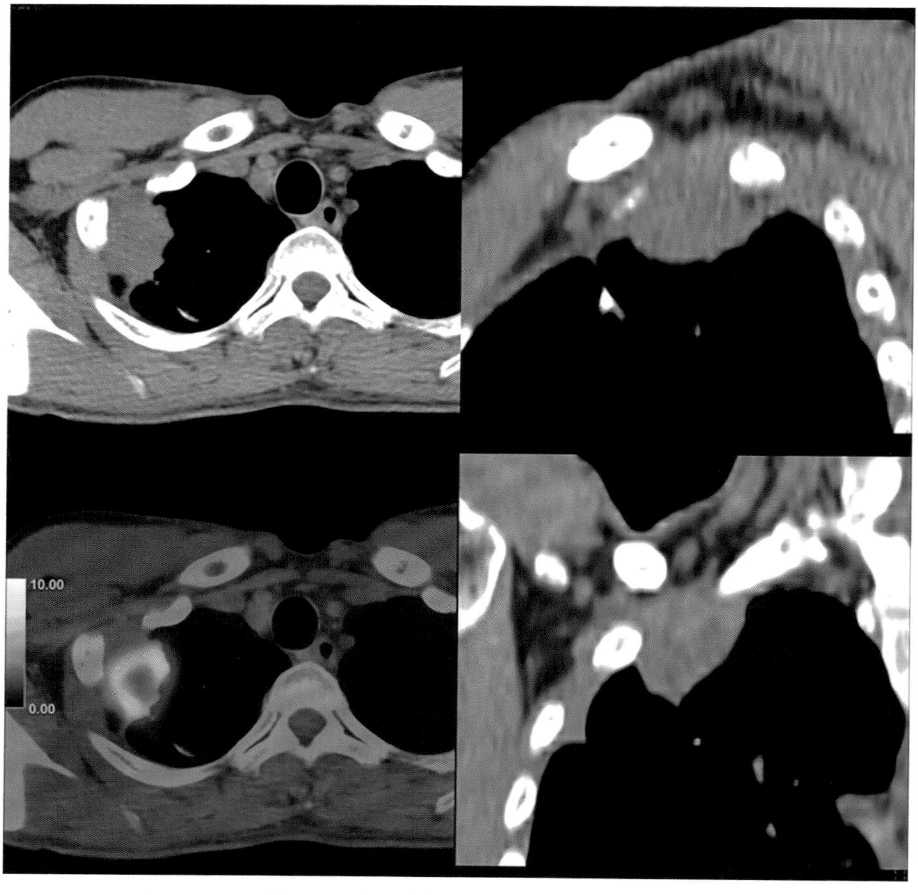

图70-2　肺部纵隔窗PET/CT影像表现

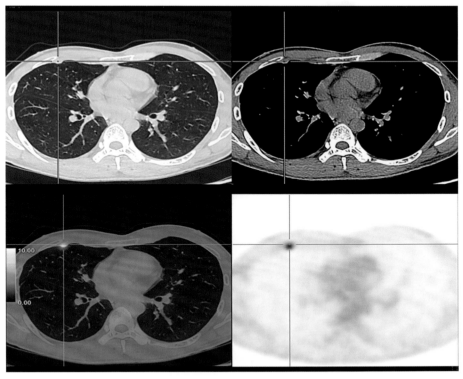

图70-3　右肺胸膜下病灶PET/CT影像表现

右肺中叶胸膜下见1枚软组织结节，大小约0.7cm×0.4cm，FDG摄取增高，SUV$_{max}$为7.9

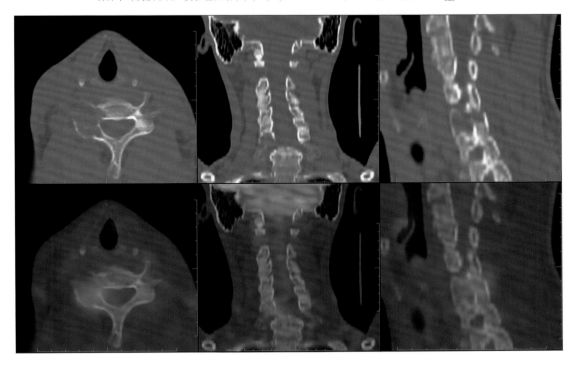

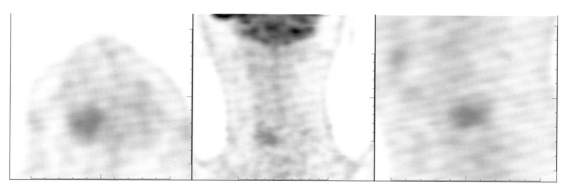

图70-4　第6颈椎椎体轴位、冠状位及矢状位PET/CT影像表现

第6颈椎椎体及右侧附件骨质膨胀破坏，FDG摄取增高，SUV~max~为7.0

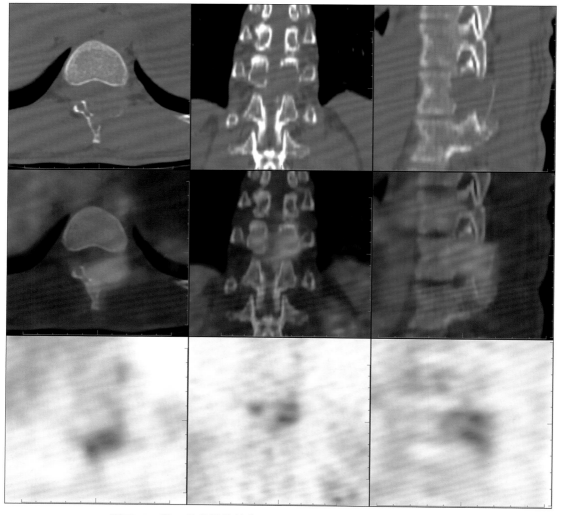

图70-5　第11胸椎椎体轴位、冠状位及矢状位PET/CT影像表现

第11胸椎椎体及左侧附件骨质膨胀破坏，FDG摄取增高，SUV~max~为7.2

最终诊断

第11胸椎椎体骨穿见骨组织、增生的纤维组织，伴炎性细胞浸润，倾向炎性病变。免疫组化显示（右肺上叶结节）肿瘤细胞：TIF-1（−）、CK（pan）（−）、CD35（−）、SMA（+）、Desmin（−）、Ki-67（+）、ALK-D5F3（+++）、CD21（−）、S-100（−）、CD1a（−）、Langerin（−）、CAM5.2（−）。结合免疫组化符合炎性肌成纤维细胞瘤。骨穿刺组织：AE1/AE3（−）、Vim（+）、Des（个别+）、SMA（部分+）、ALK-D5F3（+）、CD117（−）、Dog-1（−）、CD34（−）、S-100（−）、CD1a（−）、CD99（−），符合炎性肌成纤维细胞瘤。

病例讨论

炎性肌成纤维细胞瘤（IMT）曾被称为炎性假瘤。由于IMT被发现存在 *ALK*、*ROS1* 和 *PDGFRβ* 等融合基因，2013年WHO将其定义为"伴浆细胞、淋巴细胞和（或）嗜酸性粒细胞的炎症浸润，由肌成纤维细胞和成纤维细胞性梭形细胞组成的肿瘤"，其具有交界性或低度恶性生物学特点（Jiang et al.，2022）。

IMT好发于儿童及青少年，最常见于肺、肠系膜、大网膜和腹膜后。IMT生物学行为差异较大，绝大部分IMT临床表现为良性，少部分可出现局部复发及浸润邻近结构，偶可发生转移。IMT病因及发病机制不明，可能与创伤、异常修复、EB病毒及单纯疱疹病毒感染有关（Debonis et al.，2021）。

IMT需要与炎性假瘤区别。炎性假瘤的本质是炎症。有时长期慢性炎症导致成纤维细胞和肌成纤维细胞增生形成"占位"（局限性病变，"假瘤"）。这些炎症也不同于普通的细菌性炎症，与风湿免疫系统失调相关。有些"炎性假瘤"是真肿瘤，更进一步的研究发现，它们确实发生了较为特异的基因突变，故被命名为IMT。

IMT分为3种亚型：Ⅰ型，黏液/血管密集型，呈束状分布的梭形肌成纤维细胞置于大量不成熟新生血管及黏液变性的间质组织中，伴有不等量炎性细胞；Ⅱ型，梭形细胞丰富型，视野内以紧密成团的梭形细胞为主，散在少量炎性细胞；Ⅲ型，少细胞纤维型，好发于四肢软组织内，呈大片板形胶原纤维夹杂少许肿瘤细胞改变，局部可存在钙化或骨化。

IMT在CT表现上分为浸润型、肿块型、结节型，尤以肿块型多见，大部分为单发，可发生于双肺各叶。病变多呈圆形或类圆形，且多位于肺的表浅部位、近胸膜处。以下征象对其诊断有重要意义：①"刀切征"，病变某一层面可见边平直，呈刀切样改变，可能是纤维化牵拉所致；②"桃尖征"，表现为肿块尖角样突起，病理基础可能是一种肿瘤包膜粘连，对良恶性肺肿块的鉴别有重要意义；③空洞或囊性低密度影，表现为肿块内密度降低区或气体密度影，该征象在肺癌中少见，对肺内肿块的良恶性鉴别有重要作用；④胸膜增厚，IMT邻近胸膜增厚较多见，CT能更敏感地显示胸膜改变，肺癌也可见邻近胸膜增厚，但肺癌胸膜改变多局限于病灶局部，IMT胸膜改变较广泛，可作为鉴别参考。

鉴别诊断：①肺癌，多数肺IMT发病年龄在50岁以下，而肺癌多见于老年人；前者临床症状较轻，病程长，而后者症状较明显，逐渐加重；前者边缘无短毛刺或深分叶征，后者则分叶、毛刺及胸膜凹陷征较明显。②结核球，肺结核球好发于上肺尖后段及下肺背段，可见钙化及卫星灶，强化一般不明显，而肺 IMT 多位于肺边缘部，周围无卫星灶，钙化少见；结核累及胸膜产生结核性胸膜炎或渗出期炎性假瘤较难鉴别，结合实验室检查或抗感染治疗动态观察可鉴别。③错构瘤，肺错构瘤是最常见的肺良性肿瘤，系由支气管上皮和中胚层多种成分过度异常生长形成的瘤样畸形。其特征性表现是病灶内可见脂肪成分和钙化灶，且错构瘤血管不丰富，强化不明显；而肺 IMT 钙化少见，内无脂肪成分，且强化程度明显高于错构瘤（李超等，2016）。

因此，CT 平扫时 IMT 多位于肺的表浅部位、近胸膜处，呈均匀低密度肿物，边界较清，少数病例有钙化，如果发生坏死液化或继发感染，会形成囊实性改变，可出现"桃尖征""刀切征"、胸膜增厚等征象。MRI 检查时 IMT 多呈 T_1WI 等信号或低信号、T_2WI 等信号或高信号。增强扫描病灶强化与瘤内组织成分比例有关，可从无明显强化到持续性明显强化。^{18}F-FDG PET/CT 检查时 IMT 多表现为高代谢。PET/CT 虽然在诊断 IMT 方面无明显优势，但是可以很好地显示病灶位置、大小及有无远处转移等（Raad et al.，2021）

病例点评

IMT 比较少见，此病例右肺有手术史，IMT 容易发生于手术及创伤后，所以右肺手术史可能与 IMT 有关。根据此病例肺部病灶的"桃尖征"和"刀切征"影像，可以提示 IMT 的诊断。另外，此病例疑难点在于骨骼病变，膨胀性溶骨破坏 FDG 摄取却只是轻度增高，与常规肺癌骨转移的高代谢表现差异很大，稍类似浆细胞瘤的影像学特点，可能与肿瘤中有大量黏液变性的间质组织和浆细胞浸润有关。了解 IMT 的病理学特点有助于我们理解其糖代谢 PET 表现。

（病例提供：寿　毅　平照福　上海美中嘉和医学影像诊断中心）
[病例点评：米宝明　苏州大学附属第四医院（苏州市独墅湖医院）]

参 考 文 献

李超，尉志红，勒红星，等，2016.肺炎性肌纤维母细胞瘤的CT表现.中国中西医结合影像学杂志，14（3）：316-318.

DEBONIS SA，BONGIOVANNI A，PIERI F，et al，2021. ALK-negative lung inflammatory myofibroblastic tumor in a young adult：a case report and literature review of molecular alterations. Medicine（Baltimore），100（20）：e25972.

JIANG JY，COMSA M，WONG VCK，et al，2022. Steroid responsive inflammatory myofibroblastic tumor of the lung evaluated by FDG PET/CT imaging. Radiol Case Rep，17（3）：907-910.

RAAD RA，HADDAD L，JABBOUR T，et al，2021. Inflammatory myofibroblastic tumor of the liver mimicking metastasis on ^{18}F-FDG PET/CT. Clin Nucl Med，46（1）：47，48.

腹腔淋巴管瘤

病史简介

患者，女性，24岁，上腹部疼痛1个月。既往无乙型肝炎、结核病、糖尿病病史。无外伤、手术史，无药物过敏史，无肿瘤家族史。肿瘤标志物检查各指标均在正常范围内。

影像描述

^{18}F-FDG PET/CT检查（图71-1）：腹腔、盆腔及腹膜后大血管旁见弥漫性结节、条片状低密度影，盆腔病灶较上腹腔显著，平均CT值约为16.3HU，放射性摄取轻度增高，SUV_{mean}为1.4，SUV_{max}为1.9；病灶上至肝胃间隙，下至盆底系膜，推挤并包埋邻近肠管、器官及血管，包括腹膜后大血管及双侧髂血管。

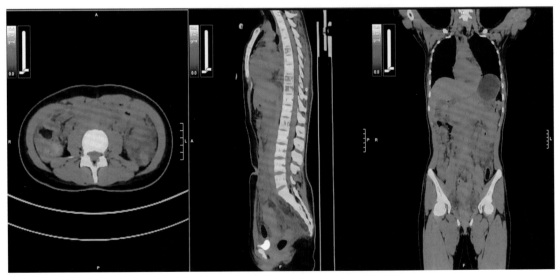

图71-1　^{18}F-FDG PET/CT影像表现

增强CT（图71-2）：腹盆腔肠系膜、大网膜、腹膜后区及髂内外血管周围广泛分布低密度团块影及条片影，双侧膈肌脚后方见类似病灶，平扫CT值约为15HU，形态欠规则，边界尚光整，增强扫描后呈分隔轻微强化，各期CT值分别约为20HU、23HU、22HU、19HU，以盆部病变为著，相邻肠管、器官及血管被包绕，局部血管、肠管、器官被包绕。

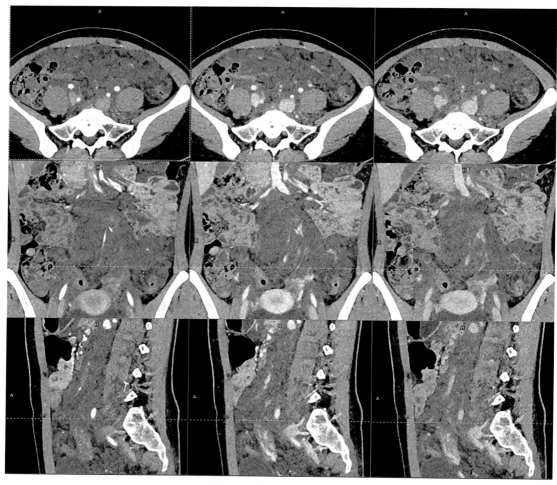

图71-2　增强CT影像表现

最终诊断

经腹腔穿刺活检结果提示淋巴管瘤。

病理讨论

淋巴管瘤（lymphangioma）是一种良性肿瘤样病变，又称淋巴管畸形，通常源于先天性血管或淋巴系统畸形。目前主流的两种病因假说如下：①先天性淋巴系统发育畸形；②外伤、手术、感染等长期刺激（Mao et al., 2018）。淋巴管瘤好发于头颈部、腋窝等部位，发生于腹部的罕见（Joliat et al., 2014）。根据病变内所含淋巴管扩张程度不同，组织学上将其分为3型：①毛细淋巴管瘤；②海绵状淋巴管瘤；③囊性淋巴管瘤。大多数无临床症状，病变长大后可引起压迫症状或破裂出血等并发症（Shayesteh et al.，2021）。

在CT、MRI检查中，腹腔器官外的淋巴管瘤以多房型为主，囊壁及间隔薄，无壁结节，内部基本为液性密度或信号，部分内见出血。增强扫描中囊壁及分隔可有轻度强化，内容物基本无强化（张敏等，2009）。淋巴管瘤沿组织间隙"爬行性生长"是其最具特征性的影像学表现。^{18}F-FDG PET/CT检查中，淋巴管瘤可表现为不均匀轻微FDG摄取，当合并感染时摄取较明显。但^{18}F-FDG为非特异性肿瘤显像剂，需要结合其他影像学检查如增强CT、MRI等帮助与囊性畸胎瘤、阑尾黏液瘤等疾病相鉴别（王玉涛等，2015）。

本病例病灶范围广泛，主要呈水样密度，增强后分隔轻度强化，FDG摄取轻度增高，以上表现均可在一定程度上提示淋巴管瘤的诊断。

病例点评

该病例为1名年轻女性患者，病变范围较广泛，其生长方式类似于"匍匐式""瀑布式"生长，常见疾病中淋巴瘤可有此表现，但该病例FDG轻度摄取，不符合淋巴瘤常见PET/CT表现，因此考虑为间叶组织来源病变。病灶密度较低，形态较软，部分呈"钻孔样"改变，总结临床及影像学表现，应考虑淋巴管来源，淋巴管瘤可能性大。

（病例提供：韩天壮　张　建　上海大学附属全景医学影像诊断中心）
（病例点评：尹雅芙　上海交通大学医学院附属新华医院）

参 考 文 献

王玉涛，汪建华，张建，等，2015. 食管癌^{18}氟-氟代脱氧葡萄糖PET/CT检查特征. 中华消化外科杂志，14：6.

张敏，陈岩，陈海铃，等，2009. 腹部淋巴管瘤的CT及MR表现. 临床放射学杂志，28（8）：1164-1166.

JOLIAT GR，MELLOUL E，DJAFARRIAN R，et al，2014. Cystic lymphangioma of the adrenal gland：report of a case and review of the literature. World J Surg Oncol，13：58.

MAO CP，JIN YF，YANG QX，et al，2018. Radiographic findings of hemolymphangioma in four patients：a case report. Oncol Lett，15（1）：69-74.

SHAYESTEH S，SALIMIAN KJ，FOULADI DF，et al，2021. Intra-abdominal lymphangioma：a case report. Radiol Case Rep，16（1）：123-127.

病例 72

异位血管瘤型脑膜瘤

病史简介

患者，男性，51岁，2年多前无明显诱因出现右侧鼻塞，1年半前自觉右眼视力下降，视物模糊，未重视，未予以特殊治疗。近一年来右侧鼻塞渐进加重，偶有右侧鼻腔出血，右眼视力渐进性下降。现右眼仅剩微弱光感，伴眶周肿痛。为明确诊断至笔者所在科室行PET/CT检查。既往史：乙型肝炎、肝硬化病史，服用恩替卡韦4～5年。实验室检查：血常规、生化、肿瘤标志物均未见异常，乙型肝炎"小三阳"。

影像描述

^{18}F-FDG PET/CT检查显示右侧鼻旁窦、鼻腔内不规则软组织密度影，周围骨质受累变薄，病灶向上延伸至颅内，局部侵入右侧眼眶内造成视神经受压，SUV_{max}为9.5（图72-1）；右侧脑实质内多发稍高密度结节影，周围可见水肿带，右侧侧脑室后角受压变窄，较大者大

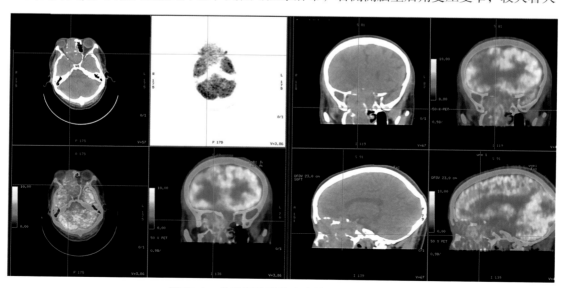

图72-1　鼻旁窦及鼻腔内病灶PET/CT表现

小约2.1cm×1.9cm，显像剂分布缺失（图72-2）。增强MRI提示右侧鼻旁窦、鼻腔内不规则占位，周围骨质吸收，突入右侧眼眶，考虑恶性肿瘤；右侧脑实质内多发强化结节，考虑转移瘤可能性大（图72-3）。

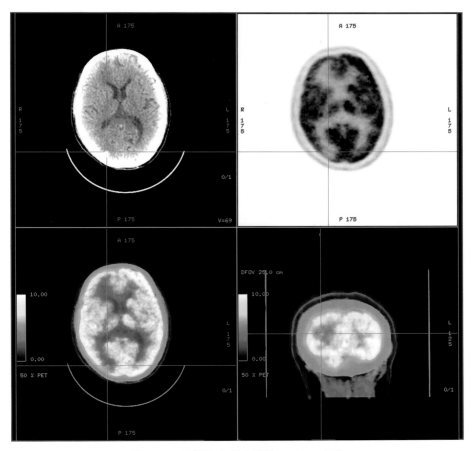

图72-2　右侧脑实质内病灶PET/CT表现

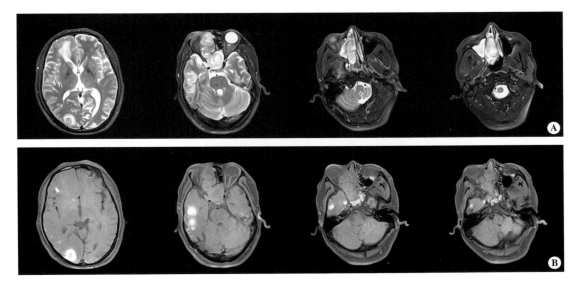

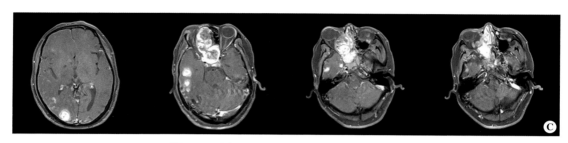

图72-3　同层面病灶增强MRI不同序列表现
A. T_2-FS平扫；B. T_1-FS平扫；C. T_1-FS增强

最终诊断

鼻窦鼻腔病灶活检：结合免疫酶标记结果，符合异位血管瘤型脑膜瘤（WHO Ⅰ级）。免疫组化结果：CD31（部分＋），CD34（－），Ki-67（3%＋），AR（少部分＋），STAT6（－），EMA（＋），PR（部分＋），S-100（＋），SMA（－）。

病例讨论

异位脑膜瘤（ectopic meningioma，EM）是发生于中枢神经系统之外，具有脑膜瘤特征的罕见肿瘤。PEM男女发生比例约为1∶1.2，好发于头颈部、肺、纵隔、皮肤、后腹膜和肌肉等部位（Pushker et al.，2013）。按肿瘤表现将异位脑膜瘤的机制分为4种：①继发于颅内肿瘤直接向颅外扩展蔓延；②原发于颅外脑神经鞘内残留的蛛网膜细胞；③异位发生与颅内脑膜和脑神经鞘无关，直接发生于颅外，可能来自蛛网膜细胞胚胎时期的残留；④继发于颅内脑膜瘤的转移（Hoye et al.，1960）。原发性异位脑膜瘤由于其发生部位不同，大小形态多样，影像学表现不尽相同。较典型的CT表现为边界较清楚的圆形或类圆形肿块影，密度可均匀一致，也可呈较高混杂密度影，可有包膜，钙化较常见，有文献报道（高旭红等，2004）出现钙化常提示成纤维细胞型或砂粒体型脑膜瘤。肿瘤血管丰富，注入对比剂后呈均匀一致性增高。如果CT平扫发现鼻腔或鼻窦较高的混杂密度灶，且病灶周围有环形钙化，瘤体内出现条片状不规则钙化灶，增强CT扫描病灶明显强化，应高度怀疑脑膜瘤可能。MRI一般具有肯定的价值，T_1WI、T_2WI出现低信号可区别砂粒体型脑膜瘤与骨良性增生性病变；而其他类型的脑膜瘤因内含蛋白质及血液等成分，T_1WI、T_2WI呈高信号而区别于一般的炎性病变（林闽江等，2010）。

病例点评

异位脑膜瘤是较罕见的病变，仅占脑膜瘤的1%～2%。该病例中病变影像学特点（病变部位、多灶）不仅与平时常见的脑膜瘤有很大不同，而且与鼻窦、鼻旁窦及脑内其他占位性疾病特征有重叠之处，需要鉴别。位于鼻窦鼻腔的异位脑膜瘤需要与鼻血管瘤、各种鼻腔鼻窦恶性肿瘤进行鉴别。该病例除了鼻窦、鼻旁窦病变外，还有脑内病变，从一元论角度考虑更需要与嗅神经母细胞瘤等恶性肿瘤伴颅内转移及淋巴瘤等疾病鉴别。鼻腔、鼻旁窦区及脑内可以发生NK/T细胞或弥漫大B细胞淋巴瘤，但该病例病灶明显强化且不均匀、脑内病灶代谢降低等均与淋巴瘤常见特征不相符，嗅神经母细胞瘤等鼻腔鼻窦恶性肿瘤则不能排除。同时，脑内病灶T_1WI呈高信号、周围水肿及代谢降低，需要考虑脑转移瘤伴坏死、出血，这与该病例的最终诊断多发异位脑膜瘤较难鉴别。病理结果揭晓后回看此病例，有些特征包括病灶蔓延式生长形态、周围骨膨胀以皮质吸收变薄为主、病灶本身不均匀明显强化、脑内病灶FDG摄取降低等可以提示脑膜瘤诊断。此病例提示PET/CT上鼻腔鼻窦疾病需要考虑各种疾病可能性。

（病例提供：孙贞魁　王　阳　上海交通大学医学院附属第六人民医院）

（病例点评：张　敏　上海交通大学医学院附属瑞金医院）

参 考 文 献

高旭宁，何宁，周俊林，2004.特殊部位的脑膜瘤CT、MRI影像表现.实用放射学杂志，20（3）：210-213.

林闽江，董海波，姚凤明，等，2010.原发性异位脑膜瘤的影像学诊断（附4例分析）.现代实用医学，22（7）：819-821.

HOYE SJ，HOAR CSJ，MURRAY JE，1960. Extracranial meningioma presenting as a tumor of the neck. Am J Surg，100：486-489.

PUSHKER N，SHREY D，KASHYAP S，et al，2013. Ectopic meningioma of the orbit. Int Ophthalmol，33（6）：707-710.

原发性肺黏液腺癌

病史简介

患者，女性，62岁，咳嗽、咳痰1年余，加重2个月。当地医院4个月前CT（图73-1）检查提示右下肺胀肿；气管镜及活检刷检与灌洗液检查均未提示恶性；笔者所在医院肺动脉CTA：右肺下叶空洞性病变伴壁不规则增厚，局部肺不张，右肺下叶动脉显影欠清，可疑闭塞改变，请进一步检查除外恶性病变；双肺多发支气管扩张伴感染；DNA病原+耐药检测病原微生物阳性；肿瘤标志物：CEA 8.67ng/ml↑，CA12-5 42.30U/ml↑，CA19-9＞1000.00U/ml↑；CA50＞500.000U/ml↑，CA24-2＞200.00U/ml↑。为进一步评估病灶及全身情况行^{18}F-FDG PET/CT检查。

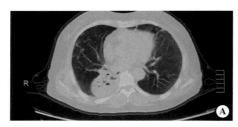
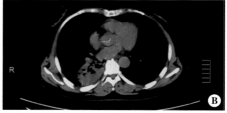

图73-1　右肺下叶病灶CT影像表现

A. 肺窗；B. 纵隔窗

影像描述

^{18}F-FDG PET/CT检查见右肺下叶基底段一混杂密度肿块，呈分叶状，大小约7.0cm×6.6cm，密度不均匀，内见空腔影及液平面，FDG摄取增高，SUV$_{max}$为5.22（图73-2，图73-3）；右肺下叶基底段气管部分阻塞；双肺见多发结节、渗出及实变影，部分见小空洞，沿支气管血管树分布，大者位于右肺中叶，FDG摄取增高，SUV$_{max}$为6.74（图73-4）。

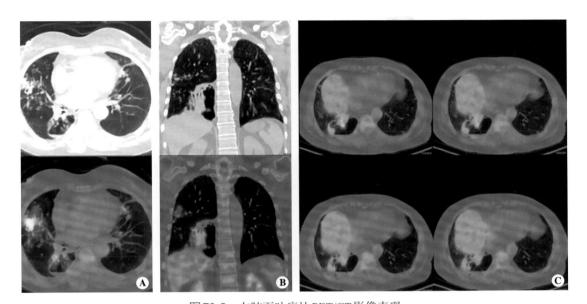

图 73-2 右肺下叶病灶 PET/CT 影像表现

A. 横断位；B. 冠状位；C. 连续断层，右肺下叶占位，内见偏心空洞及液平面，不规则增厚壁结节 FDG 摄取增高，SUV$_{max}$ 为 5.22

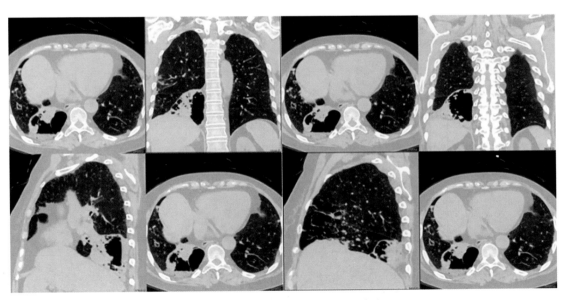

图 73-3 右肺下叶病灶高清肺 CT 影像表现

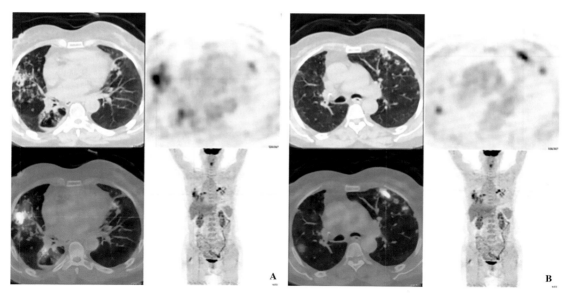

图73-4   右肺中叶及左肺上叶PET/CT影像表现

A. 右肺中叶；B. 左肺上叶，多发结节、渗出及实变影，FDG摄取增高，SUV$_{max}$为6.74

最终诊断

患者在PET引导下行"右肺下叶空洞FDG高摄取壁结节穿刺活检术"（图73-5）。

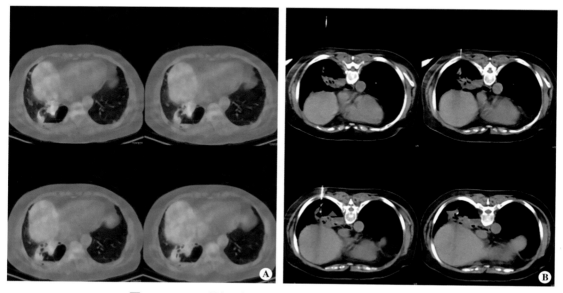

图73-5   PET引导下右肺下叶空洞FDG高摄取壁结节穿刺

A. 右肺下叶空洞壁结节PET/CT影像表现；B. 俯卧位行右肺下叶空洞FDG高摄取壁结节穿刺

病理结果：（右肺穿刺）纤维结缔组织，明显胶原化，内见散在异型腺体，符合癌，部分细胞内见黏液样成分，结合免疫组化结果，考虑黏液腺癌、恶性唾液腺肿瘤。免疫组化：（切片 A）肿瘤细胞 CAM5.2（+），CK7（+），TTF-1（−），NapsinA（−）；（切片 B）肿瘤细胞 CAM5.2（+），CK7（+），TTF-1（−），P40（+）。分子检测：*KRAS* EXON2 基因突变（+）；*EGFR*、*NRAS*、*BRAF*、*PIK3CA*、*HER-2*、*MET*、*ALK*、*ROS1*、*RET* 基因突变（−）；*ALK*、*ROS1* 基因无断裂；PD1 及 PDL1 蛋白表达，TPS 评分 0 分。

病例点评

原发性肺黏液腺癌（primary pulmonary mucinous adenocarcinoma，PPMA）是肺腺癌的一种特殊亚型，显微镜下表现为柱状上皮细胞以钉突样方式沿肺泡壁生长，肺泡内充满黏液，典型者形成黏液湖；高表达 CK7，部分表达 TTF-1、CK20（Yener et al.，2017）；*KRAS* 突变及 *ALK* 融合突变发生率较高。PPMA 好发于 40 岁以上中老年人，与性别及吸烟无明显相关性，发病率低，仅占肺腺癌的 0.25%。PPMA 起病隐匿，且进展缓慢，临床表现缺乏特异性，可表现为咳嗽、咳痰（白色黏液样痰），肿瘤标志物亦可正常；影像学表现与肺炎、肺结核及其他弥漫性肺疾病不易鉴别，误诊率较高（Zhu et al.，2022），最终确诊依据病理及免疫组化。

鉴于 PPMA 的病理学特征，黏液成分较多的病灶 FDG 摄取较低或无摄取，肿瘤细胞成分较多的病灶摄取较高，故 PET/CT 表现相对缺乏规律（魏东波等，2020），但 ^{18}F-FDG PET/CT 可准确显示病灶，以其全身性检查的优势对临床分期有较高的价值，且对 PPMA 及转移性胃肠道腺癌的鉴别有一定帮助。但在诊断 PPMA 方面，^{18}F-FDG PET/CT 较胸部 CT 有较大的局限性（Han，et al.，2022）。胸部 CT 中 PPMA 通常分为 2 型：①结节肿块型，多表现为胸膜下孤立性结节，具备肺腺癌的一般特征，且由于病灶分泌的黏液较多、肿瘤细胞较弥散，增强后实性成分轻度强化，易肺内播散，即病变周围见大小一致的小泡征伴磨玻璃密度卫星灶，为其特异性征象，此型进展较缓慢；②实变型，多密度较低（肿瘤细胞分泌大量黏液），主病灶密度最高或范围最大，多发生于肺下叶，发展迅速，蜂窝征或膨胀空泡、叠瓦片征、枯树枝征、血管造影征等均为其典型征象，且淋巴结转移少见（Zhang et al.，2022）。

本病例右肺下叶空洞型占位，极易与其他肺囊性病变相混淆，如肺囊肿、支气管扩张、肺脓肿、干酪性肺炎等。相比于肺良性囊性病变边缘无分叶、洞壁光整且均匀，此病例右肺下叶病灶空洞为偏心性，空洞壁厚薄不均，局部可见壁结节，空洞内见液平面，右肺下叶基底段气管部分阻塞，且患者为中老年女性，肺部出现囊性病变时，需要考虑肺恶性肿瘤可能。

病例点评

在没有病理结果的前提下，PET/CT 诊断肺疾病多数依据病灶的形态特点及血供变化分析，该病例 CT 诊断很重要，PET/CT 的作用相对较小，主要用于肿瘤分期及疗效评价，对于原发灶的诊断作用不大，所以一定要观察最初诊断为肺脓肿的 CT 图像。中老年女性肺内病变，无论是结节还是实变，都不能忽视肺癌的可能性，需要进行增强 CT 检查。在鉴别肺内囊性病变时需要考虑肺癌，肺癌的囊变并不罕见，如鳞状细胞癌伴坏死、囊变。对于该病例右肺下叶巨大的囊性病灶，应观察有无实性成分，是否完全彻底坏死，再断定是否为脓肿，该病例最初的脓肿诊断是盲目的。该病例较为复杂的情况是合并感染，这从后来的实验室检查及影像学表现可以看出，且双肺出现播散灶，给诊断带来了迷惑性，但后来的增强CT中对于右肺下叶病灶的壁结节，即FDG摄取高的部分，可以根据其血供来鉴别，PET/CT对肺癌及感染的鉴别是有难度的，应侧重于结构影像对肺部病变的价值。从最初的CT图像上已经观察到病灶边缘出现很多空泡及囊性改变，一般肺脓肿边缘很少出现囊性改变，只有气管阻塞时会出现枯树枝征，而坏死的中间部分会出现囊性改变，所以最初的肺脓肿诊断是不成立的。通过该病例可学习肺囊性病变的鉴别诊断，但值得注意的是不能忽视囊性肺癌或囊性转移瘤的可能，临床上遇到肺部囊性病变，要考虑到囊性恶性肿瘤，或为原发，或为转移。

（病例提供：宋影春　蒋永继　张晓莹　同济大学附属第十人民医院）

（病例点评：董爱生　海军军医大学第一附属医院）

参 考 文 献

魏东波，荆燕，董强，等，2020. 肺实性结节性黏液腺癌CT特征及 ^{18}F-FDG特点与相关病理基础研究. 医学影像学杂志，30（10）：1825-1828.

HAN Y，LUO Y，2022. Primary lung invasive adenocarcinoma misdiagnosed as infectious pneumonia in ^{18}F-FDG PET/CT：a case report. Radiol Case Rep，17（3）：808-811.

YENER NA，SARIMAN N，ATASOY MM，et al. 2017. Primary pulmonary mucinous（colloid）adenocarcinoma that arose in the cavernomyoplasty area in a patient with tuberculosis：a rare case report. Turk Patoloji Derg，33（1）：62-65.

ZHANG X，QIAO W，KANG Z，et al，2022. CT Features of stage ⅠA invasive mucinous adenocarcinoma of the lung and establishment of a prediction model. Int J Gen Med，15：5455-5463.

ZHU D，ZHANG Q，RUI Z，et al，2022. Pulmonary invasive mucinous adenocarcinoma mimicking pulmonary actinomycosis. BMC Pulm Med，22（1）：181.

骨朗格汉斯细胞组织细胞增生症

病史简介

患者，男性，34岁，发现头皮下肿物1年余，近期增大。既往因前胸壁疼痛半年余就诊。2020年1月7日PET/CT检查：胸骨骨质破坏伴软组织肿块；患者未诉其余明显不适，未进一步就诊。本次就诊时间为2021年12月。实验室检查：C反应蛋白11.8mg/L（参考范围0～5.0mg/L），碱性磷酸酶130.8U/L（参考范围35～100U/L），血常规、肝肾功能、电解质等均正常，肿瘤标志物未查。

影像描述

（1）2020年1月7日^{18}F-FDG PET/CT检查（图74-1A）：前胸壁软组织肿块，侵犯胸骨体下段和剑突，FDG摄取异常增高，SUV_{max}为12.6；两侧内乳稍大淋巴结，FDG摄取略增高，SUV_{max}为3.4；左侧胸膜局部稍增厚，累及左侧第6肋骨，FDG摄取增高，SUV_{max}为8.6；右前第6肋骨皮质毛糙，局灶性FDG摄取增高，SUV_{max}为7.3。

（2）2022年1月4日^{18}F-FDG PET/CT检查（图74-1B）：原前胸壁软组织肿块、两侧内乳淋巴结、肋骨病灶消退，新见胸骨、颅骨多处骨质破坏，FDG摄取增高，SUV_{max}为19.4，T_{12}、L_1局灶性FDG摄取增高，SUV_{max}分别为4.9和3.6。

（3）胸部CT检查（图74-2）：胸骨、下胸椎骨质破坏。

（4）头颅平扫MRI（图74-3）：颅骨多处异常增厚伴肿块形成，左顶叶肿块约2.7cm。

（5）腰椎MRI（图74-4）：T_{12}、L_1及L_5多发异常信号，考虑转移。

最终诊断

朗格汉斯细胞组织细胞增生症。免疫组化：CD1a（+）、Langerin（+）、S-100（+）、CD68/KP1（-）、Cyclin-D1（+）、Ki-67（+）（约20%）。后续患者采用CHOP方案化疗5个周期，头皮肿块缩小。

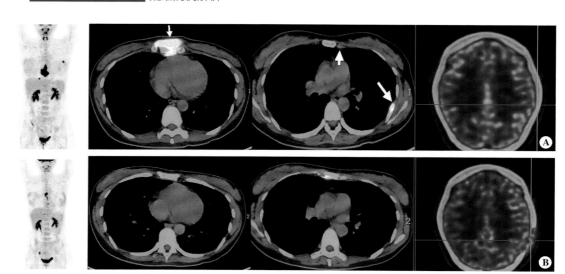

图74-1　2次 ^{18}F-FDG PET/CT影像表现比较

A. 2020年1月7日 ^{18}F-FDG PET/CT：前胸壁软组织肿块，FDG摄取异常增高，SUV$_{max}$为12.6；两侧内乳稍大淋巴结，FDG摄取略增高，SUV$_{max}$为3.4；左侧胸膜局部稍增厚，累及左侧第6肋骨，FDG摄取增高，SUV$_{max}$为8.6。B. 2022年1月4日 ^{18}F-FDG PET/CT：原前胸壁软组织肿块、两侧内乳淋巴结、肋骨病灶消退，新见颅骨多处骨质破坏，FDG摄取增高，SUV$_{max}$为19.4

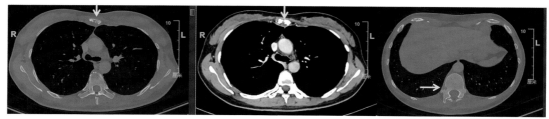

图74-2　CT影像表现

胸骨、下胸椎骨质破坏

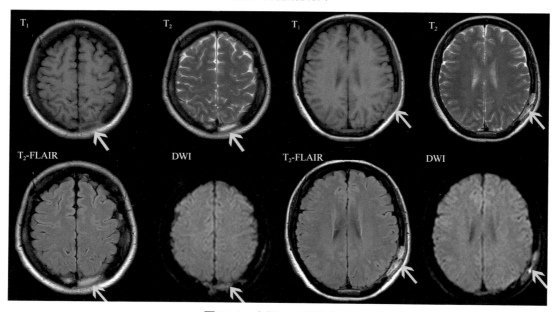

图74-3　头颅MRI影像表现

颅骨多处骨质破坏伴肿块形成，T$_1$、T$_2$、T$_2$-FLAIR、DWI均呈混杂高信号

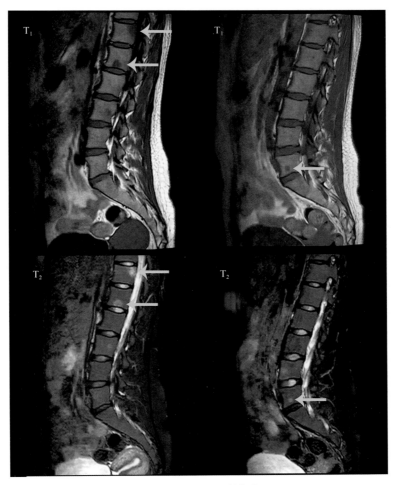

图 74-4 腰椎 MRI 影像表现

T_{12}、L_1 及 L_5 多发异常信号影，呈 T_1 低信号、T_2 高信号

病例讨论

朗格汉斯细胞组织细胞增生症（Langerhans cell histiocytosis，LCH）是一种组织细胞疾病，其特征表现是组织细胞克隆性增殖和病理性朗格汉斯细胞过量积累。2017 年 WHO 组织细胞疾病和巨噬–树突细胞系肿瘤分类标准中将其与 Erdheim-Chester 病（ECD）归为一组（Milne et al.，2017）。目前认为 LCH 是一种炎性髓系肿瘤，常见于儿童，男性稍多，成人 LCH 发病率低。LCH 可以单独或同时累及多个器官、多个系统，包括骨（单发或多发）、皮肤、淋巴结、肺、中枢神经系统、肝、脾或少见部位（如胸腺、甲状腺等）等（Rodriguez-Galindo et al.，2020）。本例患者主要表现为单一的骨骼系统多处受累，CT 多表现为溶骨性破坏伴软组织肿块，由于较多朗格汉斯细胞浸润，PET/CT 通常表现为 FDG 高摄取（张彦彦等，2019）。本例患者需要与结核或骨髓炎等感染性疾病及浆细胞瘤、多发性骨髓瘤、淋巴瘤和转移瘤等恶性病变鉴别。当临床和影像学表现不明确时，需要活检

进行组织病理学诊断。

病例点评

该患者2次PET/CT检查结果显示其是病变累及多系统的疾病，同时具有一定的自限性。该病例主要病变位于骨骼系统，胸骨骨质破坏较明显，伴软组织肿块形成，可以从局部病变推测全身病变。首先应判断是肿瘤性还是非肿瘤性病变，骨肿瘤性病变常规的诊断思路是结合患者年龄、病变部位、影像学表现进行综合分析。该患者年龄为34岁，病变部位在中轴骨，包括胸骨、颅骨、脊柱，显著特点是颅骨骨质破坏非常明显，而且1年前发现头皮肿块，但症状不明显，这符合 LCH 的典型表现。根据局部征象，我们可以推测全身病变是一个系统性疾病，是某一种疾病累及全身多个系统，包括内乳淋巴结肿大，伴FDG摄取增高。经过系统回顾和前后对比，可以诊断该患者为LCH。

（病例提供：刘秋芳　胡四龙　复旦大学附属肿瘤医院）
（病例点评：孙贞魁　上海交通大学医学院附属第六人民医院）

参 考 文 献

张彦彦，张卫方，2019. 成人脊柱朗格汉斯细胞组织细胞增生症的 ^{18}F-FDG PET/CT表现. 中国医学影像技术，35（1）：143-136.

MILNE P，BIGLEY V，BACON CM，et al，2017. Hematopoietic origin of Langerhans cell histiocytosis and erdheim-chester disease in adults. Blood，130（2）：167-175.

RODRIGUEZ-GALINDO C，ALLEN CE，2020. Langerhans cell histiocytosis. Blood，135（16）：1319-1331.

病史简介

患者，男性，21岁，间断腹痛1周。MRI检查提示肝左叶肿瘤伴出血、门静脉左支受压。无乙型肝炎病史，否认近期外伤及既往外科手术史。肿瘤标志物AFP 1.15ng/ml（参考范围≤7.00ng/ml）及CA19-9 6.18U/ml（参考范围≤43.00U/ml）。凝血酶原时间15.2s（参考范围8.8～13.8s）。乳酸脱氢酶286U/L（参考范围120～250U/L）及血清铁蛋白510.00ng/ml（参考范围30.00～400.00ng/ml）升高。

影像描述

^{18}F-FDG PET/CT检查可见肝左叶外侧段大小7.1cm×11.0cm低密度团块，病灶边缘呈环形轻度放射性摄取增高，SUV_{max}为4.8，中心呈代谢降低，SUV_{max}为1.2（图75-1），其余体部（包括脑）PET/CT检查未见明显异常摄取增高或降低灶。

最终诊断

术后病理：最终手术病理为肝紫癜症（peliosis hepatis，PH），建议进行病原学检查，除外巴尔通体等病原微生物感染所致。大体：肝组织多灶陈旧性出血，最大灶大小7.5cm×1.0cm×1.0cm。镜下：肝脏多处出血伴重度变性、坏死，呈模糊的薄雾状改变，坏死灶内可见颗粒样物沉积伴吞噬性组织细胞增生，间质纤维组织增生伴含铁血黄素沉积，周围肝组织血窦扩张，多灶性充血、出血。免疫组化：CD68（组织细胞+）、CD3（TLC+）、CD20（BLC+）、CK8（肝细胞+）、CD34（血管+）、CMV（－）、HMB45（－）、Melan-A（－）、S-100（－）、CK7（－）、CD10（－）、Ki-67（+，约10%）。特殊染色：过碘酸希夫染色（+）、D-PAS（+）、沃森-斯塔里银染色（－）、AFB（－），RFs（坏死区－）、Iron（坏死区+）。

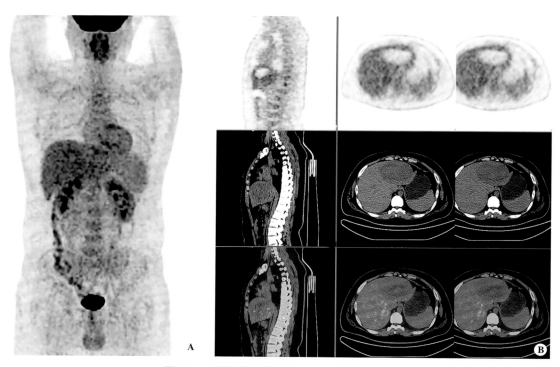

图75-1　肝脏病变多角度PET/CT影像表现

A. MIP图显示体部PET/CT未见明显代谢异常灶；B. 肝左叶病变横断位、冠状位及矢状位均显示为低密度（33.0～42.0HU）、
低代谢表现

病例讨论

　　肝紫癜症是临床上罕见的肝脏良性血管性病变，其特征是肝窦扩张、充血，组织学上以肝实质内多发、大小不等、充满血液的囊腔为特征，常与肝窦相通。该病临床表现和实验室检查缺乏特异性，容易误诊为恶性肿瘤，可累及多部位或多器官，最常见累及脾脏和骨髓，累及肝脏相对少见。

　　肝紫癜症病因不清，主流学说认为该病发生可能与药物、毒物接触及肿瘤、感染、自身免疫功能低下、器官移植等有关。近年来有学者报道了中央核肌病、内分泌因素等相关的肝紫癜症，但仍有20%～50%的肝紫癜症患者未发现明确病因而被认为是特发性肝紫癜症。

　　关于肝紫癜症的[18]F-FDG PET/CT检查文献报道较少，其PET/CT影像学特征尚不明确，现有文献报道病变呈等代谢居多，低代谢次之，高代谢较少见，延迟显像可能会改变病变前后的摄取值，但不会增加病变与周围正常肝脏之间的对比度；同机定位CT上病变呈等密度、低密度表现（刘志健等，2019；Seo et al.，2014）。影像学表现分为弥漫型和局灶型，需要与肝癌、转移瘤、肝血管瘤、肝包虫病、炎性假瘤相鉴别，肝紫癜症确诊依赖病理学检查，但肝穿刺活检可能导致出血，应避免。

病例点评

该病例为年轻男性，无乙型肝炎病史及肝硬化背景且相关肿瘤标志物AFP和CA19-9不高，肝脏病变中央区代谢显著低于正常肝组织，仅边缘代谢呈环形轻度增高或与正常肝组织相当，因此肝细胞癌和胆管细胞癌的可能性均较小。全身^{18}F-FDG PET/CT显像显示其他部位也没有发现可疑高代谢原发肿瘤性病变，肝转移瘤可能性也基本排除。因此，该病例需要进一步从肝脏低密度、低代谢占位角度进行鉴别诊断。恶性病变如纤维板层型肝癌、肝血管肉瘤、肝脏神经内分泌肿瘤等尽管可因纤维瘢痕、中央坏死出血或囊变等出现中央区代谢降低，但并不常见本病例中肝脏病灶整体均一性代谢降低的特征。良性病变方面，肝脓肿、肝囊肿、肝血管平滑肌脂肪瘤等也会出现代谢降低表现，但MRI T$_1$WI信号提示病灶内出血，并且增强扫描后病灶边缘及中央可见迂曲血管影，与以上提到的肝脏良性病变也不符合，仅可推测为血管源性肿瘤可能。肝紫癜症作为罕见良性血管性病变，需要结合实验室检查凝血酶原时间延长及多模态影像学信息进行鉴别诊断。

[病例提供：潘　博　中国科学技术大学附属第一医院（安徽省立医院）]

（病例点评：张　敏　上海交通大学医学院附属瑞金医院）

参 考 文 献

刘志健，耿婷婷，王明亮，等，2019. 局灶性肝紫癜的^{18}F-FDG PET/CT显像表现. 中华核医学与分子影像杂志，39：1047-1052.

SEO M，LEE SH，HAN S，et al，2014. Peliosis Hepatis Shows Isometabolism on（18）F-FDG PET/CT：Two Case Reports. Nucl Med Mol Imaging，48（4）：309-312.

原发性中枢神经系统淋巴瘤

病史简介

患者，女性，36岁，头颈肩部疼痛1月余，呼吸费力、视物模糊1周余。患者1个月前出现头颈肩部疼痛，呈阵发性抽痛，以夜间为著，伴呕吐、吞咽困难、饮水呛咳、声音嘶哑。当地医院行头颅MRI未见明显异常。1个月后，患者出现视物模糊、视物重影，就诊于笔者所在医院。个人史、家族史、既往史无特殊。实验室检查：潘氏试验阳性；脑脊液生化检查显示总蛋白1.35g/L↑，乳酸4.8mmol/L↑，葡萄糖＜1.11mmol/L↓，氯化物112mmol/L↓；血常规、CRP、尿常规、肝功能、肾功能、电解质未见异常。头颅CT：鞍区及松果体区高密度影。增强MRI：环绕鞍上池、环池多发强化结节；颈胸腰骶段脊膜及椎管内多发强化灶。现拟行^{18}F-FDG PET/CT检查评估。

影像描述

^{18}F-FDG PET/CT检查显示颅内多发占位，呈混杂密度影，分布于鞍上、左侧颞叶内侧、右侧颞叶内侧等处，PET显示其放射性摄取不同程度增高，SUV_{max}为33.1，较大截面范围为1.5cm×1.3cm（图76-1）；椎管内多发占位，FDG摄取异常增高，右侧C_5神经根明显，SUV_{max}为15.7（图76-2，图76-3）；余全身PET检查未见FDG摄取明显异常增高灶。

最终诊断

脑脊液细胞学检查可见大量淋巴瘤细胞浸润；免疫酶标结果：LCA（＋），CD235a（＋），Lyso（＋），CD68（＋），CD71（＋），MPO（＋），过碘酸希夫染色（PAS）（＋），诊断为原发性中枢神经系统淋巴瘤。

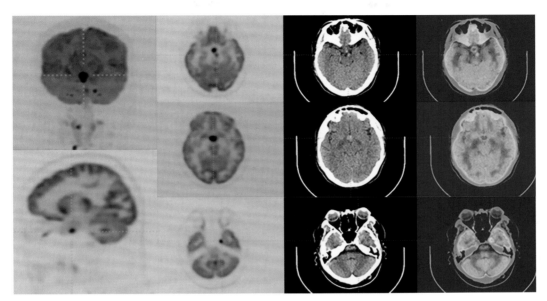

图76-1　颅内PET/CT影像表现

轴位、矢状位及冠状位可见颅内多发代谢异常增高灶，以鞍上明显，SUV_{max}为33.1

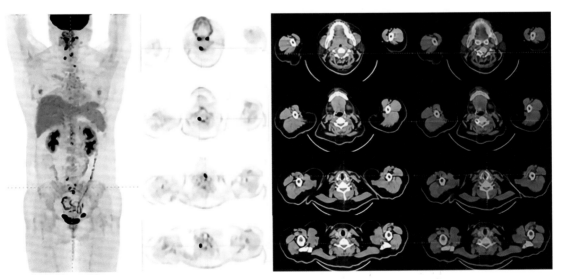

图76-2　颈部PET/CT影像表现

颈部椎管内可见多发代谢异常增高灶，右侧C_5神经根明显，SUV_{max}为15.7

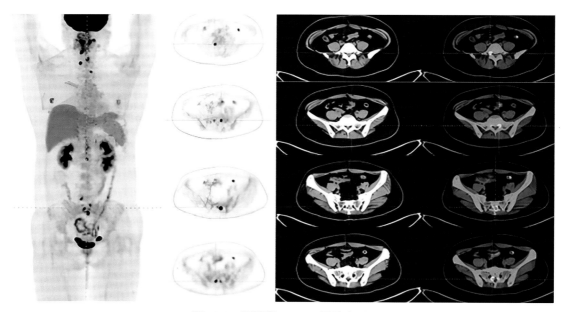

图76-3　腰骶部 PET/CT 影像表现

腰骶部椎管内可见多发代谢异常增高灶，较大截面范围约为 1.2cm×1.1cm，SUV_{max} 为 12.4

病例讨论

　　原发性中枢神经系统淋巴瘤（PCNSL）是一种主要累及脑、脊髓和软脑膜中小血管的结外高侵袭性非霍奇金淋巴瘤亚型。临床表现因累及的部位不同而不同，约70%的患者因脑实质或软脑膜受累出现局灶性神经功能缺损；43%的患者出现非特异性行为或神经认知改变；33%的患者因颅内压升高出现头痛、意识混乱、恶心和呕吐等表现；20%～25%累及眼部，出现视物模糊、视力下降、飞蚊症；14%出现癫痫发作。超过90%的PCNSL患者为弥漫大B细胞淋巴瘤；而在免疫缺陷患者中，PCNSL本质上与EB病毒感染相关（Grogg et al.，2007）。肿瘤组织通常由中心母细胞组成，较少由免疫母细胞组成；以弥漫性、侵袭性或血管周围生长模式浸润神经实质；肿瘤细胞多数可见核分裂象，偶见病理性核分裂象。

　　由于多数PCNSL细胞排列紧密，在 ^{18}F-FDG PET/CT检查中均提示病变部位代谢显著升高。最近一项基于486例患者的Meta分析发现，PCNSL的 SUV_{max} 为8.4～27.8（均值为18.1），而PCNSL以外的炎症性或肿瘤性病变的 SUV_{max} 均值为10.4（Rozenblum et al.，2022）。因此，有研究认为，将PCNSL的 SUV_{max} 阈值设为13.77是临床鉴别高级别胶质细胞瘤的重要依据（Kosaka et al.，2008）。但是，不同扫描机器所设置的 SUV_{max} 阈值不同，会导致统计的偏差，因此计算肿瘤组织与未受累的对侧镜像脑区的比值（T/N）更有利于提高诊断和鉴别诊断的准确性。有研究（Gupta et al.，2021）发现，当T/N的截点设置为1.66时，对PCNSL的鉴别诊断阳性预测值为90%，阴性预测值为69%。然而，少部分PCNSL患者可表现为糖代谢降低，另有研究（Kim et al.，2020）发现肿瘤与葡萄糖低亲和力可能与MUM1（一种与B细胞发育和肿瘤突变相关的调节蛋白）阴性表达有关。

　　该病例中，脑脊液检查发现大量淋巴瘤细胞证实为PCNSL。^{18}F-FDG PET/CT影像学表现容易被误诊为高级别胶质瘤。然而，PCNSL多表现为围绕血管致密性生长，结合该患者快速进展的病史，需要充分考虑PCNSL的可能。

病例点评

　　该患者为年轻女性，以颅内高压为主要症状，且在短期内快速进展，^{18}F-FDG PET/CT显示脑内深部、脊髓多发糖代谢异常增高病变，且无中枢神经系统以外部位受累，结合脑脊液检查发现大量淋巴瘤细胞，支持PCNSL的诊断。PCNSL多为高度侵袭性弥漫大B细胞淋巴瘤，病灶中细胞成分多而间质成分较少，^{18}F-FDG PET/CT上病灶多表现为等密度或高密度，密度较均匀，坏死、囊变、出血、钙化少见，伴糖代谢异常增高。PCNSL瘤周水肿相对比较少，与胶质瘤或转移性肿瘤表现有所不同，转移性肿瘤常表现为"小病灶大水肿"。

（病例提供：姜东朗　林华媚　张慧玮　复旦大学附属华山医院）

（病例点评：修　雁　复旦大学附属中山医院）

参 考 文 献

GROGG KL，MILLER RF，DOGAN A，2007. HIV infection and lymphoma. J Clin Pathol，60：1365-1372.

GUPTA T，MANJALI JJ，KANNAN S，et al，2021. Diagnostic performance of pretreatment ^{18}F-fluorodeoxyglucose positron emission tomography with or without computed tomography in patients with primary central nervous system lymphoma：updated systematic review and diagnostic test accuracy Meta-analyses. Clin Lymphoma Myeloma Leuk，21（8）：497-507.

KIM HO，KIM JS，KIM SO，et al，2020. Clinicopathological characteristics of primary central nervous system lymphoma with low ^{18}F-fludeoxyglucose uptake on brain positron emission tomography. Medicine（Baltimore），99（20）：e20140.

KOSAKA N，TSUCHIDA T，UEMATSU H，et al，2008. ^{18}F-FDG PET of common enhancing malignant brain tumors. AJR Am J Roentgenol，190（6）：W365-W369.

ROZENBLUM L，HOUILLIER C，SOUSSAIN C，et al，2022. Role of positron emission tomography in primary central nervous system lymphoma. Cancers（Basel），14（17）：4071.

肾脏结节病

病史简介

患者，男性，17岁，无明显诱因出现血压升高。入院检查，血常规、肝肾功能、电解质、甲状腺功能、皮质醇、血尿儿茶酚胺无明显异常。IgG4阴性，抗中性粒细胞胞质抗体（ANCA）阴性。肾脏CTA见双肾多发低密度灶。肾脏增强MRI显示双肾多发楔形异常信号灶，T_2WI+FS呈高低混杂信号，DWI呈明显高信号，ADC图信号降低，增强扫描轻度强化，似呈延迟强化。3个月后发现双肾肾小球滤过率（GFR）下降明显。肾脏增强MR显示双肾病灶膨胀、进展。ACE 162.1U/L（参考范围6.4～86.3U/L），结核菌素试验（PPD）1∶2000，阴性，T-SPOT阴性。为进一步诊断行^{18}F-FDG PET/MR检查。

影像描述

双肾多发楔形异常信号灶，范围为0.7～4.8cm，T_2WI呈稍高信号，DWI呈高信号，ADC呈低信号，放射性摄取增高，SUV_{max}为12.1，延迟显像仍放射性摄取增高，SUV_{max}为14.6，肾脏形态局部凹陷（图77-1～图77-4）。

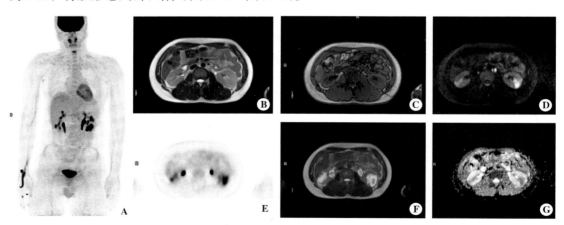

图77-1 肾脏PET/MR影像表现

A. MIP图；B. T_1WI，双肾未见明显异常信号；C. T_2WI，双肾混杂稍高信号影；D. DWI，双肾可见多发高信号灶；E、F. 双肾病灶代谢增高，SUV_{max}为12.1；G. ADC，双肾病灶信号降低

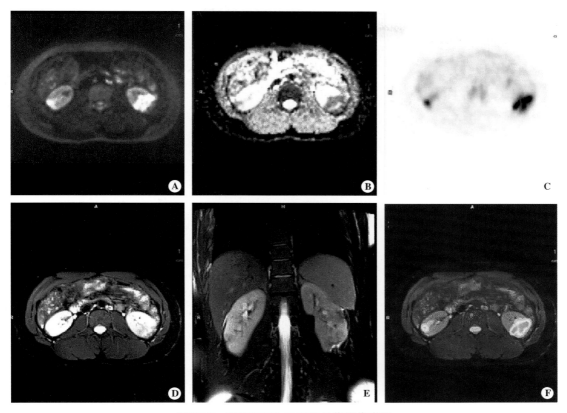

图77-2 肾脏PET/MR延迟显像影像表现

A. 延迟显像DWI，双肾可见多发高信号灶；B. ADC，双肾病灶信号降低；D. T₂WI，双肾混杂稍高信号影；E. 冠状位T₂WI，可见双肾部分楔形改变，包膜局部轻度膨胀性改变，局部可见皱缩；C、F. 双肾病灶延迟显像，代谢进一步增高，SUV$_{max}$为14.6

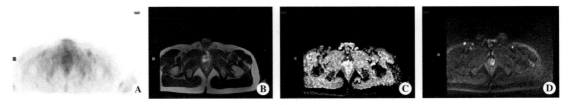

图77-3 腹腔淋巴结PET/MR影像表现

A. MIP图；B. 双侧腹股沟淋巴结显示短径为0.6～0.8cm，部分代谢稍高，SUV$_{max}$为3.04；C. ADC，双侧腹股沟淋巴结信号略降低；D. DWI，双侧腹股沟淋巴结高信号

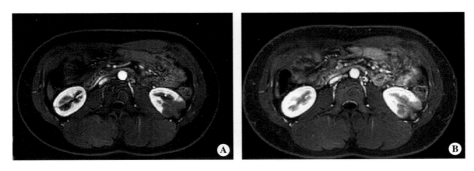

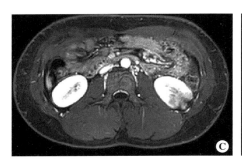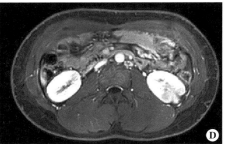

图 77-4　肾脏增强 MR 影像表现

A～C.肾脏增强 MRI，可见病灶低信号；D.延迟显像，呈轻度强化，病灶信号较周围肾实质降低

　　腹膜后、盆腔、双侧腹股沟多发淋巴结显示短径为 0.5～1.1cm，部分代谢稍高，SUV_{max} 为 3.04（图 77-3）。

最终诊断

　　肾脏活检病理：肾小球及肾小管数量减少，呈萎缩性改变。可见肉芽肿性炎伴少量多核细胞反应，未见凝固性坏死及肯定的异型成分。病原学未能检测到结核杆菌及非结核杆菌，未见结核杆菌特异性 DNA 片段。

　　左腹股沟淋巴结穿刺：淋巴结增生性肉芽肿。

病例讨论

　　结节病是一种病因不明的多系统疾病，特征性病理改变是受累组织非干酪样肉芽肿形成（Iannuzzi et al., 2007）。肾结节病少见，主要表现为高钙血症引发的肾结石和肾钙沉着症，伴或不伴肉芽肿形成的急性间质性肾炎，肾小球病变少见，许多肾脏受累的患者没有症状（Correia et al., 2020）。结节病缺乏特异性，主要依靠临床表现、影像学表现和病理学检查进行诊断，同时排除其他肉芽肿性疾病和因素。

　　^{18}F-FDG PET/CT 是评估结节病炎症活动和疾病范围的敏感方法（Drent et al., 2021）。^{18}F-FDG PET/CT 特别适用于有不明原因症状但与已知器官受累无关的患者、有持续症状但没有血清学炎症活动迹象的患者，以及用于定位合适的活检部位和检测活动性心脏结节病。肾脏结节病在增强 CT 图像可显示间质性肾炎的迹象（Monge et al., 2009），典型的"条纹肾"表现为肾实质内边界欠清的低密度线。弥散 MRI 序列显示间质性肾炎为高信号区（Palmucci et al., 2016）。在一些少见的情况下，肾脏结节病的放射学特征也可表现为结节病假瘤。这些病变一般是在 CT 检查中偶然发现的。在平扫 CT 中，它们可以表现为低、等混杂密度或低密度区域；在使用对比剂后，它们较周围的肾实质密度降低。在 MRI 图像上，肾脏结节病病变在平扫序列上显示出异质性信号，给予钆对比剂后获得的早期和延迟图像上可出现低信号灶（Goldsmith et al., 2013）。活组织检查是帮助做出诊断的唯一方法，可显示正常的肾小球有单核细胞间质浸润和非干酪样肉芽肿，偶尔也可能有肾小球

疾病的描述（Mahévas et al.，2009）。PET/MR对结节病的评估鲜有报道，因该患者双肾病变起病，MRI对肾脏病变的评估较有优势，结合 ^{18}F-FDG PET检查，对全身其他系统的评估也有较好作用。

在该病例中，患者以高血压起病，表现为双肾多发病灶，同时存在短期内GFR快速降低。肾脏活检病理提示肉芽肿性炎，同时血管紧张素转化酶（ACE）升高，PET/MR表现为双肾病灶代谢增高，延迟显像时代谢进一步升高。其需要与肾脏淋巴瘤、血管源性肉芽肿、肾梗死等鉴别。肾脏淋巴瘤常表现为DWI高信号，肾脏增大，病变形态不规则。韦格纳肉芽肿可表现为呼吸道–肺–肾三联征。肾梗死MRI常表现为DWI信号不高、不强化，轮廓收缩，不呈膨胀性改变。肾脏结节病少见，需要结合临床表现、病理学检查及临床检查明确诊断。

病例点评

该病例的诊治包括后续的随访都非常完整。此病例为17岁男孩，因高血压1年就诊，首先要考虑明确高血压原因。年轻人高血压以继发性多见，常见病因为肾实质性、肾血管性及内分泌原因等。此例患者因激素水平排除了内分泌原因，根据肾脏CTA排除了血管源性高血压。肾脏CT提示双肾实质多发病灶。肾脏MRI检查提示双肾多发 T_2WI混杂信号、ADC低信号、DWI高信号，提示病灶弥散受限。同时增强MRI提示早期相强化不明显，呈渐进性强化改变。这些病灶的形态很有特征性，呈楔形改变，尤其是左肾较大病灶包膜可见凹陷，同时病灶边缘的折角较为锐利，与平时我们较多见的肿瘤性病变是有差异的，提示炎症性病变可能，但仍需要和多种疾病进行鉴别诊断，单纯依据影像学表现很难确诊。 ^{18}F-FDG PET/MR提示双肾病变呈高代谢改变，在相应高代谢区行肾脏穿刺活检，最终确诊为肾脏结节病。结节病在临床并不少见，但肾脏结节病在临床却比较少见。文献报道中肾脏结节病的比例并不低，占5%～20%，但实际临床中遇到的病例并不多。结节病最终确诊需要病理检查，但又不能只依靠病理，是一个综合性的临床排他性诊断，需要结合临床表现、病理学检查，还要排除其他疾病才能最终确诊。PET/CT及PET/MR有助于排除其他疾病的可能，此外还能指导临床穿刺活检的部位，提高诊断的准确性。

（病例提供：琚卉君　张　敏　李　彪　上海交通大学医学院附属瑞金医院）
（病例点评：尹雅芙　上海交通大学医学院附属新华医院）

参 考 文 献

CORREIA FASC，MARCHINI GS，TORRICELLI FC，et al，2020. Renal manifestations of sarcoidosis：from accurate diagnosis to specific treatment. Int Braz J Urol，46（1）：15-25.

DRENT M，CROUSER ED，GRUNEWALD J，2021. Challenges of sarcoidosis and its management. N Engl J Med，385（11）：1018-1032.

GOLDSMITH S，HARRIS M，SCHERER K，et al，2013. Sarcoidosis manifesting as a pseudotumorous renal mass. J Radiol Case Rep，7（5）：23-34.

IANNUZZI MC，RYBICKI BA，TEIRSTEIN AS，2007. Sarcoidosis. N Engl J Med，357：2153-2165.

MAHÉVAS M，LESCURE FX，BOFFA JJ，et al，2009. Renal sarcoidosis：clinical，laboratory，and histologic presentation and outcome in 47 patients. Medicine（Baltimore），88（2）：98-106.

MONGE M，MIQUEL O，DUGARDIN F，et al，2009. Sarcoidosis and the kidney：not only the granulomatous interstitial nephritis. Clin Nephrol，71（2）：192-195.

PALMUCCI S，TORRISI SE，CALTABIANO DC，et al，2016. Clinical and radiological features of extra-pulmonary sarcoidosis：a pictorial essay. Insights Imaging，7（4）：571-587.

胰 岛 素 瘤

病史简介

患者，男性，39岁，因反复发作低血糖3年、意识障碍2h在当地入院。体温36.2℃，脉搏90次/分，呼吸18次/分，血压139/94mmHg；体型肥胖。既往阑尾切除术。实验室检查：随机血糖4.5mmol/L，糖化血红蛋白4.7%，垂体催乳素33.29ng/ml，睾酮T 160.2ng/dl；OGTT胰岛素C肽释放试验（空腹—0.5h—1h—2h—3h）：血糖4mmol/L—8.7mmol/L—11.7mmol/L—6.7mmol/L—5.2mmol/L，血清胰岛素106.26μU/ml—185.17μU/ml—141.14μU/ml—134.23μU/ml—51.65μU/ml，血清C肽7.94ng/ml—12.90ng/ml—14.11ng/ml—10.79ng/ml—4.87ng/ml。肿瘤标志物：NSE略增高（26.73ng/ml），其他常规肿瘤标志物均正常。常规影像学检查：外院增强MRI显示胰腺钩突下部结节，胰岛细胞瘤可能性大。转入笔者所在医院后胰腺增强CT：胰腺未见明显异常密度影及异常强化，胰腺未见明确占位。

影像描述

MRI显示胰腺钩突处片状T_1WI低信号、T_2WI稍高信号结节灶（图78-1A，图78-1B），病灶在脂相呈等低信号改变（图78-1C），弥散明显受限（图78-1D）。胰腺未见异常密度灶，增强CT各期胰腺钩突处未见明确异常强化灶（图78-2A～图78-2C）。^{68}Ga-DOTA-TATE PET/CT常规显像显示胰头形态饱满，胰腺形态规则，密度均匀，胰管未见扩张。胰头钩突见小片状^{68}Ga-DOTA-TATE放射性分布，SUV_{max}为3.9（图78-3B）。PET/CT延迟显像显示胰头钩突小片状^{68}Ga-DOTA-TATE放射性分布较前稍增浓，SUV_{max}为5.1（图78-3C）。

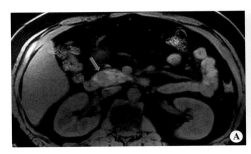
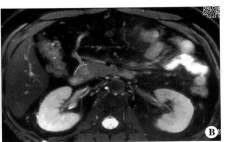

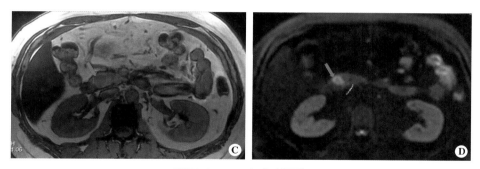

图78-1　MRI各序列图像

A. T₁WI；B. T₂WI；C. 脂相；D. DWI。各序列图像均见胰腺钩突处异常信号小结节

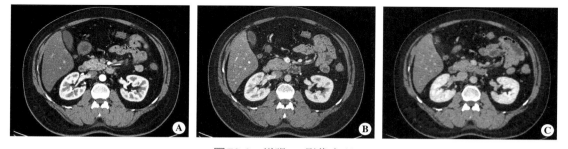

图78-2　增强CT影像表现

A. 动脉期；B. 实质期；C. 延迟期。各期增强CT图像显示胰腺未见明显异常密度影及异常强化灶

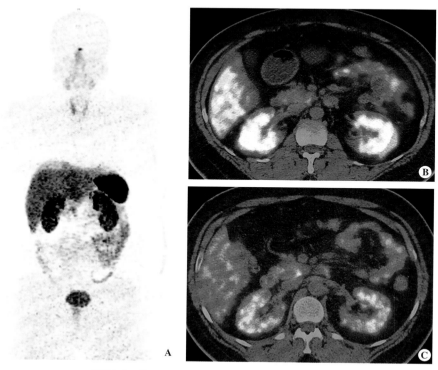

图78-3　⁶⁸Ga-DOTA-TATE PET/CT影像表现

A. MIP图像；B. 常规横断位PET/CT融合图像；C. 延迟横断位PET/CT融合图像。常规及延迟显像胰头钩突均见小片状轻度
⁶⁸Ga-DOTA-TATE摄取增高灶

最终诊断

大体病理:"胰腺肿瘤"灰红组织1块,大小1.8cm×1.5cm×1.2cm,切面灰红、灰白色,实性质中。病理诊断:"胰腺肿瘤"神经内分泌瘤,G2级,结合病史及免疫组化标志物结果符合胰岛素瘤;未见脉管癌栓及神经侵犯;烧灼切缘未见肿瘤累及。免疫组化:AE1/AE3(+),CgA(+),Syn(+),SSTR2A(-),CD56(+),Ki-67(3%+),DAXX(+),ATRX(+),Insulin(+),Glucagon(-),Glypican(-),VIP(-),Gastrin(-),Serotonin(-),Somatostatin(弱+)。

病例讨论

胰岛素瘤是最常见的功能性胰腺神经内分泌肿瘤,多数胰岛素瘤表现为单发、散发,一般肿瘤体积较小,且90%以上原发于胰腺,其恶性程度普遍较低,仅有5%~10%的胰岛素瘤发生局部侵犯或远处转移(吴文铭等,2021)。

神经内分泌肿瘤确诊依据病理,单纯影像学检查和实验室检查都不足以确诊,但影像学检查在其原发及转移病灶的监测、定位中起关键性作用。除常规影像学手段CT及MRI外,由于80%以上的神经内分泌肿瘤高表达SSTR,^{68}Ga-SSTR类似物显像也在国内得到广泛应用,包括^{68}Ga-DOTA-TOC、^{68}Ga-DOTA-TATE、^{68}Ga-DOTA-NOC显像等。SSTR2是最常见的SSTR亚型,^{68}Ga-DOTA-TOC对SSTR2结合的敏感度为92%~100%,特异度为83%~92%,^{68}Ga-DOTA-TATE对SSTR2/5结合的敏感度为72%~96%,特异度为100%(Breeman et al. 2011)。尽管SSTR PET/CT已普遍用于神经内分泌肿瘤显像,但由于30%~50%的胰岛素瘤不表达生长抑素受体,该显像方式对胰岛素瘤诊断的敏感度有限(Luo et al.,2016)。

靶向胰岛素瘤的PET显像剂包括^{18}F-FDOPA、^{111}In/^{68}Ga/^{177}Lu-SSTR类似物、^{111}In/^{68}Ga-Exendin 4、^{18}F-FDG(Pattison, et al.,2017)。其中,^{68}Ga-Exendin-4用于胰高血糖素样肽-1受体(glucagon-like peptide-1 receptor,GLP-1R)显像。GLP-1R在神经内分泌肿瘤中高度表达,以胰岛素瘤过度表达,而在正常组织中少量表达。^{68}Ga-Exendin-4与人类GLP-1具有53%同源性,能够克服GLP-1在体内很快被二肽基肽酶Ⅳ(dipeptidyl peptidase Ⅳ,DPP Ⅳ)快速降解、生物半衰期短的缺点,且研究显示GLP-1R PET/CT诊断胰岛素瘤敏感度为85%~98%,明显高于SSTR PET/CT 55%~87%的敏感度(Wild et al.,2021)。

常规影像学检查包括多期增强CT及MRI对胰岛素瘤的诊断具有重要意义,但当患者出现内源性胰岛素分泌增多导致的低血糖症状而常规显像未发现胰岛素瘤时,注意结合核医学显像方式如GLP-1R PET/CT,寻找定位病灶。

病例点评

功能性胰岛素瘤病灶在发现时通常体积较小,容易漏诊,且需要注意此例患者胰腺钩突部的^{68}Ga-DOTA-TATE 摄取增高可能是生理性摄取。相较于SSTR 显像，^{68}Ga-Exendin-4 显像诊断胰岛素瘤敏感度和特异度更高，因此对于临床怀疑胰岛素瘤的患者，^{68}Ga-Exendin-4 显像可能具有更高的价值，值得进一步推广应用。

（病例提供：贾国荣　董爱生　左长京　海军军医大学附属长海医院核医学科）

（病例点评：邢　岩　上海市第一人民医院）

参 考 文 献

吴文铭，陈洁，白春梅，等，2021. 中国胰腺神经内分泌肿瘤诊疗指南（2020）. 协和医学杂志，12（4）：460-480.

BREEMAN WA，DE BLOIS E，SZE CHAN H，et al，2011. ^{68}Ga-labeled DOTA-peptides and ^{68}Ga-labeled radiopharmaceuticals for positron emission tomography：current status of research，clinical applications，and future perspectives. Semin Nucl Med，41（4）：314-321.

LUO Y，PAN Q，YAO S，et al，2016. Glucagon-Like Peptide-1 Receptor PET/CT with ^{68}Ga-NOTA-Exendin-4 for Detecting Localized Insulinoma：A Prospective Cohort Study. J Nucl Med，57（5）：715-720.

PATTISON DA，HICKS RJ，2017. Molecular imaging in the investigation of hypoglycaemic syndromes and their management. Endocr Relat Cancer，24（6）：R203-R221.

WILD D，ANTWI K，FANI M，et al，2021. Glucagon-like Peptide-1 Receptor as Emerging Target：Will It Make It to the Clinic. J Nucl Med，62（Suppl 2）：44S-50S.

慢性活动性EB病毒感染

病史简介

患者，男性，12岁，无明显诱因出现反复发热1月余，抗感染治疗无效。近1个月体重下降3kg。血常规提示CRP升高、三系下降；肝功能受损；IgG、IgA、IgM均下降；铁蛋白898.00μg/L；纤维蛋白原下降；肿瘤标志物CA12-5 140.00U/ml，神经元烯醇化酶26.30ng/ml，其余指标正常；儿童病毒抗体全套：EBV-CA-IgG 164.00U/ml，EBV-CA-IgM＜10.00U/ml，EBV-EA-IgG 79.10U/ml，EBV-NA-IgG 128.00U/ml；血呼吸道病原体抗体检测、细菌培养+嗜血杆菌培养、真菌培养及鉴定均为阴性。骨髓细胞学检查：①骨髓增生活跃，粒红比例降低，粒系呈成熟延迟，巨系增生正常；②涂片原始细胞占4%。CT提示双肺多发斑片、结节影，考虑肉芽肿性炎，真菌感染可能性大，双侧胸腔少量积液，肝脾大，盆腔少量积液。临床为进一步明确诊断及排除肿瘤可行^{18}F-FDG PET/CT检查。

影像描述

^{18}F-FDG PET/CT显示双肺野多发大小不等结节影，边缘毛糙模糊，较大者位于左肺下叶，截面约2.3cm×2.1cm，FDG摄取增高（SUV_{max}为8.4）（图79-1）；肝脾大，脾脏明显，纵径约为30cm，密度尚均匀，脾脏多处斑片样FDG摄取稍增高（SUV_{max}为3.4），分布欠均匀（图79-2）；双侧肾上腺见结节样增粗，位于右侧肾上腺者较大，截面约1.9cm×1.6cm，FDG摄取增高（SUV_{max}为9.4）（图79-2）；近左肾门处见软组织结节影，截面约1.2cm×1.0cm，FDG摄取增高（SUV_{max}为4.1）；双肾多发结节样FDG摄取增高影（SUV_{max}为6.8），密度未见明显异常（图79-2）。

最终诊断

患儿行胸腔镜下肺叶切除术及活检，术后病理："左肺"局部变性、坏死、充血、出血，散在少许慢性炎性细胞浸润，组织细胞聚集，周围肺泡上皮轻度增生，周围肺泡间隔内淋巴细胞增生，EBER（个别＋），增生的淋巴细胞以T/NK细胞为主；不除外EB病毒相关的淋巴组织增殖性疾病。结合患儿症状、体征及EBV-CA-IgG、EBV-EA-IgG、EBV-NA-IgG均升高，EBV-DNA阳性，最终诊断为慢性活动性EB病毒感染。

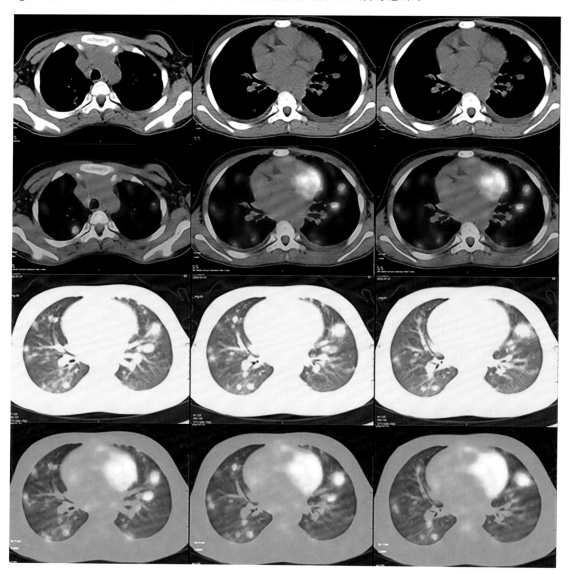

图79-1　肺部PET/CT影像表现

双肺野见多发大小不等结节影，边缘毛糙模糊，较大者位于左肺下叶，截面约2.3cm×2.1cm，FDG摄取增高（SUV$_{max}$为8.4）

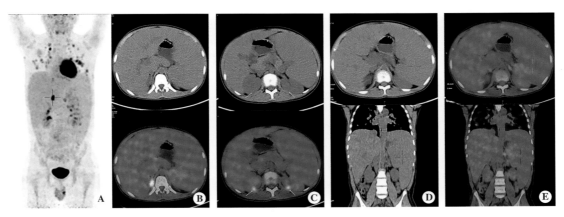

图79-2 腹部PET/CT影像表现

肝脾明显增大，脾脏为著，FDG摄取不均匀稍增高（SUV$_{max}$为3.4）（A～D）；右侧肾上腺结节样增粗，大小约1.9cm×1.6cm，FDG摄取增高（SUV$_{max}$为9.4）（B）；双肾多发结节样FDG摄取增高影（右侧SUV$_{max}$为6.8，左侧SUV$_{max}$为6.3），密度未见明显异常（C）

病例讨论

慢性活动性EB病毒感染（chronic active Epstein-Barr virus infection，CAEBV）是一种EB病毒感染T淋巴细胞、NK细胞或B淋巴细胞所致的淋巴组织增殖性疾病，常继发于原发性EB病毒感染。其常好发生于儿童及青少年，平均发病年龄为11.3岁。临床表现为持续或反复发作性发热，肝、脾及淋巴结增大等症状（Kimura，et al.，2017）。皮肤表现包括口腔溃疡、蚊虫叮咬后高度变态反应史、牛痘样水疱、皮疹；血液系统受累可以表现为贫血、血小板计数降低、全血细胞计数降低；消化系统表现则有转氨酶水平升高、腹泻、胰腺炎等；CAEBV还可以表现为间质性肺炎、中枢神经及周围神经损伤，以及心血管系统、生殖系统等受累等（Okano et al.，2005；Watanabe et al.，2013）。CAEBV病程处于不断进展中，可以转化为EB病毒相关噬血细胞综合征、NK/T细胞淋巴瘤、急性白血病等恶性疾病（Wass et al.，2018）。临床上需要与传染性单核细胞增多症、血液系统恶性肿瘤、其他免疫缺陷综合征相鉴别。

本病例为儿童，PET/CT检查可见双肺、肾上腺及双肾等有多发高代谢结节影，肝脾大，需要与血液系统疾病相鉴别。骨髓穿刺结果提示骨髓增生活跃，且未见明显肿瘤细胞，可排除血液系统恶性肿瘤。肺部PET/CT检查可见肺部多发病变，且边界不光滑，结合患者炎性指标升高，可以考虑肺部病变为炎症性病变。此外，患者EB病毒感染指标明显升高，可考虑为EB病毒感染引起的继发性改变。^{18}F-FDG PET/CT检查可在一定程度上起到提示CAEBV病情累及范围及进展的作用。

病例点评

该病例为罕见的儿童CAEBV病例，诊断时易与传染性单核细胞增多症混淆，但后者可有典型的发热、咽痛等临床症状，该患儿并不完全符合。结合患儿发热的临床表现，实验室检查指标中三系降低、低纤维蛋白原血症、病毒感染指标中EB病毒相关指标升高，故首先考虑EB病毒感染。在 ^{18}F-FDG PET/CT图像中，患儿肺部图像与普通的肿瘤转移病灶特点有出入，且伴有肝脾大，符合噬血细胞性淋巴组织增生症的临床表现，故考虑EB病毒感染引起的非肿瘤性继发性改变可能性大。在诊断时需要与EB病毒感染性淋巴瘤及其他肿瘤性疾病相鉴别。

（病例提供：徐忠匀　王少雁　上海交通大学医学院附属新华医院）

[病例点评：潘　博　中国科学技术大学附属第一医院（安徽省立医院）]

参 考 文 献

KIMURA H，COHEN JI，2017. Chronic active Epstein-Barr virus disease. Front Immunol，8：1867.

OKANO M，KAWA K，KIMURA H，et al，2005. Proposed guidelines for diagnosing chronic active Epstein-Barr virus infection. Am J Hematol，80（1）：64-69.

WASS M，BAUER M，PFANNES R，et al，2018. Chronic active Epstein-Barr virus infection of T-cell type，systemic form in an African migrant：case report and review of the literature on diagnostics standards and therapeutic options. BMC Cancer，18（1）：941.

WATANABE Y，SASAHARA Y，SATOH M，et al，2013. A case series of CAEBV of children and young adults treated with reduced-intensity conditioning and allogeneic bone marrow transplantation：a single-center study. Eur J Haematol，91（3）：242-248.

小肠间质瘤伴肝转移

病史简介

患者，女性，49岁，10天前无明显诱因出现左上腹隐痛，可自行缓解，不伴恶心、呕吐，不伴阴道出血，无肛门坠胀。急诊经阴道超声（TVS）：子宫多发肌瘤。左侧盆腔囊实性占位（附件来源待排）。盆腔增强MRI：盆腔左侧肿块，恶性肿瘤可能。子宫多发肌瘤伴腺肌症。上腹部增强MRI：肝内多发囊性肿块伴壁结节，考虑恶性肿瘤可能（转移性？）。患者平素月经规律，（7～8）/30天，量中等，无痛经。剖宫产手术史。

影像描述

^{18}F-FDG PET/CT检查见盆腔左侧囊实性肿块，大小约9.6cm×6.8cm，FDG摄取不均匀增高，SUV$_{max}$为5.0（图80-1）。肝脏体积增大，形态不规则，实质内见多发囊实性肿块及结节影，较大者位于左叶，向外突出肝脏轮廓外，大小约15.1cm×10.6cm，内见大片低密度坏死区及斑块、斑片状实性成分，肿块FDG摄取不均匀增高，SUV$_{max}$为6.4（图80-2）。

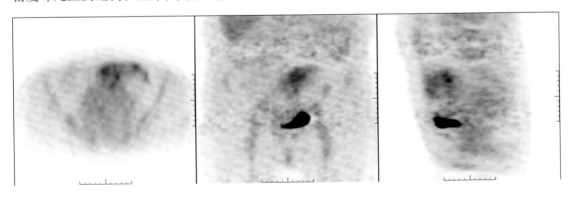

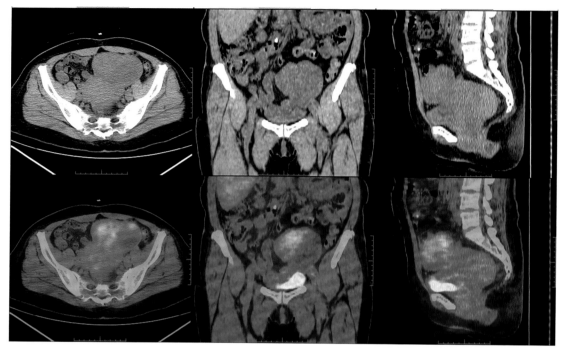

图80-1　盆腔左侧肿块PET/CT影像表现

子宫左前方见囊实性肿块，FDG摄取不均匀增高，SUV$_{max}$为5.0

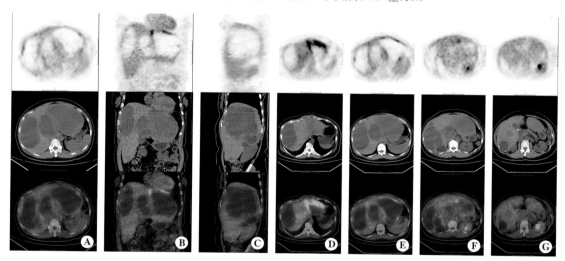

图80-2　肝脏PET/CT影像表现

A～C.肝脏横断位、冠状位及矢状位图像；D～G.肝脏横断位图像见肝脏体积增大，形态不规则，实质内见多发囊实性肿块及结节影，FDG摄取不均匀增高，SUV$_{max}$为6.4

最终诊断

超声引导下肝穿刺，术后病理：（肝穿刺）转移性胃肠道间质瘤。

患者行全子宫切除+空肠肿瘤切除术，术后病理：（小肠肿瘤）胃肠道间质瘤，根据

《中国胃肠道间质瘤诊断治疗专家共识（2017年版）》，提示肿瘤进展危险度为高危。免疫组化结果：AE1/AE3（－），Vim（＋），CAM5.2（－），Ki-67（15%＋），SMA（－），DES（－），Caldesmon（－），CD117（＋），CD34（局部＋），Dog-1（＋），HMB45（－），TFE3（部分＋），SOX10（－），S-100（－）。

病例讨论

胃肠道间质瘤是胃肠道最常见的间叶组织来源肿瘤，占全部胃肠道恶性肿瘤的1%～3%（Sorour et al., 2014）。其可发生于胃肠道任何部位，主要包括胃（60%）、空肠和回肠（20%～30%）、十二指肠（4%～5%）、直肠（4%）、结肠和阑尾（1%～2%）及食管（＜1%）（Meng et al., 2011）。各年龄段均可发病，50岁以上人群常见。临床表现无特异性，与肿瘤的大小、部位和生长方式有关，常见症状有腹痛、肠道出血等。40%～50%小肠间质瘤具有恶性潜能，肝脏和腹膜转移常见，淋巴结转移少见（Kochhar et al., 2010）。临床根据患者病灶情况等对间质瘤进行危险度分级，分级越高，出现复发及转移概率越大，预后越差。目前常见的诊断手段有CT和MRI，但评估危险度分级效果欠佳（Toshiyuki et al., 2020）。[18]F-FDG PET/CT通过结合代谢信息及解剖信息，提高了疾病诊断效能，可为肿瘤危险度分级提供依据（Shearston et al., 2019；Pan et al., 2021）。

小肠间质瘤影像学表现分为以下3种。①实性肿块型（Tang et al., 2006）：最常见，典型表现为向腔外生长，不易引起肠梗阻。肿块呈圆形、椭圆形、分叶状或不规则形，可有囊变、坏死、出血或钙化。因瘤体血供丰富，增强扫描后明显强化。但肿瘤强化程度仅提示肿瘤血供是否丰富，不能作为良恶性的鉴别依据。②肠壁增厚型：占10%～15%，以肠壁增厚为主。③囊性型：占10%，囊性成分为主（＞75%）。

本病需要与小肠其他肿瘤相鉴别，如神经内分泌肿瘤、腺癌、淋巴瘤，上述疾病易发生淋巴结转移，而间质瘤少见淋巴结转移。此外，对于中老年女性患者，本病还需要与卵巢来源恶性肿瘤相鉴别。如果影像学检查未找到明确卵巢组织，则病灶定位存在困难，因小肠间质瘤及卵巢来源恶性肿瘤均可表现为盆腔囊实性肿块，增强后均可明显强化。卵巢恶性肿瘤转移常见部位包括淋巴结、腹膜、肝，常伴大量腹水，CA12-5、HE4等特异性肿瘤标志物升高。本例患者全身PET/CT检查只发现盆腔病灶及肝脏病灶，未发现淋巴结及腹膜转移病灶，且CA12-5、HE4均正常，以此可作为鉴别点。

病例点评

该病例诊断较困难，主要体现在以下几点：①肝脏与盆腔病灶关系，两者同源或非同源。从影像学表现来看两者均为囊实性病灶，有相似性，DWI均为高信号，增强后均表现为明显强化，FDG摄取程度亦相似，故两者应系同源性病变。②盆腔病灶定位，此病例盆腔左侧病灶与小肠及左侧附件分界不清、关系密切，是诊断困难的主要原因之一。原发性卵巢肿瘤一般表现为囊性或囊实性病变，出现转移者常见于上皮来源恶性肿瘤（浆液性或黏液性囊腺癌）、生殖细胞恶性肿瘤（卵黄囊瘤、恶性畸胎瘤），性索间质来源肿瘤一般病灶局限，发生转移者少见。卵巢囊腺癌转移至肝可表现为肝包膜下扇贝样病灶，肿瘤标志物CA12-5、HE4可升高，与此病例不符。盆腔间质瘤一般表现为类圆形病灶，可出现囊变，肝脏转移瘤也可出现大面积囊变，与此病例相符。间质瘤的FDG摄取程度与肿瘤细胞增殖活性相关。

（病例提供：韩　磊　邢　岩　上海交通大学医学院附属第一人民医院）

（病例点评：寿　毅　上海美中嘉和医学影像诊断中心）

参 考 文 献

KOCHHAR R，MANOHARAN P，LEAHY M，et al，2010. Imaging in gastrointestinal stromal tumours：current status and future directions. Clin Radiol，65（8）：584-592.

MENG L，FANG SH，JIN M，2011. An unusual case of pancreatic and gastric neoplasms（2010：12b）. Malignant GISTs originating from the pancreas and stomach. Eur Radiol，21（3）：663-665.

PAN C，ZHANG L，MENG X，et al，2021. Chronic exposure to microcystin-LR increases the risk of prostate cancer and induces malignant transformation of human prostate epithelial cells. Chemosphere，2（3）：128，129.

SHEARSTON K，FATEH B，TAI S，et al，2019. Malignant transformation rate of oral leukoplakia in an Australian population. JOral Pathol Med，48（7）：15，16.

SOROUR MA，KASSEM MI，GHAZAL AEA，et al，2014. Gastrointestinal stromal tumors（GIST）related emergencies. Int J Surg，12（4）：269-280.

TANG GJ，ZHU YX，2006. Gastrointestinal stromal tumors：CT diagnosis. Chin J Radiol，40（8）：843-845.

TOSHIYUKI T，SHINTARO S，HIDETOSHI K，et al，2020. Surgically treated gastric melanoma of unknown primary：a case report from a 10-year survivor. Pathol Int，70（3）：117-119.

左颞骨巨细胞修复性肉芽肿

病史简介

患者，女性，60岁，左侧耳鸣半年，反复头晕伴站立不稳2个月。1998年左侧乳腺癌手术史。除神经元特异性烯醇化酶（NSE）、C反应蛋白（CRP）、碱性磷酸酶（AKP）及D-二聚体略高外，余其他指标均正常。颞骨CT（图29-1）：左侧乳突小房内见软组织密度影，左侧颞骨广泛骨质破坏，左侧外耳道欠通畅，左侧听小骨形态正常，左侧鼓室鼓窦内见密度增高影，左侧内耳形态正常。CT诊断：首先考虑左侧胆脂瘤伴颞骨骨质破坏，左侧乳突炎，请结合临床其他检查。中耳乳突MRI（图29-1）：左侧颞骨岩部见片状T_1WI稍高信号、T_2WI低信号，增强后部分强化明显。左侧中耳见片状T_1WI稍高信号、T_2WI高信号，未见异常强化信号。诊断：左侧中耳颞骨区骨质破坏，伴局部乳突炎症，请结合临床进一步检查。临床为进一步明确病变性质及全身受累情况行PET/CT检查。

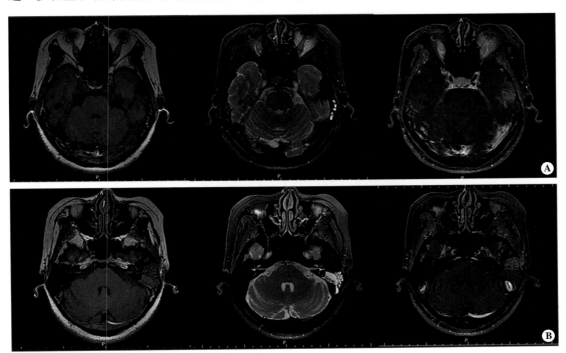

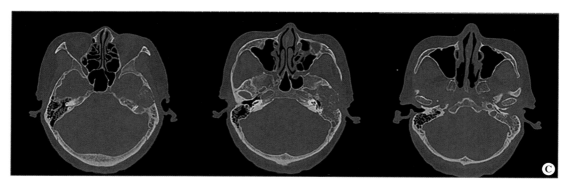

图29-1 MRI及CT影像表现

MRI显示左侧颞骨岩部见片状T_1WI稍高信号、T_2WI低信号，增强后部分强化明显（A、B）；CT显示左侧颞骨广泛骨质破坏，
左侧乳突小房内见软组织密度影（C）

影像描述

^{18}F-FDG PET/CT检查显示左耳道内代谢增高软组织密度影（SUV_{max}为17.7），伴左侧颞骨骨质广泛破坏，高代谢范围大小约31mm×21mm×19mm（图29-2）；左侧鼓窦、乳突小房见软组织密度影，FDG摄取未见异常；颈部多发淋巴结显示，以左颈部、左锁骨区显著，大者截面约为9mm×7mm，FDG摄取轻度增高（SUV_{max}为2.4）；左侧乳腺切除术后，胸部PET/CT图像显示左侧胸壁变薄，未见明显异常密度及FDG摄取增高灶。

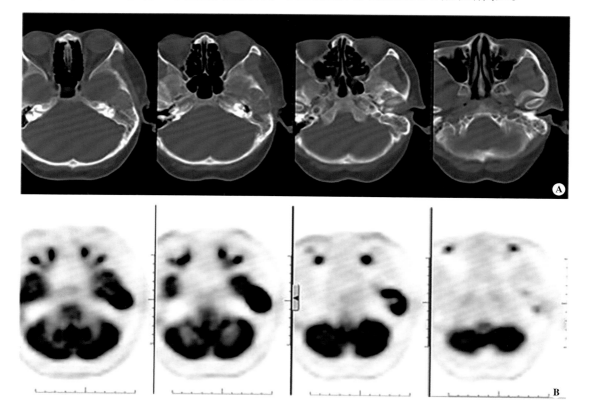